내면의 삶
- 정신분석과 인격의 성장 -

마곳 와델 지음
이재훈 옮김

한국심리치료연구소

INSIDE LIVES

MARGOT WADDELL

Copyright ⓒ 2002 Magot Waddell
Translation copyright ⓒ Korea Psychotherapy Institute 2016

본 저작물의 한국어판 저작권은
Cathy Miller Foreign Rights Agency를 통한 Karnac Books Ltd. Publishers와의
독점 계약으로 한국심리치료연구소가 소유하고 있습니다.
저작권법에 의하여 보호를 받는 저작물이므로
무단전재와 무단복제를 금합니다.

내면의 삶

발행일: 2017년 9월 20일
마곳 와델 지음
옮긴이: 이재훈
펴낸이: 이재훈
펴낸곳: 한국심리치료연구소

등록·제 22-1005호(1996년 5월 13일)
주소·서울시 종로구 새문안로 5가길 28 918호
Tel • 730-2537, 2538   Fax • 730-2539
www.kicp.co.kr   E mail: kicp21@naver.com

값 25,000원
ISBN 978-89-97465-34-7 93180

이 도서의 국립중앙도서관 출판시도서목록(cip)은 홈페이지
(http://www.nl.go.kr/cip.php)에서 이용하실 수 있습니다.
(CIP제어번호: CIP2017029629)

내면의 삶
- 정신분석과 인격의 성장 -

Margot Waddell

목차

서문 7
서론 11
제1장 마음의 상태들 17
제2장 시작들 31
제3장 유아기: 담기와 몽상 49
제4장 유아기: 고통에 대한 방어들 70
제5장 초기 아동기: 젖떼기와 분리 92
제6장 잠재기 121
제7장 학습의 모델들 156
제8장 가족 181
제9장 사춘기와 청소년 초기 201
제10장 청소년 중기: 임상사례 226
제11장 청소년 후기: 소설 속 인물들의 삶 250

제12장 성인의 세계   277
제13장 노년기   309
제14장 마지막 시기   338
부록   359
참고문헌   367
색인   375

서문

역사적 맥락

1896년 3월에 프로이트는 처음으로 고통 받는 자신의 환자들을 위해 제공하는 치료에 "정신의 분석"(Psychical Analysis)이라는 용어를 사용했다. 그 후 십년 안에 그는 「꿈의 해석」과 「성욕에 대한 세편의 에세이」라는 두 권의 책을 출간했는데, 그 안에는 인간 경험에 대한 새로운 비전이 담겨 있었다. 이를 두고 어떤 이들은 서구세계의 의식을 재구성한 사건이었다고 주장하기도 한다. 그 다음에 이어진 백여 년의 세월 동안, 정신분석은 많은 오해들에도 불구하고 계속해서 발달하는 살아있는 연구 분야라는 사실을 분명히 했다. 프로이트의 창조적 아이디어에 뿌리를 둔 정신분석은 말쑥한 정의나 개념화를 거부하면서, 임상적 경험의 빛에서 끊임없이 새로운 모델들로 진화하고 있다.

프로이트는 그 자신의 이론들을 끊임없이 의심하고, 수정하고, 개정했다. 후기에 그의 관심은 자기(self)의 구성이라는 문제로 확장되기 시작했지만, 주된 은유는 매장된 도시를 발굴하는 것으로 머물렀고; 주된 모델은 증상을 치료하는 의학적인 것이었으며; 주된 치료적 방법은 재구성적인 것, 즉 현재 겪고 있는 "어려움들"의 "원인"으로서의 과거의 외상을 상세하게 밝히는 것이었다.

전체로서의 인격에 대한 강조는 1920년대에 시작된 아동과의 작업의 특징을 이루었고, 정신분석 이론 일반과 실천에 극적인 영향을 끼쳤다. 그 분야는 비엔나의 두 여인들, 멜라니 클라인과 안나 프로이트에 의해 지배되었다. 그 둘 모두는 발달적 모델에 대해 그리고 경험의 결핍에 관해 관심을 가졌고, 뒤를 돌아보기보다는 앞을 내다보는 강조점을 공유했다. 하지만 안나 프로이트의 입장이 그녀의 아버지의 입장에 가까이 머물러 있는 것이었던 반면에, 클라인의 입장은, 그녀가 그것을 프로이트학파의 전통에 위치시켰음에도 불구하고, 정신분석적 사고의 틀을 근본적으로 재구성하는 것에 해당하는 결과를 가져왔다.

클라인은 아이들과, 그것도 아주 어린 아이들과 직접적으로 작업한 최초의 분석가들 중의 한 사람이었다. 그녀의 분석가였던 칼 아브라함은 그녀에게 정신분석의 미래는 아동분석의 영역에 놓여있다고 말해주었다. 그녀의 아이디어와 함께, 그리고 그녀의 동료들의 아이디어들과 함께, 페니스 선망과 거세불안 같은 몇몇 기본적인 정신분석적 개념들은 그것들의 중심적인 위치를 상실한 채, 어린 아이 또는 심지어 아기의 내적 삶에 대한 매우 풍부하고 복잡한 그림으로 대체되었다. 이 그림 안에서 중요한 위치를 차지한 것은 생물학적으로 추동된 세력들의 양적인 강도가 아니라, 정서적 관계의 본성과 특질이었다.

클라인과 다른 사람들, 특히 W. R. D. 페어베언과 D. W. 위니캇은 자기-생존에 관한 불안으로부터 타자들에 대한 관심, 정서적 책임 그리고 복구하고 싶은 욕망으로의 결정적인 발달적 전환이 발생하는 궤적을 추적했다. 발달의 문제를 윤리적 관심 및 가치의 문제와 연결시킴으로써, 정신분석은 점차로 본능에 덜 묶인 것이 되었고 정서적 삶과 의미에 더 많은 관심을 갖는 것이 되었다. 초기 관계들이 인격 형성에 미치는 영향에 대한 이러한 관심은 "대상관계적" 접근으로 알려지게 되었는데, 이 용어는, 투박한 것임에도 불구하고, 자기와 타자 관계의 본성과 특질이 일차적인 중요성을 갖는다는 점을 강조한다.

정신증적 과정(프로이트에 의해 정신분석에 적합하지 않은 것으로 간주된)에 대한 그리고 좀 더 최근에는 자폐적 및 경계선적 상태들에 대한 정신분석적 이해와 치료를 위한 토대는, 나중에 말과 놀이라는 상징적 영역에서 탐지될 수 있는, 유아기 불안과 환경적 실패의 역할에 관한 이러한 아이디어들에 의해 놓여졌다. 그리고 다시금 임상적 경험은 새로운 통찰들을 산출했다. 이러한 심각한 학습 및 발달적 어려움들의 기원들이 사고 장애 안에서 발견되기 시작했고, 그 장애를 결정짓는 정서적 요인들이 가장 초기의 무의식적 상호교환들 안에서, 그리고 유아가 어머니와 갖는 일차적 관계 안에 있는 돌봄의 특질 안에서 찾아지기 시작했다.

개인이 그의 마음을 사용하는 방식과 그의 정서적 발달의 역량 사이의 관계에 대해 50년대부터 70년대에 이르기까지 집중적으로 작업한 사람은 윌프레드 비온이었다. 그는 그리고 그에 의해 영향을 받은 그의 동료들은 클라인의 사고를 정교화하고 세련된 것으로 만들었으며, 또한 혁신적이고 때로는 매우 다른 방식으로 그것을 진전시켰다. 따라서 "후기-클라인학파"라는 용어는 클라인학파의 틀 안에서 발달하고 있는 것에 뿌리를 두고 있거나, 그 틀에서 출발해서 그들 자체의 길을 따라 앞으로 가고 있는 정신분석가들과 심리치료사들의 집단을 가리킨다.

이러한 변화하는 이론적 강조들은 정신분석적 방법에서 반영되고 있다. 분석가들과 치료사들은 초연한 전문가라기보다는 참여자로서 활동하고 있으며, 그들 자신들의 의식적 및 무의식적 반응들이 치료에 방해물을 구성하는 것(프로이트가 믿었듯이)이 아니라, 없어서는 안 될 치료 방법의 일부로 간주하는 입장에서, 그것들에 대해 성찰하고 있다. 내적 갈등은 이제 자기의 다양한 측면들의 우세라는 측면에서, 그리고 편협한 자기-관심의 치명적인 손아귀에서 자유롭기 위한 개인의 투쟁이라는 측면에서 공식화되는 경향이 있다; 자기 자신의 마음을 갖기 위해서 그리고 다른 사람들의 마음에 대한 존중심을 갖기 위해서.

서론

이 책에서 나는 하나의 이야기를 시작하고 있다. 여러 가지 점에서 그것은 단순한 이야기이다. 그것은 나 자신의 관점에서 나온 것이다; 그것은 하나의 특별한 정신분석의 전통, 즉 클라인 학파와 후기-클라인 학파의 사고에 뿌리를 두고 있으며, 내가 지난 25년 동안 해온 작업에 뿌리를 두고 있다. 그러나 다른 의미에서, 그것은 모든 이야기들 중에 가장 복잡한 것이다: 어떻게 한 인간이 성장해 나가는가, 또는 그런 성장에 대해 생각하는 방식에 대한 이야기. 그 이야기는 정통적인 발달적인 용어에서 말해진 것이 아니고, 정신분석의 이론이 그러한 문제들을 어떻게 설명하는가에 대한 포괄적인 견해로서 말해진 것도 아니다. 그것은 개인의 내적 삶에 대한 내면의 이야기의 전개, 개인들이 그들 자신들의 경험을 더 많이, 혹은 더 적게 가질 수 있게 되는 방식들을 추적하려는 시도이다.

클라인의 연구의 특징은 초기부터 증상들의 가능한 원천들을 찾기 위해 뒤를 돌아보기보다는, 발달에서의 앞을 내다보는 것을 강조한 것이었다. 아동들과의 선구자적인 놀이 기법에 의존하여, 그녀는 성인의 삶에서 유아기적 충동들이 갖는 광범위한 힘과, 심지어 의식적인 인식 바깥에 있을 때에도 계속해서 작용하는 정신적 삶의 풍부함과 복잡성을 강조함으로써, 프로이트 작업을 정교화했다. 그녀는 이러한 정신적 활동을 "무의식적인 환상"(unconscious phantasy)이라고 불렀다. 그녀는 인간의 발달은, 프로이트가 제안한 것처럼, 하나의 심리-성적 단계로부터 다음 단계로 진화하는 문제라기보다는, 각 단계가 특정한 방어들, 불안들 그리고 관계의 특징들에 의해 전형화 되는, 마음의 다른 상태들의 문제라고 제안했다.

  클라인은, 다른 어떤 분석가들보다도, 아동이 삶에 대한 열정을 획득하고, 가치 있고 안전한 관계와, 건강한 호기심과 강한 상상의 능력을 발달시킬 수 있게 해주는 요인들에 관심을 가졌다. 그녀는 어린 아동들이 무엇에 대해 말하고 있는지에, 즉 그들이 그들의 놀이에서 표현하는 것에 세심한 주의를 기울였다. 그녀는 그들의 일상적인 관심사들에 대해서뿐만 아니라, 특히 내면의 문제들—그들 자신의 몸에서 그리고 그들의 어머니들의 몸에서 무엇이 일어나고 있는지—과 관련해서도 그들의 사고들, 환상들, 그리고 생각들을 따라갔다. 그 결과, 그녀는 어린 아동의, 그리고 추론에 의해서, 아기의 내적인 삶에 대한 비범하게 생생하고 다양한 묘사를 제시할 수 있었다. 마음은 동화 같은 이야기가 실연되는 일종의 내면의 극장, 외적인 경험들의 의미를 생성해내는 극장으로 간주되게 되었다. 클라인은 개인은 처음부터 생물학적인 욕동들에 의해서보다는 관계들, 즉 어머니와 유아 사이의 최초의 상호교환들에 기원을 갖고 있는 것들에 의해 형성된다고 확신하게 되었다.

  나의 관심 역시 한 개인의 보통의 창조적인 발달에 있다. 매우 자주 확인되는 사실은 성장의 보다 힘든 측면들이야말로 그것들 자체로서 관심을 가질 필요가 있을 뿐만 아니라, 일상적인 과정들을 조명해주는 것으로 드러난다는 점이다. 나는 직접적으로 혹은 동료들의 작업을 통해서, 내가 사용할 수 있는 특권을 가졌던 많은 삶들의 많은 측면들이 이러한 사고방식의 근저에 있는 이론적 개념들에 얼마의 통찰을 제공해준다는 사실과, 또한 정신분석적으로 뿐만 아니라 부모로서 생각한다는 것이 어떤 것인지를 독자들에게 전해줄 수 있기를 희망한다. 정신분석적으로 생각하는 것과 부모로서 생각하는 것은 결코 같은 것이 아니지만, 외부에서뿐만 아니라 내면에서의 특별히 힘든 성장과정은 정신분석적 과정과 일정한 특징들을 공유한다—다음의 글들에서 추적되는 특징들. 각각의 경우에 공유된 목표들이 있을 수 있다: 자기-지식, 그리고 가능한 한, 통합된 자기에 대한 느낌을 갖는 능력.

이 책 전체에 걸쳐서, 강조점은 어떤 특정한 상호작용에 대한 관찰 가능한 세부사항들보다는 관련된 개인의 내적 세계 안에서 발생하는 상호작용이 가질 수 있는 의미에 있다. 내적 세계라는 개념은 정신분석가들이 당연한 것으로 간주하는 것이지만, 그것이 이 책에서 그토록 중심적인 위치를 갖고 있다는 점에서, 우리가 그것에 대해 말할 때 우리가 무엇을 의미하는지를 명확히 하는 것은 중요하다. 정신분석가인 조안 리비에르(Joan Riviere)는 클라인 학파의 견해를 묘사하면서, 그 문제를 매우 분명히 설명했다:

> 우리가 내적 세계에 대해 말할 때, 이것은 물론 우리 안에 담겨진 외부 세계의 복제물과 같은 것을 의미하지 않는다. 내적 세계는 배타적으로 인격적인 관계들의 세계이고, 그 안에서 일어나는 모든 것이 자기(self), 즉 그것들이 일부를 구성하고 있는 개인을 가리킨다는 점에서. 그 안에서는 외적인 것이 아무것도 없다. 그것은 타인들을 향한 개

인 자신의 욕망들에 기초해서만, 그리고 그의 욕망들의 대상들로서의 그들에 대한 그의 반응들에 기초해서만 형성된다. 이러한 내면의 삶은 최소한 출생에서 시작되고, 우리의 내적 세계에 대한 우리의 관계는, 바로 외부 세계에 대한 관계가 그렇듯이, 출생에서 시작해서 발달을 향해 나아간다 ... 따라서 우리가 타인들을 사랑하고 미워하는 것은 우리 바깥에 있는 것들만큼이나 우리 안에 있는 측면들과 많이(그리고 더 가공되지 않은 상태로) 관련되어 있다. [1952, p. 162]

이러한 복잡한 정신분석적 개념들은 더욱 접근 가능한 것으로 만들어져야 할 필요가 있다. 그렇게 하려는 시도는 내가 예상한 것보다 훨씬 더 힘든 도전이었음이 입증되었다. 많은 것들이 이해되어야 할 것으로 남아 있다. 사실, 정신분석 자체는 프로이트가 어디에선가 "모든 도구들 중에서 가장 놀랍고 신비한 것으로서의 인간 마음"이라고 묘사한 것을 탐구하는 데 있어서, 이제 겨우 작은 언덕에 도달했다고 말할 수 있다. 이러한 아이디어들은 인간 본성을 설명하기 위해서가 아니라, 그것의 특징들의 일부를 묘사하기 위해서 여기에서 제시되고 있다. 철학자들과 저술가들은 여러 시대들에 걸쳐서 이러한 같은 주제들을 다루어왔다. 내가 그러한 문제들을 표현하는 데 있어서, 다른 그리고 좀 더 공명하는 언어인 시, 드라마, 그리고 소설에 의존하는 것은 부분적으로 이러한 이유 때문이다. 그러나 이런 이유를 넘어, 내가 문학을 다루는 것은 상상과 이해가 인격의 성장에 얼마나 중요한 것인지, 그리고 생각하는 능력이 상징들을 형성하고 경험으로부터 의미를 끌어내는 능력과 얼마나 밀접하게 관련되어 있는지를 강조하기 위해서이다. 정신분석적 접근들은 너무 쉽게 서

술에서 설명으로 빗나갈 수 있다. 워즈워드(Wordsworth)는 그러한 위험을 잘 알고 있었다:

그러나 누가 그의 지성을
기하학적 규칙들에 의해 나눌 것인가 ...
누가 막대기로 가리키면서
내 마음속 강물의 이 부분이 샘물 저 너머에서 온 것이라고
말할 것인가? [서문, II, pp. 243-249]

이 책에서 나의 관심은 정신분석이 발달적 이정표들을 조명할 수 있는 방식보다는, 발달만큼이나 포착하기 어려운 것인, 개인적인 의식의 성장, 자기, 즉 인격의 도덕적이고 정서적인 성장을 조명할 수 있는 방식에 있다. 이러한 과정들을 아기들, 아동들, 청소년들 그리고 성인들의 경험과 관련하여 서술함에 있어서, 나의 희망은 이론 그 자체에도 얼마의 빛을 비출 수 있게 되는 것이다.

모든 환자가 그렇듯이, 모든 개인 안에는 발달을 향한 근저의 욕동이 있는 것으로 보인다는 사실은 인생의 한 단계나 연령대에서의 해로운 환경들이 반드시 결정적인 요소라는 견해를 지지하지 않는다. 누군가가 그의 삶의 한 지점에서 정신적 생존을 위해 채택할 필요가 있는 방어적 책략들은 그를 퇴행적인 혹은 자기-보호적인 양태 안에 가둘 수도 있다. 혹은 그와는 달리, 그것들은 안아주는 작용의 일부가 될 수 있는데, 그런 경우 그것들은 이후의 더 긍정적인 경험들의 빛에 비추어 편안한 것이 된다. 즉, 발달은 우여곡절을 거치면서 진행된다.

발달하는 능력, 즉 경험에 관해서뿐만 아니라 경험에서 배울 수 있는 방식으로 자신의 삶을 경험하는 능력은 엄청난 범위의

서로 묶여져 있는 요인들—정신분석적 이론이 핵심적 개념들과 서술적 기제들을 제공해 주는—에 뿌리를 두고 있다. 다른 시기들에서 그리고 마음의 다른 상태들에서 이루어진 누군가의 살아낸 경험과 관련해서, 이러한 개념들을 작업하고 재-작업하는 것은 여기에서 제시되는 발달적 그림, 즉 어떻게 한 개인의 세상에 대한 느낌이, 그리고 세상 안에 있는 그 자신에 대한 견해가 점차적으로 의미와 정의(定意)를 획득하는지를 전달해줄 그림의 기본적인 요소들을 제공할 것이다.

벤 니콜슨(Ben Nicholson, 1984)은 예술을 가르치는 것에 대해 다음과 같이 묘사했다: "그것은 실제로 개인 안에서 진정한 예술성(모든 사람이 그것을 갖고 있지만, 종종 깊이 묻혀 있는)을 발견하고, 그 다음에 그것을 해방시키는 문제이다. 그것은, 내 생각에, 누군가를 (혹은 정말로 자신을) 보다 충일하게 살아있는 존재로 만든다"(p. 6). 그의 말은 이 책을 저술하는 나 자신의 관심을, 그리고, 사실상, 정신분석 자체에 대한 나의 관심을 잘 전달해준다.1)1) 나는 Martina Thomson 의 책 On Art and Therapy: An Exploration(1997, p. 6)로부터 이 인용을 할 수 있음에 대해 그녀에게 감사한다.

주

1. 나는 「On Art and Therapy: An Exploration」(1997, p. 6)에서 가져온 인용문을 사용하도록 허락해준 Martina Thomson에게 감사를 드린다.

제1장
마음의 상태들

"현재의 시간과 과거의 시간
그 둘은 아마도 미래의 시간 안에 있고,
미래의 시간은 과거의 시간 안에 담겨 있다."

T. S. Eliot

성장과 발달에 대한 개념들은 탄생에서 죽음까지의 시간의 연대기적인 흐름 안에서 직선으로 묘사된 선형적인 진전을 암시한다. 하지만 그 발달 안에는 단순한 연대기가 해당되지 않는 인간 본성의 측면이 존재한다. 그것은 일부 정신분석가들이 "마음의 상태들"이라고 부르는 것이다.

위의 시에서 엘리엇이 암시하는 것을 심리학적으로 쉽게 정의할 수는 없지만, 그 시의 구절들은 "마음의 상태들"이라는 개념의 의미를 이해하고자 하는 시도와 관련해서 결정적인 어떤 것을 전달한다. 현재 안에 있는 마음의 어느 한 상태는, 그것이 아무리 순간적인 것이라고 해도, 과거 안에 토대해 있고, 동시에 가능한 미래를 포함하고 있다는 것이다. 많은 것이 그것의 본질과 특질에 달려 있다. 그것이 발달적 가능성의 씨앗들을 자라게 하는가? 그것이 성장의 잠재력을 정체되거나 얼어붙은 "마음-체계"(mind-set) 안에 가두는가? 그것은 인격을 떠나보내지 못하는 과거의 자기에 묶어놓은 채, 발달의 방향을 거꾸로 돌려놓는가? 그러한 상태들은 일시적인 것일 수도 있고, 확고하게 자리 잡은 것일 수도 잇다. 그것들은 앞으로 나아가도록 격려하는 것일 수도 있고, 뒤를 돌아보고 싶도록 유혹하는 것일 수도 있다.

하지만 각각의 마음 상태는, 아무리 일시적이라고 해도, 전체로서의 인격에 영향을 미친다. 그것의 영향의 정도는 관련된 특정한 발달적 단계와, 그 단계 안에서 어느 한 시기에 지배적인 마음의 태도 사이의 상호작용에 따라 달라진다.

어느 특별한 발달적 국면이나 단계의 신체적인, 그리고 심지어 어느 정도의 정서적이고 행동적인 특징들을 묘사하는 것은 확실히 가능하지만, 각 개인의 경험 또한 그것 자체의 복잡한 특수성을 갖는다. 그의 "현재"는 그 자신의 그리고 그의 부모의 과거의 빛과 그림자로 물들어 있다. 그것은 그 자신의 미래를, 그의 부모의 미래를, 심지어 그의 잠재적 자녀들의 미래를 내다보고 있다.[1] 클라인과 비온의 이론들은 인간 행동이 서로 다른 정신적 상태들의 변화하는 우세에 의해 영향을 받는, 그리고 그러한 상태들이 특정한 연령들, 즉 유아기, 잠재기, 청소년기, 성인기에 적절한 발달적 전환들에 의해 영향을 받는 인간 행동의 본성과 의미에 대해 생각하는 것을 가능하게 했다. 이러한 정신적 상태들

---

1) 명료성을 위하여, 나는 이 책에서 남성형 대명사 "그"(he)를 마지못해 사용하고 있다. 논의되고 있는 초기의 과정들의 너무 많은 부분들이 어머니와의 상호작용들을 묘사하고 있다는 점에서, 여성형 대명사를 사용하는 것은 너무 혼동스러운 것이 되고, 그/그녀로 표기하는 것은 너무 서툴러 보인다는 이유에서이다. 그러나 쥬디 셔틀워스(Judy Shuttleworth, 1989)가 지적하듯이, 어머니들에게 부과되는 기능들은 아버지들에 의해서 그리고 유아와 친밀하고 지속적인 관계에 있는 다른 돌보는 이들에 의해 수행될 수 있고, 또 수행되고 있는 것으로 보인다(p. 203).

혹은 태도들을 클라인은 "자리들"이라고 명명했는데, 그녀는 그 용어로 한 사람이 자신과 그리고 세상과 갖는 관계를 바라보는 관점과 같은 것을 나타내고자 했다. 그것들이 편집-분열적 자리와 우울적 자리이다.[2] 삶과 관계들이 경험되는 관점을 나타내는, "자리들" 이론은 정신분석적 이해 안에서 중요한 전환을 구성하며, 그 전환은 각각의 뚜렷한 증상들에 대한 설명과 그것들의 치료에 대한 강조로부터 전체로서의 개인 안에서 그리고 지배하는 정신적 상태들과의 관계 안에서 발달적 가능성들을 추적하는 방향으로의 전환이다.

"편집-분열적"이라는 용어는 초기의 자리, 즉 매우 어린 유아의 심리적 자리를 서술한다. 그것은 지배적인 불안인, 박해 공포의 본성과, 그러한 공포들에 대한 방어의 본성을 포함한다. 이러한 방어는 "분열적"(schizoid) 또는 분열(split) 기능을 갖는데, 그 기능이 작용할 때 사람들과 사건들은 모두 비현실적으로 훌륭하거나(좋은) 끔찍스런(나쁜) 것으로, 즉 극단적인 측면에서 경험된다. 이러한 마음의 상태는 자기 자신의 이익에 대한 배타적 관심에 의해, 고통과 정서적 스트레스에 직면해서 박해받는다는 느낌에 의해, 그리고 어떤 대가를 치르더라도 자기-보존에 초점을 맞추는 것에 의해 특징지어지는 경향이 있다. 그것은 이 매우 초기의 단계에서 자연스럽고 필수적인 상태이다. 유아는 자신의 힘으로 정서적 경험을 정신적으로 소화할 능력을 아직 갖지 않은 상태에서, 그러한 경험을 다루어야만 하기 때문이다.

---

2. 편집-분열적 자리를 위해서는 클라인(1946)을 보라; 우울적 자리를 위해서는 클라인(1935, 1940, 1945)을 보라. 클라인 이론에 대한 극히 명료하고 간략한 개요를 위해서는 Elizabeth Bott Spillius(1944) "Developments in Kleinian thought: overview and personal view", Psychoanalytic Inquiry, 14(3): 324-364를 보라. 클라인학파의 개념들과 용어들에 대한 정의를 보려면, Hinshellwood, R. E. (1989) A Dictionary of Kleinian Thought, London: Free Association Books를 보라.

그 다음에 오는 "우울적" 자리에서, 좀 더 사려 있는 태도가 다른 사람에 대한 다소 균형 잡힌 관계와 함께—비록 양가적이지만—우세해진다. 염려의 느낌들이 발생하고, 좌절하고 화난 자기 자신에 의해 사랑받는 사람에게 행해졌다고 느껴지는 손상에 대해 후회를 경험하는 능력이 생겨나기 시작한다. 그러한 인식은 죄책감의 느낌과, 상황을 더 좋게 만들고 싶은 욕망 또는 복구하고 싶은 욕망을 자극해낸다. 이러한 반응들은 직접적인 개인적 욕구의 좁은 관심을 벗어나, 타인을 자신만의 독립된 삶을 소유하고 있는, 자기 자신으로부터 분리된 전체로서 경험하는 능력을 둘러싸고 조직된다. 그러한 경험은 다시금 타자의 취약성이 또한 자기를 위험에 빠뜨릴 수 있을 거라는 불안을 자극해낸다. 이 불안의 중심에는 이기주의와 이타주의 사이의 관계라는 영원히 풀리지 않는 복잡한 문제가 놓여있다. 그러한 문제는 클라인이 우울적 자리의 특징으로 서술한, 깊이 혼합되고 양가적인 감정들에 초점이 맞추어져 있다.

마음의 상태가 정신분석 이론에서 편집-분열적이라는 용어로서 서술되는 것에서 우울적이라는 용어로서 서술되는 것으로—혹은 일차적으로 자기애적인 상태에서 대상관계적인 상태로[3]—전환하는 것은 죠지 엘리엇(George Eliot)의 소설 「미들마치」(Middlemarch)에서 훌륭하게 묘사되고 있다. 다음은 젊은 신부가 그녀 자신과 그녀의 남편 모두에 대한 환멸을 서술하는 내용이다:

---

3. 가장 단순한 의미로, "대상"과 "대상관계들"은, 긍정적이든 부정적이든, 정서적으로 의미 있는 인물들과 관계들에 대한 내적 표상으로 서술될 수 있다. 예를 들어, 아기는, 신체적으로뿐만 아니라 사랑과 관심을 갖고 먹여진 결과로서, 좋음과 행복에 대한 내적 경험을 가질 수 있다. 그러한 경험이 반복되면서, 아기는 자신의 내면에 좋음의 원천을 갖고 있다고 느낄 것이다. 그 좋음은 구체적인 현존으로 느껴지고, 그것은 외부에서 주어진 어떤 것일 뿐만 아니라 그 자신의 일부로서 느껴진다. 그는 좋은 "대상"과의 좋은 관계를 갖는다.

우리 모두는 세상을 우리의 최상의 자기들을 먹여주는 젖통으로 취급하는, 도덕적인 어리석음 안에서 태어난 존재들이다: 도로테아는 일찍이 그 어리석음으로부터 나오기 시작했지만, 그녀가 어떻게 스스로를 카소본 씨에게 헌신할지를 상상하는 것이, 그리고 그의 힘과 지혜안에서 현명하게 강해지는 것을 상상하는 것이, 자신이 누군가를 반영하는 존재가 아니라 자신의 중심—그것에서 나오는 빛과 그림자가 항상 어느 정도의 차이를 만들어내는—에 해당하는 것을 갖고 있다는 느낌—물건들의 단단함처럼, 감각의 직접성으로 느껴지는—으로 이루어진 명료함을 갖고서 생각하는 것보다 훨씬 더 쉬웠다. [Middlemarch, p. 243]

하나의 마음의 상태로부터 다른 마음의 상태로의 이러한 전환은 초기 유아기 동안에 최초로 가능해지는 것이지만, 그 시기에 완전히 성취되는 것은 아니다. 오히려 그것은 평생 동안 거듭해서 반응해야만 하는 도전이다.

클라인의 작업 안에는 세상에 대한 지배적으로 이기적이고 자기-중심적인 태도와, 비록 자기에 대한 관심에 의해 항상 굴절되는 것이기는 하지만, 관대함과 관심의 태도 사이에 평생에 걸친 동요가 존재한다는 느낌이 있다. 우울적 자리가 더 많이 이루어진 후에조차도, 예컨대, 분리 공포와 같은, 강화된 불안의 지배하에 개인은 다른 사람의 관점에서 사물을 보는 능력을 상실하고 자신의 것을 완강하게 확신하게 될 수 있다. 그는, 클라인의 용어로, 우울적 관심에 대한 능력으로부터 그 자신에 대한 더 이기적인 걱정들의 체계로 미끄러질 수 있다. 마찬가지로 그는 시험 시간이 지난 후에 이전의 공감적인 자기를 회복할 수도 있다.

비온(1963)은 두 태도들 사이의 관계를 좀 더 직접적으로 서로 오고 가는 것으로 보는 경향이 있다. 그는 이것을 도식적으로 두 극들인 Ps ↔ D 사이에서 계속되는 움직임으로서 표현했다(p. 102). 이 Ps ↔ D 공식은 비온 특유의 한 개념을 제안한다: 발달에서의 모든 전진적 움직임은 일시적으로 인격을 혼란 속으로 집어 던지는, 즉 보다 혼돈스런 마음의 상태로 되돌려놓는 어느 정도의 내적인 붕괴와 불안을 수반한다는 생각.4) 내적 변화에 의해 휘저어진 격랑은 정서적 성장에 필수적인 부분이며, 그러므로 도식에서 양 방향이 강조된다. 그러한 도식은 또한 매 순간 마음의 서로 다른 일시적인 상태들 사이에서뿐만 아니라, 좀 더 확장된 의미에서, 서술되고 있는 광범위한 발달적 단계들 사이에서도 끊임없이 진자운동이 발생한다고 제안한다.

클라인과 비온 모두에 의해 고려된, 항상 변화하는 정신적 상태들이라는 이 개념은 여러 개의 다른 종류의 진자운동들이 항상 발생하는 성장과 발달을 설명해준다. 예컨대, 각 발달적 단계를 일반적으로 특징짓는 마음의 상태들 사이에는 끊임 없는 상호작용이 있다. 그러나 각 단계 안에는 또한 편집-분열적 자리와 우울적 자리 사이의 상호작용이 있다. 발달의 다른 단계들인 유아기, 잠재기, 청소년기, 성인기에 적합한 정신적 태도들은, 주체의 실제 나이와 상관없이, 하나의 혹은 다른 자리의 특징적인 정서적 힘들의 지배를 받게 될 것이다. 성인의 마음 상태는 아기에게서도 발견될 수 있다; 청소년 안에 있는 유아, 노인 안에 있는 어린 아이; 잠재기 소년 안에 있는 중년의 남자. 이러한 다양한 정신적 상태들은 그 순간에 자기에 대한 그리고 세상 안에 있는 자기에 대한 어떤 정서적인 태도가 우세할지에 영향을 미칠 것이다. 마음의 어느 한 상태 안에는 현재, 과거 그리고 미래가 담

---

4. 정서적 성장을 위한 전조로서의 이런 종류의 격랑을 나타내는 데 비온이 사용한 용어는 "파국적 변화"이다. 7장을 보라.

겨 있다. 그러한 상태들은 이기적인 경향성과 이타적인 경향성 사이를 영원히 오가면서, 내적 및 외적인 힘들 그리고 관계들의 미묘한 차이들과 함께 깜박거리고 변화한다.

조지 엘리엇의 은유들 중 하나를 사용해서 말해보면, 우리는 이 진자운동을 거울에 비친 자신을 바라보는 것과, 창문을 통해 다른 사람들의 삶을 바라보는 것 사이를 오가는 것으로서 서술할 수도 있을 것이다. 아마도 새로운 불안이나 상실의 영향 아래에서 시선은 거울로 다시 돌아갈 수 있을 것이다.5) 어떤 상태가 지배하는지를 정확하게 결정하는 것은 종종 어려운 일이지만, 성장하는 자기에게 의미 있는 경험들을 확인하기 위해서는 그리고 어떻게 그것들이 결과적으로 발달을 촉진하는지를 확인하기 위해서는 필수적이다.

* * *

몇 개의 짧은 사례들이 마음의 상태들과 발달의 단계들 사이의 이 복잡한 관계를 명료화하는 데 도움이 될 것이다. 그것들은 어느 한 시기에 인격의 어느 측면이 지배적인지를 인식하는 것이 자기와 타인 모두를 위해 중요하다는 점을 강조한다. 오직 그때만 어떤 것이 적절한, 혹은 가능한 반응인지를—이해를 가로막기보다는 이해를 촉진시키는—확인하는 것이 가능하다.

첫 번째 사례는 89세인 브라운 여사의 사례이다. 그녀는 거의 60년의 결혼생활 동안 내내 신실했던 그녀의 90세 된 남편 에릭이 최근에 과부가 된 80세인 그들의 친구 글레이디스에게 매료되었다는 생각 때문에, 강한 질투심으로 고통을 받았다. 어느 일요일 점심시간에, 그녀가 그녀답지 않게 말이 없는 이유에 대해

---

5. 예컨대, Adam Bede를 보라. 15장.

질문을 받았을 때, 브라운 여사는 그녀가 전 날 저녁식사 때 있었던 "비참한 시간"에 대해 서술했다. 브라운 여사는 그녀의 남편과 함께 글레이디스를 기쁘게 해주기로 계획을 세웠다. 그녀는 그 식사의 여주인공이 "에릭과 함께 살기 위해 내가 죽기만을 기다리고 있었음"이 분명했기 때문에 그 저녁시간이 끔찍했다고 말했다. 브라운 여사가 그녀의 의심들에 대해 말하는 동안, 그녀는 그녀가 하는 말을 이해하지 못한 채, 당혹스러워 보이는 그녀의 남편을 불안하게 바라보았다. 그는 "그녀의 모든 끔찍스런 친척들을" 받아주고 싶지는 않다고 단순하게 논평했다. 브라운 여사는 안심이 되지 않았다. 자세하고 분명한 질문을 받고서야 그녀의 남편은 그 과부 역시 끔찍스런 사람이고, 잠재적인 파트너로서는 절대로 불가능한 사람이라고 덧붙였다. 그러자 그의 아내는 마음이 놓였고, 최근의 정치적 상황에 대해 활기 있게 그리고 일관되게 말하기 시작했다.

그녀의 성숙한 나이와 그녀의 남편의 한결같음에도 불구하고, 브라운 여사는 삶의 매우 초기에 유아기 오이디푸스 감정의 특징인, 한 쪽 부모를 배제하고 다른 쪽 부모를 유일하게 소유하려는, 아기 혹은 아동 편에서의 갈망인, 불안의 한 유형에 의해 일

---

6. 프로이트는 한쪽 부모의 자리를 차지하고 다른 쪽 부모와 결혼하는 소망 성취의 꿈, 또는 신화를 서술한다. 이 갈망의 가장 기본적인 버전은 자신과 반대 성을 가진 부모를 차지하고 동성의 부모를 버리겠다는 아이의 소망에서 표현된다. 프로이트는 이러한 소망들과 욕망들이, 보통은 무의식적으로, 오이디푸스 왕의 드라마 안에서 소포클레스에 의해 말해진 오이디푸스 신화에서 서술되어 있다는 사실에 충격을 받았다. 거기에서 주인공은 부지중에 자기 아버지를 죽이고 자신의 어머니와 결혼한다. 그 희곡이 청중에게 주는 충격에 대해 생각하면서, 프로이트는 "우리 각자는 한 때, 정자 안에서 그리고 환상 안에서, 바로 그러한 오이디푸스였다"고 썼다. 청중은 "그 꿈의 실현이 극 안에서 현실로 옮겨진 것을 보게 될 것이다"(1897b, p. 265). Britton, R.의 "The Oedipus Situation and the Depressive Position" in Clinical Lectures on Klein and Bion, London: Routledge를 보라. 또한 5장과 부록을 보라.

시적으로 압도되었다.6) 그녀는 마음이 편안해질 때까지 적절하게 사고하거나 기능할 수 없었다. 그녀는 결코 완전히 없어지지 않은 초기 불안들에 사로잡혀 있는 자신을 발견했다. 다른 사람들에게 세월의 지혜처럼 보였던 배후에는 그녀가, 상상이든 현실이든, 상실에 직면할 때마다 취약한, 깨지기 쉽고 불안해지는 성향이 있는 폭풍에 휩쓸린 자기가 숨겨져 있었다.

브라운 여사는 자신이 배신당하고 버림받았다는 확신에 의해 괴롭힘을 당하고 있었다. 이 확신은 가장 중요한 사람의 사랑에서 밀려났다는, 유아 혹은 어린 아동의 질투어린 믿음의 특징들을 갖고 있었다. 아동은 그가 가장 사랑하는 사람 역시, 그들이 파트너이든 자녀들이든, 다른 사람들과 중요한 관계를 갖는다는 사실을 인식하도록 요구받는다. 브라운 여사는 그 순간 그녀가 알고 있는 남편의 이미지를 마음속에 간직할 수 없었다. 그녀는 실제의 에릭을 무시한 채, 그녀가 두려워하는 양극화되고 박해하는 에릭의 모습만을 보았다. 그것은 마치 그녀가 우울적 자리의 관심을 가질 수 있는 능력을 상실했고, 89세의 성인이라기보다는 발달적으로 3개월 된 아기의 특징인, 편집-분열적 상태에 사로잡혔던 것으로 보인다. 이러한 마음의 상태에서, 브라운 여사는 가장 충실하고 돌봐주는 인물조차도 변덕스럽게 괴롭히는 자로 바꿔놓을 수 있었다.

우리는 이런 식의 대화에서, 개인이 어느 한 순간에 감당할 수 없고 심하게 박해적인 것으로 느껴지는 마음의 상태 안에 있게 되는 방식을 목격한다. 이러한 상태들은 좀 더 안정되고, 고요하며, 희망적인 자기에 속한 인격의 다른 세력들과 전투를 벌여야 한다. 이러한 종류의 내적 전투가 12세인 르로이의 치료 회기에서 진행되고 있는 것으로 보인다. 르로이는 사춘기의 문턱에서 그의 변화하는 신체와 익숙하지 않은 성적 감정들에 대한 걱

26 / 내면의 삶

정들과 씨름하기 시작했다. 그는 또한 그가 아기였을 때 집을 떠난, 그의 믿을 수 없는 부재한 아버지에 대한 혼합된 정서들에 점점 더 몰두하고 있었다. 그 후로 그의 아버지는 몇 명의 다른 파트너들과 아이들을 낳았고, 프리랜서 음악가로서 살면서 항상 떠돌아다녔다. 한번은, 르로이가 그의 아버지가 갑자기 집을 방문한다는 말을 들었는데, 그때 그는 그의 아버지와의 관계와 일반적인 관계 모두에서, 그의 감정들에 대해 특별히 혼란스러워지는 경험을 했다:

> 그는 주변을 서성거리면서 한바탕 멜로디와 "랩" 음악에서 가져온 이상한 소리들을 냈다. 그는 오만한 분위기였고, 동시에 불편해보였다. 그는 침범적으로 느껴지는 방식으로 나를 [그의 남성 치료사인] 바라보고는 의자에 털썩 주저앉았다. 그의 발을 탁자 위에 올려놓은 채 몸통을 뒤로 젖히고는, "나는 여성의 성기가 필요해! ..."라고 말했다. 그가 무엇을 생각하고 있느냐고 내가 물었을 때, 그는 대충 대답했다: "오, 내가 말할게요. 나의 어머니가 주말에 나를 때렸어요. 등에 열일곱 대를 맞았죠. 지금은 상처가 다 나아서 그 흔적들을 볼 수가 없어요." 그는 불분명하게 말했지만, "얻어맞은 것"과 마약을 한 것에 대한 왜곡된 언급 사이에 어떤 연결이 있는 것으로 보였다. 나는 조용히 들었다. 르로이의 다소 흥분된 상태는 가라앉기 시작했다. 그는 갑자기 그가 방금 말한 것이 모두 진실이 아니라고 선언했다. 그의 어머니는 그를 때리지 않았고, 그가 그의 친구인 지기(Ziggy)와 싸웠다고 말했다. "그는 내가 그의 생일 파티에 오기를 원치 않는다고 말했어요. 나는 상관없다고 말하고는, 그를 밀쳤죠. 그러자 그는 나를 주먹으

로 쳤고, 나는 쓰러졌다가 다시 일어나서 그에게 주먹을 날렸고, 쓰러진 그를 발로 찼어요." 르로이는 멈추었고, 가라앉은 목소리로 지금은 상당히 죄책감을 느낀다고 말했다. 그는 지기가 심하게 다쳤다고는 생각하지 않았다. 그는 누구도 상처 입는 것을 원치 않았다. "나는 정말로 좋은 사람이에요."

이 짧은 발췌문에서, 우리는 어떻게 마음의 다른 상태들과 세계관들이 거의 매순간 르로이의 생각들과 행동들을 지배했는지를 볼 수 있다. 그의 치료사는 그가 아버지의 방문에 대해 걱정하고 있다는 것을 알았다. 그는 자신이 학교에서 문제를 일으키고 충분히 잘하지 않는 것 때문에 아버지가 자신에게 화를 낼 것이라고 두려워했다. 르로이의 성적으로 채색된 거만한 행동은 자신이 실제로 얼마나 작고 부적절한 존재로 느끼고 있는지에 대한 부인뿐만 아니라, 그가 자랑스러워하면서도 두려워하는 그의 아버지에 대한 내적 그림과의 부분적인 동일시를 드러냈다. 그는 어떤 때에는 아버지를 좋은 사람으로, 그리고 다른 때에는 단지 "벌을 주고, 마약을 하는 섹시한 음악가"로 보았다.

르로이는 자신이 큰 존재이고 싶어 했고, 좀 더 나이든 청소년에게서 볼 수 있는, 마약과 광란의 마초 세계의 일부이고 싶어 했다. 사실들을 극화하고 과장하는 그의 성향("나의 어머니가 나를 … 17대를 때렸다")은 근저의 상처입기 쉬고, 겁에 질린, 죄책감을 숨기려는 시도였다. 갑자기 잘난 체하는 모습 이면에서 그의 버림받은-아기-자기가 출현했다. ("그는 내가 자신의 생일파티에 오기를 원하지 않아요.") 마초 같은 12세 싸움꾼의 이면에는 상처 입은 어린 소년이, 처음에는 언어적으로, 그 다음에는 신체적으로 타인에게 고통을 주려고 시도하고 있었다. 그 두 소년은, 마치 고전적인 또래-괴롭히기 유형에서처럼, 다른 사람들이 상처받았다고 느끼게 만듦으로써 그들 자신들의 상처 입은 감정들을 제거하려고 시도하는 것 같았다. 르로이는 자신의 행동을 통해서 "파티"에서 배제되는 것이 얼마나 화가 나는 것인지를 지기에게 소통하고 있었다. 그러나 공격의 시점과 사나움은, 그것이 지금까지 표현되지 않았던 그의 아버지의 삶에서 자신이 배제된 것에 대한 난폭하고 고통스런 감정의 무게를 지녔음을 암시한다. 이 특정한 때에, 그는 자신이 그의 동생들의 삶의 일부가 아니라는 사실(그는 그의 어머니와 함께 살았다.)을 잘 알고 있었고, 그것에 대해 혼란스럽고 화가 나있었을 수 있다. 상징적으로, 그는 그들의 생일에도 초대받지 않았다. 그의 치료사와 함께 르로이는 그의 깊은 불만들에 대해, 그리고 죄책감과 상실감으로 인한 그의 어려움이 그를 항상 세상에 대한 양극화된 인식으로 내모는 방식에 대해 생각하기 시작할 수 있었다. 이 인식에서, 그 자신의 좋은 측면은 항상 무시되거나 망각되는 위험에 처해 있었다.

이러한 예들에서 우리는 알려진-자기와 연결되어 있는, 현실적인 종류의 사고가 발생하는 마음의 상태와, 불안의 지배하에 사고가 그것의 정서적인 토대로부터 분리되고, 비합리적이거나 경직된 아이디어들과 태도들이 우세해지는 마음의 상태 사이에서 전환이 어떻게 발생하는지에 대한 얼마의 감각을 얻는다. 그 예들은 다른 마음의 상태들과 세상-안의-자기의 견해들이 인격과 행동에 얼마나 복잡한 영향을 끼칠 수 있는지를 말해준다. 그것들의 복잡성의 한 측면은 그것들이 발달적 단계들의 연대기와 자연스럽게 연결되어 있지 않다는 것이다. 그럼에도 불구하고 그것들은 인격 발달의 세부사항들을 이해하기 위해 고려되어야만 한다. 이것은 보통의 정신적인 기능의 본질에 속하는 것이다.

그러나 만약 어느 한 나이에, 어느 한 정신적 상태가 과도하게 혹은 너무 엄격하게 지배할 경우, 거기에는 어려움이 발생한다: 즉, 만약 그 연령대에 "부적절한" 것이 될 정도로 하나의 상태에서 다른 상태로의 이동이 정상적인 유동성을 결여한다면, 어려움이 발생한다. 유아가 유아적인 것은 적절한 것이지만, 어느 한 공무원이 유아적이라면 그것은 적절한 것이 아니다; 7세 아동이 매우 정돈되고, 규칙적이고, 아마도 심지어 다소 철수되어 있고, 자기-통제적인 것은 적절한 것이지만, 청소년이 그런 것은 덜 적절한 것일 수 있다; 16세 청소년이 성적 정체성과 권위에 도전하는 데 몰두하는 것은 적절한 것이지만, 잠재기 아동이 그런 것은 덜 적절한 것이다 등등.

만약 누군가가 어느 한 시기에 "책임을 맡고 있는" 자기의 부분이 어떤 것인지를 구별하는 데 사용할 수 있는, 관찰하고 담아주는 마음을 가진 사람에 대한 경험을 갖고 있다면, 그 개인은 그 경험으로부터 자기의 다른 부분들이 서로 접촉하게 해줄 수 있는, "안아주는" 기능과 유사한 것을 끌어낼 것이다. 만약 다양한 정신적인 상태들이 수용되고, 안겨지며, 다소 이해받는 것으로 느껴진다면, 그것이 격노이든, 분노이든, 불안이든, 질투이든, 혹은 열정이든 간에, 강렬한 감정들은 점점 더 그것들 자체로서 인식될 수 있기 때문이다. 그것들은 알려질 수 있고, 인격 안으로 동화될 수 있다(3장을 보라). 이것은 개인적인 감정들이 인정과 이해에 의해 수정되지 않는 집단 환경에서 특별히 그러하다.

르로이가 어떻게 스트레스 많고 경제적으로 박탈된 공동체 안에서 살면서, 앞에서 서술한 것과 같은 반동적이고, 거칠며, 그리고 성적으로 도발적인 종류의 행동으로 이끌리게 되었는지를 아는 것은 어렵지 않다. 그러한 역할 안에는 분명히 생존을 위한 요소가 있었다. 그것은 사회적으로 적응적인 것이었고, 개인적인 만족도 없지 않았다. 하지만 그것은 여러 가지 점에서 르로이의 인격의 더 부드럽고 힘들어 하는 측면과 심각한 부조화를 발생시키는 것이었다.

　이 서론적 장에서 서술된 예들은 특정한 마음의 상태가 어느 한 시점에, 부적절하게 그리고 걱정되게, 지배할 수 있는 가능성이 항상 존재한다는 것을 보여준다. 어려움들은, 브라운 여사의 경우에서처럼, 자발적으로 극복될 수 있다; 혹은 아동은 단순히 그것들로부터 자라날 수도 있다. 그러나 그 장애들이 장기적일 수도 있고, 잠재되어 있다가 나중의 삶의 위기에서 다시 모습을 드러낼 것일 수도 있다. 그것들은 또한, 고통스럽게도, 유동성을 상실하고, 성장하는 인격을 격려하고 지지하기보다는 침식하는 성격의 측면들로 굳어질 수도 있다.

제 2 장
시작들

"처음부터 시작하라. 그리고 끝에 도달할 때까지 계속하라: 그 다음에 멈추라. 왕이 엄숙하게 말했다."

Lewis Carroll

아기의 내면세계에 대한 지식은 몇 가지 원천들로부터 그리고 몇 가지 방식들을 통해 얻어지거나 추론될 수 있다: 상대적으로 방해 받지 않은 마음의 상태들과 인식될 수 있을 정도로 방해 받은 마음의 상태들 모두의 행동과 사고-과정으로부터; 상담실에서 경험된 임상적 관계의 본성으로부터; 좀 더 나이든 아동들, 청소년들 그리고 성인들의 놀이와 꿈들에 대한 정신분석적 주의로부터; 아기들과 어린 아동들에 대한 관찰연구들로부터[1]; 그리고 좀 더 최근에는, 자궁-내 삶의 초음파 사진들에 대한 연

---

1) 1948년에 에스더 빅(Esther Bick)에 의해 타비스톡(Tavistock)에서 훈련과정의 일부로서 도입된, 아기들의 가정환경에서 행하는 아기들과 어린 아동들을 매주 정기적으로 관찰하는 프로그램은 아기들의 내적 세계들과 그들의 가족 관계들에 대한 이해에 기여해왔다.

구들로부터[2]. 언제 내적 세계가 시작된다고 말하는 것은 어려운 문제이다.

  이 장은 아기의 심리적 탄생의 환경들을 다룬다. 신체적 탄생의 사실과 정신적 탄생의 시기 사이의 관계는 많은 논쟁거리가 되어왔다. 어떤 이들은 인격의 탄생을 실제 탄생 이후 5-6개월에 위치시킨다; 다른 이들은 그것을 출산하는 순간에 발생하는 것으로 생각한다; 정신분석적으로 사고하는 이들은 그것을 자궁 안에서의 임신 기간 동안에 발생하는 것으로 보려는 경향이 있다. 프로이트(Freud, 1925)는 "탄생 행위의 인상적인 분기점(caesura)"은 지나치게 강조되어서는 안 된다는 점을 분명히 했다(p. 138). 자궁-내 삶에 대한 연구들을 유아기와 초기 아동기에 대한 정신분석적으로 지향된 관찰들과 연결시키는, 이후의 연구들은 "자연과 양육이 자궁 안에서 그토록 오랫동안 상호작용하기 때문에, 그것들을 분리할 수 없다는 사실을 확인해왔다; 심지어 분리된 실체들로서의 자연과 양육의 개념이 사용하기에 너무 투박한 것으로 보이게 되었다."[3]

---

[2] 특히 초기 유아기의 주제에 대한, 발달심리학자의 관점에서 이러한 영역들에 대한 광범위한 사고들과 중요한 연구를 다루는 것은 이 책의 범위를 넘어서는 것이다. 나의 현재의 관심들에 가장 직접적으로 조명해주는 연구자들은 예컨대, T. G. R. Bower, T. B. Brazelton, A. W. Liley, L. Murray, D. Stern, C. Trevarthan을 포함한다. 그러나 그들의 연구의 논의는 관찰 가능한 "발달"의 특별한 측면을 가진 특정한 개인에게 그것이 갖는 의미를 결정하는 데 따른 어려움에, 혹은 그러한 측면이 내적으로 뿐만 아니라 외적으로 기록되는 방식을 아는 것에 대한 어려움에 일차적으로 초점이 맞추어진 본문에서는 나타나고 있지 않다. 그 두 접근들은 Anne Alvarez(1992)가 그녀의 저서에서 매우 명확히 제시하고 있듯이, 결코 서로 반대되는 것이 아니다: Live Company: Psychoanalytic psychotherapy with autistic, borderline and deprived and abused children, London: Routledge. 「살아있는 동반자」, (한국심리치료연구소: 2006).

[3] Elizabeth Bott-Spillius, in Alessandra Piontelli(1992) From Foetus to Child: an observational and psychoanalytic study, London: Routledge, p. ix.

알레산드라 피온텔리(Alessandra Piontelli, 1992)는 그녀가 규칙적으로 추후 관찰들을 행한, 초음파 모니터링에 기초한 태아 및 유아의 행동에 대한 광범위한 연구를 수행했다. 이 연구와 이 분야의 다른 연구들은 자궁 안에서의 삶과 바깥 세계에서의 삶 사이에 놀라운 연속성이 있음을 보여준다. 그것은 현대 기술의 혜택 없이 연구한 이들이 오랫동안-유지해온 직관들이 옳은 것이었음을 확인해준다. 피온텔리는 이러한 연구에 대한 그녀의 관심이 어떻게 단기 심리치료적인 상담(3주 동안에 갖는 몇 번의 회기들로 이루어진)을 하는 동안에 자극되었는가를 설득력 있게 서술한다:

18개월 된 한 똑똑한 아이가 끊임없는 불안과 수면부족에 시달리는 바람에 심각한 스트레스를 받고 있는 부모의 손에 이끌려 나에게 왔다. 그의 부모들이 그의 문제들에 관해 설명하는 동안, 제이콥은, 결코 찾을 수 있는 것으로 보이지 않는 무언가를 찾고 있기라도 하듯이, 나의 상담실 공간의 모든 구석에서 무언가를 찾으려는 강박에 사로잡힌 것처럼, 초조하게 움직이고 있었다. 그의 부모들은 그가 밤낮없이 항상 그렇게 행동한다고 말하면서, 그것에 대한 그들의 의견을 말했다. 이따금씩, 제이콥은 또한 내 방 안의 물건들 몇 개를, 마치 그것들을 되살려내려고 애쓰는 것처럼, 흔들려고 시도했다. 그의 부모들은 그의 발달에서의 모든 중요한 순간에, 즉 앉기, 기어 다니기, 걷기, 혹은 그의 첫 단어를 말하기를 시작하는 순간에, 마치 그가 "무언가를 그의 뒤에 남겨놓을 까봐" 두려워하는 것처럼, 강렬한 불안과 고통을 겪는 것처럼 보였다고 말했다. 내가 제이콥에게 아주 단순하게, "너는 네가 잃어버린, 그 어디에서도 찾을 수 없는 무언가를 찾고 있는 것 같다"고 말

했을 때, 그는 그런 행동을 멈추었고, 열심히 나를 바라보
았다. 그러고 나서 나는 그가 마치 물건들의 고요함이 죽
음을 의미할까봐 두려워하듯이, 모든 대상들을 흔들어 되
살려내려고 시도하는 것에 대해 말했다. 그의 부모들은 거
의 왈칵 눈물을 쏟았고, 제이콥이 실은 쌍둥이였으며, 그의
쌍둥이 형제인 티노는 태어나기 2주 전에 죽었다고 말했
다. 따라서 제이콥은 그의 죽은 그리고 반응 없는 쌍둥이
형제와 함께 자궁 안에서 거의 2주를 지냈다. 이것에 대한
단순한 인식과, 그의 다가오는 탄생의 첫 경고 신호들로부
터 출발해서, 발달에서의 매 전진적 발걸음이 그가 사랑하
는 존재의 죽음을 가져왔을 수 있다는 그의 공포들을 말
로 표현한 것이, 그의 행동에서 거의 믿기지 않는 변화를
가져왔다. [pp. 17-18]

피온텔리는 어떤 확실성 혹은 명확성에 대한 주장을 포기함
으로써, 탄생-이전의 경험이 탄생-이후의 경험에 갖는 의미를 매
우 설득력 있게 보여준다. 그녀가 지적하듯이, 보다 일반적인 정
신분석적인 문헌에서도 마찬가지로, 모든 사람이 탄생의 사건을
"정신적 기능이 작동하는 전환점"(p. 18)으로서 간주하는 것은
아니다. 오히려, 어떤 이들은 탄생이 그때 그리고 그 이후로 개인
의 "자기"를 구성해나가는 과정에서, 상호작용하는 생리학적 및
정신적 실들이 복잡하게 얽혀있는 연속체 상의 한 지점을 나타
내는 것으로 믿는다. 유전적으로 타고난 자질들의 원초적인 사
실들에 자연적인 환경의 사실들(자궁 안에서의 움직임의 자유의
정도; 태반의 특질; 양수의 상태 등)이 더해져야 한다. 하지만 소
위 자연적인 환경의 "사실들" 자체들도 이미 어머니의 신체, 그
녀 자신의 환경, 그리고 거기에서 그녀에게 허용되는 돌봄의 질

과 밀접하게 관련되어 있는, 어머니의 의식적 및 무의식적인 마음의 상태들에 의해 중요하게 영향을 받는다. 예컨대, 아기의 생리학적 발달과 어머니의 호르몬 상태, 음식섭취와 정신적 및 신체적 활동이 서로 연결되어 있다는 사실은 잘 알려져 있다. 어머니의 삶에서의 신체적이고 정서적인 요소들은 또한 자궁-내 세상의 성질에 보다 광범위하게 영향을 끼친다. 그 내적 세계는, 고요한 것이든 불안한 것이든, 정신적 상태들에 극도로 민감하며, 달래주는 것이든 힘들게 하는 것이든, 소리, 빛, 그리고 진동에 의한 신체적 자극들의 영향에 반응한다. 우리가 상세하게 살펴보겠지만, 이 가장 초기의 단계에서는 신체적인 것과 정서적인 것, 내적인 요인들과 외적인 요인들 사이를 쉽게 구분할 수 없다. 각각의 임신은 고유하며, 각각의 경우에서 엄청난 가능성의 범위가 존재한다는 사실이 고려되어야 할 것이다.

임신은 어머니에게 무엇을 의미하는가? 커플에게는? 가족에게는? 가족 안에서 성별이나 위치의 문제는 어떤 식으로 생각되는가? 부모는 아기를 원했는가? 갈망했는가? 두려움의 대상이었는가? 임신은 우발적인 만남의 실수로 느껴지는가, 아니면 사랑의 연합에 따른 완성으로 느껴지는가? 기쁨을 가져다주는 일인가, 아니면 고통스런 침범인가? 태아는 방해하는, 이질적이고 낯선 존재로서 경험되는가, 아니면 환영받는 안전한 존재로서 경험되는가? 임신은 결코 어떤 단순한 방식으로 이것들 중의 어느 하나만으로는 느껴지지 않을 것이다. 그것은 이 특별한 아이와의 관계가 전개됨에 따라 계속해서 표현될 감정과 환상의, 앞뒤로 움직이는, 수많은 의식적 및 무의식적 변화들과 관련된 것일 가능성이 많다.[4]

---

[4] ph로 시작하는 환상(phantasy)은 사람의 계속적인 내적인, 무의식적이고 정신적인 삶의 내용을 서술하기 위하여 정신분석적 저술에서 사용하는 용어이다. f로 시작하는 환상(fantasy)은 일상적이고 의식적인 상상의 삶을 가리키는 용어이다.

근저에 있는 무의식적 환상(phantasy)과 지배적인 의식적 환상들(fantasies)이 어떤 것인지에 따라, 출산 자체는 기쁨으로, 놀라움으로, 안도감으로, 상실로, 외상으로, 발견으로 경험될 것이다; 또는 이 모든 것들의 혼합물로서 경험될 것이다. 출산의 실제 사건들은 또한 부모 혹은 부모들의 경험의 질에, 그리고 부모의 경험과 뗄 수 없이 연결되어 있는 아기의 경험의 질에 중요한 영향을 미친다: 불안의 정도, 평안함이나 불편함의 정도, 의료기술의 개입의 정도; 출산 환경의 성질; 스트레스, 위험, 혹은 확신의 양. 그러한 사건들의 외적 현실은 아름다운 것일 수도 있고 가혹한 것일 수도 있지만, 그런 사건들의 의미는, 그리고 그것들이 즐거운, 고통스런, 다룰 수 있는, 혹은 견딜 수 없는 것으로 느껴지는 정도는 관련된 모든 사람들의 내적인, 심리적 기질들과 밀접하게 관련될 것이다.

현재의 부모 혹은 부모들의 태도들과 반응들은, 현실에서든 환상에서든, 그들 자신들의 과거 경험과 긴밀하게 관련되어 있을 것이다. 임신은 곧 어머니가 될 여성 그리고/혹은 아버지가 될 남성의 유아적인 부분들을 빠르게 그리고 이해할만하게 활성화시키고, 부모 각자는 때로 새로-태어난 아기의 곤궁함처럼 강제적이고 압도하는 곤궁함을 느낄 수도 있다. 비합리적인 불안들이 갑자기 분출하거나 친숙하지 않은 불안정, 공포 혹은 의존의 감정들이 터져 나올 수 있다. 부모들의 감정들이 현실적인 한계들 안에서 유지될 수 있는지는 그들이 그들 자신들의 가슴과 마음속에 담고 있는 부모 인물들(이후로는 "내적 부모들"이라고 지칭되는)에게서, 그리고 그들 서로에 대한 그리고 그들의 가족들과의 관계에서 끌어낼 수 있는, 정서적 돌봄의 질에 달려있다.

아기들의 초음파 사진들을 바라보는 산부인과 의사들과 부모들에 대한 피온텔리의 서술은 인격의 특수성이 아주 일찍부터 태아들에게 부여된다는 분명한 증거를 제시한다: "그는 신경질적인 타입이다"; "그는 매우 조용하다"; "그녀는 일종의 성찰적인 타입이다"; "그녀는 성격이 좋다"; "그가 탯줄을 얼마나 나쁘게 다루는지 보라." 실제의 행동과 신체적인 특징들에 대한 이러한 명백한 가치판단들은 관찰에 기초해 있는 것이지만, 그것들은 또한 관찰자들의 경향에 종속되어 있다. 그것들은, 적어도 부분적으로는, 모든 부모들이 그들의 태어나지 않은 아기들에게 의식적 및 무의식적으로 부과하는 성격의 상관물들(종종 태몽에서 실감나게 표현되는)이고, 그것들은 부모들 자신의 욕구들, 희망들, 과거 경험들, 자기-관념들, 사회적 환경들, 야망들 그리고 마음의 다양한 상태들로부터 분리될 수 없다.

예외적으로 긴 기간의 전적 의존으로부터 삶을 시작하는, 다른 한 사람의 행복에 대한 평생 지속되는 책임을 지는 일과 같은 어마어마한 과제 앞에서, 가장 확신 있는 부모들조차도 어느 정도 두려움과 불안을 느낄 것이다. 낮 시간의 낙관주의는 공포에 사로잡힌 상황에 대한 꿈들로 가득한 밤 시간의 두려움에 자리를 내줄 수도 있다. 그러한 꿈들은 종종 이 새로운 그리고 아직-알려지지-않은 작은 존재를 살아 있게 해야 하는 거대한 과제에 대한 무의식적인 염려를 나타낸다. 한 임신한 어머니인 프라이스 부인은 그러한 경험을 이렇게 서술했다: "나는 내가 아기에 대한 두려운 꿈들을 꾸기 시작했던 주간에 처음으로, 이것이 실제로 일어나고 있는 것이고, 내가 정말로 아기를 갖게 될 것이라는 생각을 받아들였다고 생각해요. 나는 그녀가 태어났는데, 내가 그녀를 어딘가에 남겨두거나 그녀에게 젖먹이는 것을 잊은 채, 그녀를 까맣게 잊고 있는 꿈을 꾸곤 했어요." 프라이스 부인은 그때 그런 꿈 두 개를 말해주었는데, 그것들은 그녀 자신의 초기 경험들과 밀접히 연결된 것으로 드러난 불안들, 그녀의 모성적 역량의 크기에 대한 특징적인 불안들을 나타내는 것들이었다.

> 한 꿈에서 나는 아기를 서랍 속에 두었다. 나는 서랍을 닫았고, 그녀를 그 안에 두었다는 것을 이틀 후에야 기억하고는 극도의 공포에 사로잡혔다. 나는 서랍으로 달려갔고, 인형 크기로 줄어든 아기를 발견했다. 아기는 완전히 오그라들었지만, 얼굴은 여전히 아름답고 매끄러웠다.

그 꿈에 대해 생각했을 때, 이 예비 어머니는 꿈속의 그 "굶주린 아기"의 생김새가, 그녀 자신이 아이 시절에 어머니에게서 물려받았던 도자기 인형과 정확히 똑같다는 것을 기억했다. 그녀의 어머니는 딸이 인형을 깨뜨릴까봐 그것을 갖고 놀지 말라고 말했었는데, 그 특정한 순간을 그녀는 회상했다. 그녀는 어머니의 말에 따르지 않았고, 인형은 실제로 깨어졌으며, 다시는 그것을 갖고 놀지 말라는 명령과 함께 서랍 속에 간직되었다.

프라이스 부인의 꿈에서, 이 불행한 사건에 대한 지속되는 죄책감과 고통은, 그녀의 내적인 어머니의 목소리에 순종하지 않은 결과, 무언가에게 손상을 입히는 위험에 대한 계속되는 무의식적인 공포와 연결되어 있었다; 끊임없이 거절하고 징벌하겠다고 위협하는 목소리. 임신과 함께, 그녀는 초기의 공포들과 불안들에 특히 민감해졌다. 그녀는, 그녀의 꿈이 암시하듯이, 다시 그 목소리에 은유적으로 복종하지 않고, 그 결과 그녀가 그녀의 인형을 해쳤던 것처럼, 그녀의 아기를 해칠 것인가? 만약 그녀가 어머니인 척하는 데 실패했다면, 그녀는 실제 어머니가 될 수 있다고 생각할 권리조차 없는 나쁜 사람인가? 그녀가 자신의 아기가 딸일 것이라고 강하게 확신했던 것은 어떤 중요한 의미를 갖고 있었다. 그것은 그녀가, 무의식적으로, 이미 이 실제 아이를 과

거의 인형과 그리고 그 끔찍한 날과 연결된, 모든 복잡하고 지속되는 걱정과 죄책감과 연결시키고 있었던 것으로 보인다.[5]

그 인형은 또한 그녀의 어린 여동생을 나타냈던 것으로 보이는데, 그 여동생에 대해 프라이스 부인은, 다음의 꿈이 명확히 보여주듯이, 뿌리 깊은 양가적인 감정들을 갖고 있었다. 그녀는 다음 날 밤에 아래의 꿈을 꾸었다고 보고했다.

나는 수영장에 갔고, 내가 물속에 있는 동안 새로-태어난 나의 어린 여아를 라커 안에 두었다. 나는 물에서 나와 옷을 입고 집으로 갔다. 한참 후에야 나는 아기가 라커 안에 있다는 것을 기억했다. 나는 황급히 되돌아갔고, 굶주렸지만 아직도 살아 있는 아기를 발견했다.

프라이스 부인은 곧 바로, 그녀의 부모들이 그녀에게 심하게 화를 냈던 두 번째 경우를 서술했다. 그녀는 십대 소녀시절에 어린 여동생을 동네 수영장에 데려갔다. 그녀가 우연히 친구들 몇 명을 만났는데, 그때 여동생은 아기 풀장에서 행복하게 놀고 있었다. 그녀는 자신의 책임을 망각한 채, 그녀의 친구들과 함께 갔고, 그 결과 "의무의 방기", "자기-중심성", "믿을 수 없는 사람" 등의 결코 잊을 수 없는 비난을 들어야만 했다. 그녀의 꿈에 비추어볼 때, 프라이스 부인은 자신이 여동생을 버려두고 온 것이 그녀를 향한 숨겨진 살인적 공격성과 연결되어 있다는 것을 깨달았다. 성인으로서, 그녀는 지금 자신의 이러한 파괴적인 부

---

[5] 성별 차이의 구성과, 발달이 성별에 따른 기대들에 의해 굴절되는 방식들에 대한 논쟁은 지금도 중요하게 계속되고 있다. 주요 주제들과 논란들의 명확한 윤곽은 다음의 글에서 찾아볼 수 있다. Parker, R.(1995) "Does Gender Make a Difference?", in Torn in Two: The experience of maternal ambivalence, London: Virago.

분이 그녀의 아기와의 관계에 영향을 끼칠까봐 무의식적으로 두려워하고 있다. 즉, 그녀는 그녀가 자신의 부모들 및 자신의 어린 여동생과 가졌던, 과거 관계의 해결되지 않은 측면들에 속한 동일한 종류의 유해한 무책임으로 인해 그녀 자신의 아기에게 해를 끼칠까봐 두려워했다.

  이 사례는 많은 생각들과 가능한 해석들을 불러일으킨다. 가장 단순한 용어로 말하자면, 아기가 이러한 상호-관련된 사실들과 환상들의 복잡한 그림 안에서 자신이 누구인지에 대한 느낌을 확립하는 과제는 아주 처음부터 매우 힘든 것임이, 즉 평생에 걸친 노력일 수밖에 없는 것임이 분명하다. 발달적 잠재력은 이미 너무 깊고 미묘한, 어머니와 아기 사이의 연결들과 단절들 안에 있는, 신체적 및 정신적인 삶의 이러한 가장 초기의 얽힌 실타래에 매어 있다. 이 요소들 중 어느 하나의 정확한 영향에 대해서 어떤 결론을 내리는 것은 불가능하다. 그러나 그것들의 존재는 기질과 성향에 특이성—탄생의 순간으로부터, 그리고 삶의 첫 몇 시간과 며칠 동안에 분명해지는—을 부여하는 무수한 힘들 가운데서 강하게 느껴진다. 아기는 그 자신의 복잡한 정서적 삶을 가지고 세상에 온다. 그는 또한 이미 넓은 범위의 다른 사람들의 감정들, 희망들 그리고 공포들을 투자받고 있고, 부모들 혹은 형제자매들과의 예상되거나 부과되는 유사성들과 차이들을 갖고 있으며, 그가 부모 혹은 커플을 위해 무엇을 할지, 가족 안에서 어떤 위치를 가질지에 대한 기대들을 받고 있다. 이러한 영향들과 결정요소들 중에 논쟁의 여지가 없는 그리고 가장 강력하고 것이 있는데, 그것은 그의 가장 즉각적인 환경이요, 그의 세계인, 그의 어머니의 몸과 마음이다.

  피온텔리가 제안하듯이, 신체적인 요소들과 경험들이 태어나지 않은 아기에게 영향을 미치는 방식에 대해서는 이미 많은 연구들이 이루어졌다(pp. 18-19). 그러나 탄생 이전과 이후에, 어머니의 마음의 상태가, 그리고 그 마음의 상태와 아기의 기질 사이의 관계가 아기에게 미치는 영향에 대해서는 알려진 것이 많지 않다. 아동들에 대한 임상적 연구는 한편으로 각각의 임신에 대한 어머니의 고유한 경험과, 다른 한편으로 아기의 신체적이고 정신적인 경험 사이에 존재하는, 여전히 충분한 이해에 도달하려면 아직 멀었지만, 놀라운 연결들의 증거를 꾸준히 제공하고 있다. 다음의 사례에서, 우리는 아기의 임신과 출산환경, 어머니의 출산-전 환상들과 출산-후 태도들, 그리고 아기 자신의 초기의 정서들과 행동 사이의 복잡한 상호작용들이 어린 소년인 토미에게 어떤 영향을 끼쳤는지를 일부 이해할 수 있을 것이다.

토미는 세 살 때에 치료에 의뢰되었다. 그는 많은 걱정스러운 문제들을 갖고 있었다. 특별히 염려되는 것은, 그가 폐쇄된 장소에 있을 때 극도의 공포와 절망 상태에 빠지는 문제였다. 그런 상태에서 "풀려날" 때, 그는 몇 시간 동안이나 축 처져 있고 퇴행한 상태에 머무르곤 했다. 그는 어떤 종류의 분리도 극도로 힘들어하는 것으로 드러났는데, 특히 그가 마치 그의 생명이 어머니와의 신체적인 접촉에 달려 있기라도 하듯이, 어머니의 부재 위협이 있을 때 그러했다. 토미의 어머니는 그녀의 유일한 아기에 대한 깊은 양가감정에 대해 매우 솔직했다. 그녀는 스스로를 "미성숙하고 나쁜" 사람이라고 믿고 있으면서, 자신의 아이들을 갖는다는 생각을 오랫동안 외면했었다. 실제로, 그녀는 모든 종류의 친밀한 관계를 두려워했던 것 같다. 임신은 낯선 남자와의 짧은 만남의 결과였고, 그 만남 후로는 그와의 접촉을 완전히 잃어버렸다. 그녀는 낙태를 시도하기에는 너무 늦은 시점에 자신이 임신한 사실을 발견하였고, 그녀가 가진 아기가 불구이거나 일종의 괴물일 것이라고 확신했다. 그녀는 심각하게 외상적인 분만을 해야만 했다. 아기는 제 날짜를 지나서 태어났는데, 11파운드나 되는 아기가 산도에 걸린 채 꼼짝 못하게 되자, 마취에 성공하지 못한 상태로 응급 제왕절개 수술을 받아야만 했다. "피와 핏덩이"에 대한 공포가 어머니의 고통과 뒤섞이게 되었다. 그 여파로 그녀는 그녀에게 너무 많은 고통을 주는 것으로 느껴진 괴물/아기에게 모유를 먹일 수 없었다. 그녀는 오래 지속된 깊은 우울증에 빠졌다.

   토미는 그가 절망적으로 찾으면서 거의 동시에 절망적으로 거부하는 모습을 보인, 신체적 친밀함에 대해 처음부터 특별히 불안해했다. 그의 어머니는 그를 폐소공포증과 광장공포증을 동시에 갖고 있다고 서술했다. 그의 불안들은 특히 젖을 먹는 행동에서 명백히 드러났다. 그는 온 힘을 다해 젖꼭지에 매달리고는, 마치 그것이 그를 메스껍게 만들기라도 한 것처럼, 갑자기 그것을 뱉어내곤 했다.

   놀랄 일도 아니게, 토미는 치료실이 위험하고, 박해적이며, 가두는 장소와 편안하고 바람직한 장소 사이를 왔다 갔다 하는 곳이라고 느꼈다. 초기부터 특별히 힘들고 신랄한 그의 행동의 측면은 그 자신의 끔찍한 탄생 경험이 명백하게 반복되는 재연으로 서술될 수 있는 것이었다. 거듭해서 토미는 전적으로 갇히고 질식하는 공포를 겪고 나서는 눈부신 빛과, 비명과, 일반적인 폭력의 혼돈 속으로 낙하하는 공포를 재-경험하는 것으로 보였다. 우리는 그녀 자신도 외상을 입은 그의 어머니가 그녀의 아들의 공포를 없애주거나, 그가 견딜 수 있는 것으로 만들어주는 것이 불가능했다는 것을 상상할 수 있다. 이 지점에서 그녀는, 비록 문제 있는 것이지만, 어머니의 사려 깊은 헌신의 따뜻함으로 토미의 떨고 있는 정신을 하나로 모아주는, 평화로움을 제공해줄 수 없었다. 그토록 고통스런 출산에서 절정을 이룬 그녀의 임신 경험은 감당할 수 있는 것으로 느껴지지 않았다. 아기의 크기와 그를 자궁 밖 세상으로 나오도록 돕는 것과 관련된 그녀의 어려움은 그녀로 하여금 그를 태어나게 하는 것을 극도로 꺼리게 만들었던 것으로 보인다. 그녀는 그에게 눈길을 주는 것이 두려웠다고, 실제로 말했다. 그를 사랑함에도 불구하고(그녀 자신이 놀랍게도), 그녀가 자신에게 "그러한 고통을 가했던" 그리고 그녀를 거의 죽일 뻔했던 이 아이에 대한 증오를 수정할 수 있었던 것은 오랜 시간이 지난 후였다.

토미는 끊임없이 일련의 고통에 사로잡히는 순간들을 거쳐, 해체 경험처럼 보이는 상태에 도달한 다음에, 그의 주변 환경들을 미약하게 그리고 멍하게 탐구하는 것처럼 보였다. 그는 때때로, 마치 극도로 두렵고 박해하는 장소에 갇혀 있기라도 하듯이, 그의 치료사로부터 혹은 치료실로부터 물러서곤 했다. 종종 대기실과 상담실 사이에 있는 복도(산도?)가 그를 특별히 압도하는 느낌과 함께 그를 삼키는 것으로 보였다. 몇 주가 지나고 몇 달이 지나면서, 그의 공포의 강도는 서서히 줄어들었다. 그 공포가 좀 더 다룰 수 있는 정도로 줄어든 것은 토미가 분석 세팅 안에서 그것을 재-경험할 뿐만 아니라, 그것에 대해 말하고, 그것이 무엇을 의미할지에 대해 생각할 수 있었기 때문인 것 같았다.

그것은 토미가 겨우 네 살 때의 일이었다. 이 경우에 그의 치료사는 그녀에 대한 그의 초기 공포가 그리고 특히 복도에 대한 공포가 너무 커서 그에게는 심지어 말조차도 너무 단단하게 침범적인 것으로 경험되었을 수 있다고 느꼈다. 그가 의자 위에 주저앉은 채, 비명을 지르고 흐느껴 울면서 그의 눈과 귀를 동시에 가리고 있는 동안, 치료사는 고요하게 받아주면서 조용히 콧노래를 불러주었다.

그의 울음이 가라앉았을 때, 그는 분노에 차 있고, 황량하며, 화석화된 태아의 자세에서 풀려나기 시작했고, 겁에 질린 작은 동물처럼 조심스레 방안을 둘러보기 시작했다. 그는 여러 표면들을, 마치 그것들의 감촉을 새롭게 발견하려는 듯이, 만지기 시작했다. 처음에는 그의 신체 표면을, 그 다음에는 그가 앉아있는 의자의 표면을, 그리고 나중에는 가까이 있는 물건들의 표면을 만졌다. 그리고 그는 항상 그의 특별한 담요인, "바-바-디"를 가지고 다녔다. 그는 창문 밖을 흘깃 보고 나서, 그의 치료사를 응시하고는, 엄숙하게 그의 "바-바-디"를 마루 위에 펼쳤다. 이 담요가 그에게 그의 어머니를 생각나게 할지도 모르고 그에게 위안이 될 것 같다는 치료사의 말에, 토미는 고개를 끄덕였고, "그것에는 구멍이 있어요"라고 대답했다. 그는 곧바로 피터와 늑대 이야기를 시작하면서, 무서운 늑대가 정원 안으로 "나가" 다른 동물들을 위협하고 잡아먹는다고 했다. 그는 "그것은 진짜가 아니에요, 단지 그런 척하는 거예요. 왜냐하면 그것은 녹음기 안으로 들어가, 자꾸만 반복되거든요"라고 재빨리 덧붙였다.

이 짧은 대화는 가능한 의미들로 가득 차있는 것처럼 보였다. 토미는 공포에 질린 마음 상태에서 일종의 위기를 경험하는 있는 것으로 보였는데, 그의 치료사에게 그것은 마치 처음에 자궁 안에 갇혀 있던 11파운드의 만삭이 된 아기가 산도 안에서, 그와 그의 어머니가 신체적으로(그리고 정신적으로) 서로 다른 방향으로 근육을 조이는 상태에서 겪었던 힘든 경험의 복사물인 것처럼 보였다. 우리는 이 위기가 그의 마음속에서 어머니라는 위로의 원천—담요—과 밀접하게 연결되어 있다는 것을 본다. 그러나 그는 즉시 "구멍"을 지적했다. 그것은 토미가 그의 어머니 안에 무언가가 빠져 있다고 느꼈다는 것을 가리키는 것일 수 있다. 그는 아마도 그녀의 우울증, 그녀의 마음의 부재, 혹은 심지어 그녀가 자신의 마음속에 그가 있기를 바라지 않는다는, 즉 그가 실제로 있는 곳에 구멍이 있다는 어떤 직관을 표현하고 있었을 것이다. 그러나 또 다른 수준에서, 그는 탄생-이전의 경험을, 즉 그것이 산도의 문제이든, 아니면 그에게 그곳으로부터의 탈출, 축출, 해방, 추락을 가져다준 제왕절개의 문제이든—이 모든 것들이 혼합된 문제이든—그의 어머니 안에 문자 그대로 구멍이 있었던 경험을 서술하고 있었을 수 있다.

그 "구멍"은 토미로 하여금 피터와 늑대의 이야기에 빠져들게 만든 것으로 보였다. 그리고 그는, 그 이야기를 하고난 다음에, 곧바로 녹음기에 대해 말했다. 그것은 마치 그가 치료사에게, 이야기 속에서 서술되는 위험한 사건들은 실제로 진행되는 것으로서 경험될 것이 아니라, 단순히 반복해서 "틀어지는" 것으로 경험되어야 한다는 것을 암시하고 있었던 것으로 보였다. 그것은 회기 안에서 방금 일어났던 사건들에 대한 주석인 것처럼 들렸다. 토미는 이 "무서운 늑대" 이야기가 실제로 일어나고 있는 것이 아니기 때문에, 그렇게 공포스러운 것은 아니라고 말하고 있는 것으로 보였다. 그것은 사건 그 자체이기보다는, 실제 사건의 "재-연"이었다. 아마도 그는 자신의 탄생 이야기를 다시-말하고 재연하는 것이 두렵긴 하지만, 그럼에도 불구하고 그것은 몇 분 전과는 달리, 그 순간에는, 실제로 겪어내야 하는 것이기보다는 다시 연기할 수 있는 것임을 스스로에게 상기시키고 있었던 것 같다. 그는 지금 그것을 구체적으로 경험하기보다는, 그것에 대해 생각할 수 있고, 그것을 상징적으로 표현하는 효과적인 방식을 찾을 수 있는 것으로 경험하고 있었다. 거기에는 현실에서보다는 환상 안에서 더 많이, 그가 스스로의 통제 하에 그것을 재연할 수 있고, 녹음기의 작동을 선택할 수 있다는 느낌이 수반되었을 수 있다. 그럼에도 불구하고, 얼마의 불안이 남아 있었던 것으로 보였고, 그래서 그는 비록 실제 늑대들이 여전히 있지만, 그것들은 동물원에 있다고 그의 치료사에게 서둘러 말했다. "그것들은 창살 뒤에 있어서 나올 수가 없어요."

그때 토미는 세상-안에서의 그의 최초의 존재에 대한 느낌을 나타내는 무언가를 말했는데, 그것은 무의식적 통찰의 직접성을 보여준다는 점에서, 매우 놀라운 것이었다: "선생님은 선생님 자신이 무서운 존재가 아니라는 것을 어떻게 아시죠?" 그는 "선생님이 무서운 아기로 태어났는지 어떻게 아시냐고요?"라고 덧붙였다. 같은 회기의 나중 대화에서, 토미는 마룻바닥에 난 구멍에 몰두했다. 그는 그것이 쥐구멍일지도 모른다고 생각했다. 치료사는 이 생각을 토미가 생각하고 있는 것과 연결시켰는데, 그것은 쥐들 또한 매우 작지만 사람들은 종종 그것들을 무서워하는데, 막상 그것은 그것들이 두려운 존재라기보다는 사람들이 그것들을 두려워하기 때문이라는 생각이었다. 같은 회기의 좀 더 나중에, 그는 자신의 소매를 걷어 올리고는, 그가 "무서운 피부"라고 부른 팔꿈치에 난 벗겨진 상처를 치료사에게 보여주었다. 그의 피부에 난 손상은 그의 어머니에게서 그랬던 것처럼, 그 자신 안에 두려운 구멍이 있다는 공포와 연관되어 있는 것으로 보였다. 과연 그를 믿을 만하게 안아줄 수 있는 누군가가 거기에 존재했었을까?(4장을 보라).

우리는 이러한 몇몇 세부사항들로부터 그 자신의 나쁜 경험들을 생각하는 것을 통해서 그것들을 좀 더 견딜만한 것으로 만들려는 토미의 충동에 대한, 그리고 정신적으로 생존하기 위해 스스로 채택한 조치들에 대한, 상당히 풍부한 인상들을 끌어 모을 수 있다. 이 사례는 인생을 시작하는 초기 단계에서 아이에게 미치는 영향들과 결정요인들의 패턴이 얼마나 복잡한 것인지에 대한 직접적인 감각을 제공해준다. 세 살의 나이에, 토미는 그의 실제 경험과 그의 어머니가 전달해준 것 모두에 기초한, 그 자신에 대한 매우 뚜렷한 그림을 갖고 있었던 것으로 보인다. 그는 자신이 겁에 질린 아기이고, 그가 가장 필요로 하는 사랑하는 어머니에게 고통을 주고, 그녀를 쫓아낼 수 있는, 무서운 아기/괴물이라는 확신을 간직하고 있었다. 그가 치료사에 했던 질문은 그가 어떻게 해서 무서운 아기가 되었는지를 아는 방법(이해하고 내적인 의미를 발견하는)에 관한 것이었다. 그는 자신이 다른 사람들을 잡아먹는 두려운 늑대-인물(그의 어머니가 생생하게 서술한 생명을-위협하는 아기)이 되는 것을 두려워했고, 자신이 그러한 존재로서 경험되고 있다고 느꼈다. 그가 어디에 있는 것이 더 나았을까? 그가 특별한 공포를 불러일으켰던 것으로 보이는 (늑대가 "나가" 정원 안으로 갔던 곳인) 바깥일까?; 아니면 안(쇠창살 뒤)일까? 그는 태어난-아이로서 더 겁에 질리고 두려운 존재였을까? 아니면 태어나지 않은 아이로서 그런 존재였을까? 그 두 장소 모두는, 그가 극적으로 보여주듯이, 극도로 위태로운 곳이었다; 따라서, 아마도 그의 어머니가 그토록 염려했던 광장공포증과 폐소공포증의 장소였던 것 같다. 두 장소들 모두는 그가 공포스런 "구멍" 속으로 떨어지지 않기 위해서, 어떤 대가를 치르더라도 무언가에 매달리도록 강제하는 극도로 안전하지 않은 곳이었다.

이 사례에 대한 서술은 첫 아이의 임신과 출산이 자주 발생시키는 내적 동요와 양가감정의 종류들과 공명하는 경험들을 강조하고 있다. 많은 어머니들은 상실에 대한 깊은 불안을 갖고 있고, 불안과 불확실성을 야기하는 변화에 대한 두려움을 갖고 있다. 비록 그것들이 밑바닥의 기쁨과 기대라는 좀 더 사용이 가능한 정서들을 숨기고 있을 수도 있지만 말이다. 토미와 그의 어머니가 특별히 심각하게 겪었던 이런 종류의 내적 어려움은 어느 정도 항상 존재한다. 그들의 경우, 그들 각자는 그 고통을 소통하는 능력을 갖고 있었고, 그 결과 그들은 그것의 견딜 수 없는 충격으로부터 어느 정도 벗어날 수 있는 수단을 발견했다. 그들의 어려움에 대한 이 이야기는 아기들이 태어나게 되는 물리적 세계뿐만 아니라, 정신적 세계의 강렬한 현실에 대한 얼마의 감각을 전달해줄 수 있을 것이다. 이 초기 시기의 관찰 가능한 "사실들" 아래에는 갈망과 사랑, 희망, 공포, 그리고 증오가 가장 섬세하게, 의식적으로 그리고 무의식적으로, 직조해낸 무언가가 놓여 있다; 비록 일시적이고 미세한 것일지라도, 그것들 각각은 미래의 아기의 삶의 천을 짜는 일에 특별한 기여를 하는 실들이다.

제3장
유아기: 담기와 몽상

"... 한 아기로서, 나는 만짐의 교제를 통해
어머니의 가슴과 침묵의 대화를 나누었다 ..."

Wordsworth

멜라니 클라인은 전적인 의존 시기에 있는 아기가 깊은 만족과 극도의 불만, 심지어 공포의 세계를 살고 있다고 보았다; 사랑과 증오의 열정적인 감정들에 사로잡힌 채, 그리고 때로는 생존 자체를 걱정하면서, 끊임없이 통합과 해체의 경험들 사이를 왔다 갔다 하면서. 단순하게 말해서, 젖꼭지를 입에 물고서 부드러운 팔에 안긴 상태에서, 어머니의 목소리와 다정한 눈빛과 마음에 의해 위안을 받을 때, 아기는 사랑을 경험할 것이다.[1] 그때 그는 응집성의 감각과 중심을 갖고 있다는 느낌을 가질 것인데, 이것이 어머니가 일시적으로 부재한 상황에서조차도 그를 든든히 붙들어줄 것이다. 그러나 그 부재가 너무 길어질 때, 혹은 고

---

1) 클라인이 친밀성에 대한 상징으로서 "젖가슴"을 말했다는 것이 여기에서 강조되어야 한다. 그녀는 중요한 것은 친밀성의 특징이지 수유관계가 글자 그대로 젖가슴과의 혹은 젖병과의 관계가 아니라고 항상 강조했다. 클라인의 사고에서 젖가슴은 글자 그대로 그리고 은유적으로 수유관계를 나타냈다.

통과 좌절이 너무 집요하게 침범할 때, 이러한 종류의 충분히 좋은 경험들을 박탈당하게 되고, 그때 좋은 것들의 결여에 대한 아기의 경험은 내부에서 적극적으로 그를 박해하는, 나쁜 것들에 대한 강화된 느낌으로 바뀐다. 그때 그는 양극화된 세계에서 살게 되고, 불가피하게 유아의 삶의 일반적인 동요는 우리가 그것의 강도를 다 알 수 없는 심각한 불안으로 바뀌게 된다.

비온(Bion 1962b)은 아기가 이러한 고통들과 좌절들을 견딜 수 있게 해주는 것이 초보적인 형태의 사고일 거라고 추측했는데, 이것은 고통스런 경험을 피하려는 충동이 너무 강하지 않거나, 그 경험 자체가 너무 압도적이지 경우에 가능하다고 보았다 (pp. 83-87). 프로이트가 아기의 일차적인 갈등을 생명 본능과 죽음 본능의 대결에 초점을 맞추어서 바라보았고, 클라인이 그것을 사랑과 미움의 상태들 사이의 대결에 초점을 맞추어 바라보았다면, 비온은 그것들에다 급진적으로 새로운 개념화를 추가했다. 그는 갈등을, 개인이 한편으로는 본인 자신의 경험에 대한 진실을 알고 이해하고 싶은 욕망을 갖고 있고, 다른 한편으로는 그것을 아는 것과 이해하는 것을 회피하고 싶은 욕망을 갖고 있는 곤경에 따른 산물로서 보았다. 그는 개인이 자신의 경험의 진실을 추구하는 것의 진정성은 그것을 무시하거나, 혹은 그것을 피해가는 방식을 찾기보다는, 그것과 함께 머물고, 그것을 실제로 겪어낸다는 의미에서 그 경험을 실제로 경험하는 능력 안에 자리 잡고 있다고 주장했다.

비온의 사고에서, 마음의 성장에 대한 모델은 마음이 진실한 경험들에 의해 영양분을 공급받기도 하고 거짓된 경험들에 의해 독을 얻기도 하는, 영양 공급과 관련되어 있다. 사고를 위한 이러한 종류의 음식은 인지적인 것이 아니라 정서적이고 상상적인 것이다. 이러한 매우 특별한 종류의 "사고"가 생겨나는 과정을,

비온은 어머니와 아기 사이의 최초의 의사소통의 특질 안에, 즉 "생각하는" 젖가슴에 해당하는 것의 이용가능성 안에 위치시킨다. 그는 젖을 먹여주는 일차적인 모성적 능력의 측면이 충동들과 감각들이 혼동된 상태에 있는, 유아의 초보적인 "사고들"에게 일종의 은유적 형태를 제공해준다고 제안했다. 동시에, 젖을 먹여주는 능력이 이 초보적인 사고들을 조직화할 수 있고, 따라서 적절하게 사고되고, 의미 있는 것으로 만들어낼 수 있는 장치를 생겨나게 한다고 보았다. "생각하는" 젖가슴은 프로이트와 클라인을 따르는 것으로 보이지만, 실은 발달의 본성에 대한 새로운 관점을 제공해주는, 마음에 대한 다른 모델을 제안하고 있는, 특별한 모성적 기능이다. 클라인의 사고에서 젖가슴은 일차적인 모성적 기능들, 즉 젖먹이고, 만족시키는 기능들에 대한 은유였던 반면에, 비온에게 있어서 그것은 마음에 대한 은유였다. 어머니는 아기에게 양육하고 사랑하는 특질들을 직접 가져다줄 뿐만 아니라, 유아의 정신적 삶의 혼돈을 담아주는 데 필요한, 그녀의 생각하는 자기를 가져다주고, 유아 안에 좀 더 통합된 능력들, 좀 더 통합된 자기를 위한 선행 조건을 확립해주는, 정신적 및 정서적 상태들을 가져다준다.

이러한 아이디어에 대한 유용한 유비가 있다면, 아마도 그것은 조각 그림 맞추기 놀이를 하는 아이일 것이다. 우리는 아기가 그림 조각을 어디에 맞추어야 할지 몰라서 점점 더 불안해지고 혼란스러워지는 상황을 상상할 수 있다. 어머니들(심지어 동일한 어머니의 서로 다른 시기들의 측면들) 편에서의 반응들 또한 다양한 수의 복잡한 원인들에 영향을 받아, 매우 다양할 수 있다. 아주 단순한 퍼즐을 완성하지 못하는 아이의 무능력은 어떤 어머니 안에 불안(아기의 무능력에 대한)과, 따라서 짜증스러움의 느낌들을 발생시킬 수도 있다. 이것을 느낀 아기는 더 불안해지고, 따라서 그것을 더 잘 못하게 되고, 마침내 울음을 터뜨리게 된다. 그때 그는 그 경험으로부터 아무 것도 배우지 못할 뿐만 아니라, 그 퍼즐을 완성하는 즐거움을 느끼지 못한 채, 다시는 그것을 시도하지 않게 된다—"퍼즐은 지루하다." 아니면 그는 자신의 "좋지-않은" 자기와의 경쟁에 들어갈 수도 있다. 그는 불안을 숙달하려고 시도하고, 그 과정에서, 새롭게 강화된 노력들을 통해서 그의 어머니의 존중을 되찾으려고 시도할 수도 있다.

또 다른 어머니는 아이의 문제를 해결해준다는 생각으로 퍼즐 조각을 아이 대신 맞추거나, 별 생각 없이 차 한 잔을 마시기 위해 탁자 위에 있는 아이의 물건들을 치워버리기도 한다. 그럴 경우, 어느 정도의 자율성을 획득하려는 투지와 스스로 결론에 도달하고 싶은 욕망을 포기하지 않은 아이나, 그런 투지와 욕망을 포기한 채 무엇이 주어지든지 그것에 적응하는 아이는 분노의 눈물을 흘리거나 뚱하게 수용하는 태도를 보일 것이다.

어머니가 보여줄 수 있는 세 번째 반응은 주의 깊게 관찰함으로써 시작하는 것이고, 아이에게 좀 더 오랫동안 시도해보라고 제안하는 것이다. 아이의 어려움의 정도를 측정하는 데는 약간의 시간이 필요할 수도 있다. 그 문제는 단순히 어머니가 정서적으로 사용 가능한 존재가 되어주고, 고통의 원천과 강도에 대해 수용적이 되어주는 것에 의해 어느 정도 해결될 수도 있을 것이다. 그 결과 아이는 이제 스스로 퍼즐 조각을 맞출 수 있다. 그러나 그것이 다가 아닐 수 있고, 스트레스는 계속될 수 있다. 어머니는 그녀의 아이가 아직 스스로 생각할 수 없다는 것을 깨닫고는, 퍼즐 그림의 방향을 돌려서 아이가 채워야 하는 구멍을 더 잘 보이게 만들어줄 수 있다. 아이는 기쁜 비명과 함께 그 조각을 끼워 넣는다. 어머니는 아이의 정서적인 상태를 안아주고, 때 이르게 행동하거나 과도한 좌절을 주지 않는 것을 통해서, 그녀의 아이가 조금 전까지만 해도 불가능했던 것을 "볼" 수 있게 해준다.

이 세 번째 반응에서, 우리는 아이의 혼란되고 흩어진 자기의 조각들을 모아주고 그에게 정서적으로 서로 잘 맞는다는 감각을 주며, 그의 마음과 그녀 자신의 마음 사이에 어떤 연결이 존재한다는 느낌을 주는 어머니의 무의식적인 능력을 목격한다. 그리고 이 능력은 서로 잘 들어맞는 것으로 보이는 외적 모습을 파악하는 것에서 표현된다. 아이로 하여금 자신이 이해받는다고 느끼게 만든 어떤 것이 어머니와 아이 사이에서 일어난 것이다. 아이는 그 경험으로부터 성취감과 자존감을 이끌어낼 수 있다. 이것과 뗄 수 없는 것은, 의심의 여지없이, 사랑받고 사랑하는 경험이고, 다른 사람들에 대한 그리고 다른 사람들로부터 비슷한 감정들을 경험할 것이라는 깊어지는 기대이다.

이 상황은 문제들이 좀 더 확실해지는 더 나이 든 아이의 것인데 반해, 비온이 관심을 가졌던 이 과정의 훨씬 더 초기 버전은 3개월 된 아기에 대한 유아관찰에서 가져온 다음의 기록에서 볼 수 있다:

> 어머니가 그녀의 아기에게 젖을 물리고 있다. 아기는 킁킁거리는 소리를 내면서 꾸준히 젖을 빨았다. 그는 아주 편해 보였는데, 그때 갑자기 기침을 했고, 잠시 동안 다시 젖을 빨다가 울기 시작했다. 어머니는 그를 트림을 시키기 위해 그녀의 무릎위에 곧추 세웠다. 그는 가늘고 높은 톤의 울음소리를 냈는데, 그 뒤에는 몇 번의 흐느낌이 뒤따랐다. 그는 그의 머리를 옆으로 움직였다. 그의 얼굴은 핑크 빛이었고 찌푸린 상태였다. 이 행동을 멈추고, 그는 잠시 동안 편한 상태가 되었는데, 그 다음에 다시 그런 행동

을 반복했다. 그는 트림도 하지 않았다. 그는 결코 온전한 울음을 울지 않았고, 이처럼 발작적인 방식으로만 울었다. 어머니는 그를 그녀의 어깨로 들어 올렸고 그의 비명 소리는 더 커졌다. 그녀는 그녀의 무릎 위에 그를 엎어 놓았고, 그는 머리를 뒤로 젖히면서 여전히 비명을 질렀다. 그녀는 이것이 그가 가장 편안하게 느끼는 자세라고 말하면서, 잠시 동안 그를 곧은 자세로 앉혀 놓았다. 그 동안 내내 그녀는 그에게 부드러운 목소리로 말하고 있었다. 그녀는 아기의 다리들과 배가 얼마나 단단한지 느낄 수 있다고 관찰자에게 말했다. 그녀는 "아기에게 다시 젖을 물리는 것이 도움이 될지" 알아보기로 결정했고, 그렇게 했다. 아기는 상당히 열심히 젖을 빨았고 편안해보였다. 그는 꾸벅꾸벅 졸았다. 그녀는 잠시 동안 그 자세로 그를 안고 있었고, 그녀가 그를 움직이자, 그는 깨어났다. 그녀는 트림을 시키기 위해서 그를 곧추 안았다. 그는 약간의 트림을 했다. 그는 졸음이 오는 표정으로 그의 머리를 앞으로 끄덕이면서 어머니의 무릎에 앉아 있었다. 그러나 그녀가 그가 여전히 배고픈지를 알아보기 위해 다시 젖을 주었을 때, 그는 그의 뺨이 격렬하게 움직일 정도로 요란하게 젖을 빨았다. 그의 다른 부분은 아주 고요했다. 그의 움직임은 차츰 느려졌고, 젖 먹는 것을 멈추었다. 그리고는 그의 어머니의 팔에 기댄 채 그녀의 얼굴을 바라보았다. 그녀는 미소 지었고 그에게 말해주었다. 그는 그것에 대한 대답으로 소리를 냈고, 손을 흔들었다.[2]

---

[2] Judy Shuttleworth(1984) "On Containment." 미출판 원고.

아기의 불안과 그녀 자신의 불안을 안아주고, 자신의 내적인 자원들을 사용해서 당황스럽고 점점 더 강렬해지는 항거와 힘든 상황에 직면해서도 계속해서 생각할 수 있는 이 어머니의 능력은, 비온(1962b)이 "몽상"(p. 36)이라 부른 것이 무엇인지를 훌륭하게 보여준다. 그 어머니는 아기의 고통을 설명하기보다는 그것에 참여하려고 시도하면서, 아기의 고통을 점차적으로 몰아낸다. 그녀는 그 고통의 원천이 무엇인지 알지 못하는 상황을 견딜 수 있다. 그녀는 "아기의 기저귀가 젖은 게야"라는 식의 해결을 때 이르게 부과함으로써, 그 경험의 진정한 의미를 다른 데로 돌리는 것을 자제할 수 있다. 그녀는 그녀의 아기가 믿을 만한 친밀함의 고요함을 즐기면서 회복하기 시작할 때까지, 부드럽게 말하고, 흔들어주고, 토닥여주고, 젖을 주고, 성찰한다. 아기는 일종의 내적 고통과 불안을 경험하고 있다. 신체적인 고통과 정신적인 고통은 구별될 수 없다. 고통이 심해질 때, 아기는 그것을 이해하거나 다룰 수 없다. 그의 작은 마음이 소환할 수 있는 모든 자원들을 사용해서, 그는 고통을 몰아내려고 한다. 그의 입, 폐, 근육 조직, 눈을 통해서, 그는 끔찍스런 느낌들에서 벗어나고자 하는 노력의 일환으로 그것들을 제거(투사)하려고 시도한다. 다행스럽게도 그에게는, 그 투사물들을 받아들이고, 그것들에 의해 압도되지 않고, 그것들을 견딜 만한 것으로 만들고, 그리고 어떤 의미에서 그가 두려움에서 벗어나 그것들을 다시 통합할 수 있다고 느끼게 해주는 경험을 그에게 되돌려줄 수 있,는 "생각하는" 젖가슴/어머니가 있다.

   이 통합 경험에서 결정적인 것은 어머니가 그녀의 아기의 고통을 이해했고, 담아주었다는 사실이다. 아기는 어머니 편에서의 불안한 선입견들, 혹은 실제로는 그녀 자신의 조급함이나 불안에서 유래한 것을 아기의 경험으로 간주하는 것에 의해서 왜곡된 것이 아닌, 아기 자신의 진정한 경험의 버전을 제공받을 수 있었고, 수용할 수 있었다. 그녀는 그녀가 문제라고 느꼈던 것이라기보다는, 문제일 수 있었던 어떤 것에 대한 이차적인 견해들에 사로잡히지 않았다. 이러한 경험을 충분히 자주 갖는 아기는 이러한 정신적인 기능들을 내면에 받아들일 수 있을 것이다. 그는 그것들을 정신 안에 흡수, 즉 내사할 수 있다. 그가 이 기능들을 배워감에 따라, 서서히 그것들은 그의 인격의 구조로서 확립된다. 결국 그는 그 자신의 내적인 힘을 소유하고 있고, 스스로를 유지하기 위해서 외적인 도움에 전적으로 그리고 불안하게 의존할 필요가 없다는 느낌을 갖게 될 것이다. (투사와 내사의 과정들의 설명을 위해서는, 부록을 보라.)

    이 장의 서두에서 워즈워드는 어머니와 아기 관계의 아름다움을, 그들이 언어-이전에 갖는 "가슴에서 가슴으로" 통하는 언어의 복잡성을, 이제 갓 생겨난 유아의 최초의 지각들과 갈망들의 기원들을 서술한다; 그의 세상에 대한 의식적 및 무의식적인 의미를 만들어내도록 그를 도울 수 있는, 상호성의 느낌에 아기가 도달하는 경험.

    복되도다, 갓 태어난 아기여,
    (최상의 추측을 통해 나는 추적할 것이다,
    우리의 존재가 진보하는 것을) 복 되도다 아기여,
    어머니의 품에 안겨 있고, 어머니의 젖가슴에서 잠들고,
    그의 영혼이 땅 위의 영혼과 겉보기에 유사한 것을
    요구할 때 어머니의 눈으로부터 열정을 모으는 아기여!
    [II. 236-240]

몇 줄 뒤에 워즈워드는 아기가 어째서 복된 존재인지를 이렇게 서술한다.

> 한 아기로서, 나는 만짐의 교제에 의해
> 어머니의 가슴과 침묵의 대화를 했고,
> 유아의 감수성이
> 즉 우리 존재의 위대한 출생권이, 내 안에서
> 강화되고 공고해지는 수단들을 보여주려고 나는 노력해
> 왔다.
> [ll. 283-288]

여기에서 워즈워드는 방금 서술한 어머니가 갖는 일종의 "몽상" 능력의 충격과 아름다움을 포착하고 있다. "몽상"은 어머니가 무의식적으로 아기의 고통 비워내기 또는 즐거움의 표현 또는 의사소통과 접촉하고, 만약 고요하고 사랑스러운 것이라면, 그것들과 만나고 맛볼 수 있기 위해, 혹은 만약 고통스럽고 증오스런 것이라면, 그것들을 조절해주고, 인식이 가능하고 감당될 수 있는 형태로 아기에게 되돌려줄 수 있는 마음의 상태에 대한 비온의 용어이다. 비온은 이 능력을 아기가 자신의 서로 다른 부분들과 그가 다른 사람들과 갖는 관계들을 알고, 중심에 모으고, 이해하는 능력에 본질적인 요소라고 생각했다.[3]

사물들을 바라보는 이 방식에 따르면, 어머니는 "담는 것"이 되고, 아기의 부분적 충동들과 정서들은 "담기는 것"이 된다

---

[3] Britton, R.(1998) "Wordsworth: the Loss of Presence and the Presence of Loss", in Belief and Imagination, London: Routledge를 보라. 투사와 내사의 과정들, 투사적 동일시와 내사적 동일시에 대한 짧은 설명을 위해서는, 이 책의 부록을 보라.

(1962b, p. 90). 담는 것/담기는 것 관계는 사고들을 생각하는 것에 대한 비온의 모델을 구성한다. 담는 것/담기는 것 관계는 삶의 극장의 무한한 유동성 안에서 반복적으로 재생되는, 인격의 구조화에 근본적으로 기여하는 정서적 경험의 처리과정을 나타낸다. 따라서 충동은 단순히 연기되고 재연되기보다는, 사고(thought)에 묶이게 될 수 있다. 처음에 어머니는 유아를 위하여 생각한다. 서서히 유아는 자신을 위해 그 기능을 수행하는 법을 배우고, 그 결과 나중에 어머니 혹은 부모는 그와 함께 생각할 수 있다.

이 과정은 「피터 팬」(1911)에서, 배리(J. M. Barrie)가 아기의 정신적 상태들을 이해하고 안아줄 수 있는 마음에 의해 그의 생각들이 "분류되는 것"에 대한 아기의 느낌을 서술한 글에서 잘 포착되고 있다.

달링 부인은 아이들의 마음에 대해 정리하면서, 처음에 피터가 무슨 생각을 하고 있었는지를 생각했다. 자신의 아이들이 잠든 후에 그들의 마음속을 살펴서 낮 동안에 흩어졌던 많은 물건들을 제 자리에 둠으로써, 다음날 아침을 준비하는 것은, 모든 좋은 어머니가 밤 동안에 하는 일이다. 만약 아이가 깨어 있을 수 있다면(물론 아이는 그럴 수 없다), 아이는 그의 어머니가 하는 것을 볼 것이고, 그녀를 바라보는 것이 매우 흥미롭다는 것을 발견할 것이다. 그것은 서랍들을 정리하는 것과 아주 비슷하다. 아이는 어머니가 무릎을 꿇고 앉아서 물건들에 대해 생각하면서, 도대체 아이가 이것을 어디에서 가져왔을지 궁금해 하고, 그것이 어떤 느낌인지를 알아보기 위해 마치 그것이 새끼 고양이라도 되는 것처럼 뺨에 대보고는, 서둘러 그것을 치우는 모습을 볼 수 있을 것이다. 아이가 아침에 잠에서 깰 때, 그는 그가 잠자리에 들 때 가지고 있던 버릇없음과 악한 열정들이 차곡차곡 개어져서 그의 마음 밑바닥에 놓여 있는 것을 발견할 것이다; 그리고 맨 위에는, 아이가 입을 수 있도록 준비된 더 예쁜 생각들이 아름답게 장식된 채로 펼쳐져 있을 것이다. [p. 12]

연결되어 있지 않고 혼동된 감각으로 가득한 내적 상태들은, 만약 그것들이 어떤 보통의 기본적인 방식에서 외적 경험에 일치한다면, 비로소 이해되고 생각될 수 있다(정서적으로 참여한다는 의미에서). 그때 느껴진 것은 그것이 충분히 자주 외부 세계에서 오는 그것에 대한 반응과 일치하는 것을 통해서 의미를 얻게 된다. 처음에 이 반응은 어머니 혹은 어머니 인물 쪽에서 온다. 그러한 일치는 위에서 서술된 유아 관찰에서 그리고 그림 퍼즐 사례에서 명백하게 드러난 바 있다. 핵심은 유아가, 생각하는 타자에 의해 의미 있는 것으로 만들어진 결과로서의 자신의 느낌을, 의미 있는 것으로 만들 수 있다는 것이다(1962a, p. 119).

그것이 음식이든, 주의이든, 혹은 함께 있어주는 사람이든, "배가 고픈" 고통스런 아기는 그 고통을 소통하기 위해 최선을 다할 것이다. 그는 분화되지 않은 고통의 표현 외에는 어떤 방식으로도 그것을 위치시킬 수 없다. 그는 운다. 그가 방금 젖을 먹었다는 사실과는 상관없이, 그의 직관적이고 분별력 있는 어머니는 아기가 너무 화가 나서 젖을 거부하기 전에 아기에게 젖가슴을 줄 것을 생각할 수 있을 것이다. 따라서 그녀는 아기의 신체적인 욕구에 응해줄 뿐만 아니라, 또한 정신적으로 아기에게 이해받는다는 경험을 준다. 만약 이것이 충분히 일관되게 일어난다면, 만족은 아기가 믿기 시작할 수 있는 친밀함의 행위들을 통해서 욕구에 응답해주기 위해 찾아올 것이다. 이러한 느낌의 상호성 안에는 아름다움과 진실성 모두에 대한 감각이 있다 (1962a, p. 119). 아기는 그의 직접적인 환경 안에, 즉 그의 어머니의 가슴과 마음 안에 기원을 갖고 있으면서도 그의 중추, 즉 자기의 다양한 부분들이 그의 존재의 중심의 일부로서 느껴지는 것이 서서히 내적 자기의 일부로서 통합되는 것을 경험한다. 그것은 신체의 부분들을 함께 담아주는 신체적 피부와도 같은, 일차적으로 정서적인 "정신적 피부" 안에 안겨지는 경험이다. 담아주는 존재에 의해 정신적으로 그리고 정서적으로 충분히 안겨지는 좋은 환경에서, 아기는 서서히 자신의 내적인 안아주는 능력을 갖고 있다는 감각을, 즉 계속되는 발달에 필수적인 선행조건인 통합의 경험을 이끌어낸다.

몽상을 위한 모성적 능력이라는 비온의 사고 안에는 정신적인 발달(인지)에 대한 이론과 인격(성격) 발달에 대한 이론 사이의 차이를 정의하는 일종의 성찰적인 자기-의식을 위한 기초를 형성하는, 특별한 종류의 무의식적 과정이 존재한다는 생각이 함축되어 있다. 이 무의식적 과정의 본질적인 요소들은 예이츠(Yeats)의 사고 안에 잘 포착되어 있다: "그것은 아직도 더 멀리 가야 한다: 영혼은 그 자신의 배신자, 그 자신의 구원자, 하나의 활동, 램프로 바뀐 거울이 되어야 한다"(1933).

"램프로 바뀐 거울"의 은유에 의해 환기되는 성찰적이고 변형적인 특질들은 마음에 대한 비온의 모델 안에 내재되어 있다. 그 은유는 외적 대상들의 단순한 반영자로서의 마음의 개념과, "그

---

4) Abrams, M. H.(1953) "Changing Metaphors of Mind", in The Mirror and the Lamp: Romantic Theory and the Critical Tradition, Oxford: OUP. 에이브럼스는 예이츠로부터 방금 인용된 구절들을 그의 저서의 題詞(epigraph)로서 사용한다.

것이 인식하는 대상에 기여하는 투사하는 자"로서의 마음의 개념 사이의 구분을, 또는 대비를 정의한다.4) "생각하는" 젖가슴이라는 아이디어 안에 담긴 것은, 우리가 보았듯이, 이 후자의 개념이다. 비온은 초기 유아발달에 대한 기존의 이론을, 어머니가 사랑하고, 양육하며, 양분을 제공하는 특질들뿐만 아니라, 경험을 의미 있는 것으로 만들어내는 데 사용할 수 있고, 정신을 형성하는 데 필요한 것들도 아이에게 제공하는 것으로 심화하고 확장했다; 사용할 수 있는 의미를 만들어낼 수 있고, 따라서 마음의 성장에 적극적으로 기여할 수 있는 것.

유아에 대한 어머니의 관계는 단순히 기분들과 충동들을 반영하는, 그래서 아기가 반영과정, 즉 타자-안의-자기를 인식하는 과정에 의해 자신을 알게 되는 관계가 아니라, 투사된 정서들과 함께 무언가를 하는 데 적극적으로 참여하는 역할을 하는 관계이다. 이 관계 안에서 발생하는 것은 아기가 본능적으로 의사소통한 것들과 비워낸 것들에 대한 무의식적 처리과정으로서, 그것은 정신적인 것과 신체적인 것, 자기와 타자가 거의 구별될 수 없는, 일종의 충동, 고통 그리고 욕망의 혼돈으로서 서술될 수 있는 것이다. 아직 의미가 없는 것인, 이러한 연결되지 않은 감각의 파편들은 비온이 감각 데이터들 혹은 감각 인상들(pp 6, 26)이라고 지칭한 것이다. 아기가 경험의 감각 데이터들을 그 자신의 성찰적인 마음으로 변형시키기 위해서는, 그의 어머니의 마음에 의한 적극적인 안아주기라는 일차적인 경험을 필요로 한다.

비온(1962b)은 아기의 정신적인 상태를 적극적으로 안아주는 이 과정에 "알파-기능"이라는 용어를 붙여주었는데, 이것은 어머니가 단순히 아기가 만들어낸 욕구들을 충족시키는 것과는 대조적으로, 정신적으로 아기에게 "봉사할 수 있는" 가장 초기의 무의식적 수단들을 명명하는 그의 방식이다(pp. 25-27). 그것은 아기 자신의 정서들에 모양과 형태를 빌려주는 종류의, 정신적 경험의 파편화된 측면들을 담아주는 것을 구성한다: 외부로부터 느낌을 부과하는 것도 아니고, 그것을 단지 반사하는 것도 아닌. 그 과정에 대한 다른 용어는, 알파-기능의 동의어인, "상징-형성"이다. 이 개념들은 약간의 명료화를 필요로 할 것이다. 퍼즐 맞추기 게임의 사례는 모양과 형태를 발견하는 아이의 능력을 촉진하는 반응과, 그것을 방해하는 반응 사이의 차이를 서술했다. 아이의 불안과 좌절의 뚜렷한 본성에 대한 어느 정도의 수용성은 마음의 혼란된 마음의 상태를 어느 정도는 다룰 수 있는 것으로, 즉 그가 그 경험의 본성을 이해할 수 있는 것으로 변형시키는 데 필수적인 것이다. 일단 그 경험이 이해되고 나면, 그것을 상징적으로 표현하는 것, 그것으로부터 배우는 것, 그리고 그것을 넘어 발전하는 것이 가능해진다. 달리 말하면, 인식이 가능한 상징적인 용어들 안에서(그것이 말이든, 놀이이든, 혹은 노래이든 간에) 모양과 형태를 발견하기 위한 선행 조건은 연결되지 않은 정서와 감각을 하나로 모으는 무의식적 과정이다—무의식적 상징-형성의 과정, 혹은 알파-기능의 과정. 이것은, 좋은 환경 안에서, 아기가 어머니로부터 서서히 획득하는 능력이다. 그것은 인생의 전 과정을 통해 계속해서 작동하는 무의식적 과정이며, 그러므로 생후 6개월 된 아기에게서 그런 것만큼이나 60세 된 성인에게서도 발견되는 것이다(13장을 보라).[5]

---

5) 그것은 Theseus가 Shakespeare의 한 여름밤의 꿈의 끝에 대해 성찰한 과정이다:

그리고 상상이 미지의 것들의 형태들을
구체화할 때, 시인의 펜은
그것들을 모양들로 바꾸고, 텅 빈 아무것도 아닌 것에게
거처할 곳과 이름을 준다. [V, i, 14-17]

* * *

  11세인 앤의 경우, 그러한 무의식적 과정은 그녀가 습관적으로 얼어붙고 소통적이지 못한 상태에서 벗어나 그녀의 생각들과 감정들의 일부를 그녀의 치료사에게 맡기는 위험을 감수하기 시작한 방식에서 추론될 수 있다. 그녀의 심리치료의 첫 회기에서 가져온 세부사항은 상징들을 형성하는 좀 더 친숙한 과정에 대한 이해와는 달리, "상징-형성"이라는 어려운 영역에 대한 더 깊은 통찰을 줄 수 있을 것이다. 앤은 아동 성 학대의 심각한 피해자였고, 그 결과, 비록 바쁘지만, 지지해주는 가족에 입양되었다. 그녀는 깊이 불행했고, 심한 혼동을 겪었다. 그녀의 양부모들의 주된 염려들은 그녀의 강박적인 자위, 자신의 머리카락을 뽑는 행동, 모든 형태의 친밀성에 저항하는 것 등이었다. 그녀는 의심이 많았고, 도발적이었으며, 말이 없고, 배우는 능력이 없어보였다. 그들은 절박한 심정으로 그녀를 지역의 아동 가족상담 서비스에 의뢰했다. 그녀에 대한 세 차례의 평가 회기들은 긴 여름휴가 직전에 있었고, 그녀는 여름휴가 이후에 정기적인 치료를 시작하기로 되어 있었다. 그 평가는 앤의 극도의 저항으로 특징지어졌다: 심각한 불신과 함께, 그녀는 치료자가 하는 말을 말없는 무시나 경멸 또는 거절로 대했다. 그녀의 치료사는 자신이 부적절하고 혐오스런 사람으로 취급되는 것을 느꼈다. 그녀는 그러한 얼음 같고, 말없이 가학적이며, 무감각한 아이에 대한 자신의 싫은 느낌으로 인해 죄책감과 힘들게 싸웠다. 그러나 마지막 만남에서, 작은 해빙이 발생했다. 앤은 찰흙으로 꽤 정성스레 몇 개의 형상들을 만들었고, 그녀의 치료사는 그들이 다시 만날 때까지 그것들을 플라스틱 용기 안에 담아 앤의 장난감상자 안에 잘 보관해주었다.

앤은 9월에 치료에 돌아왔고, 놀라움과 기쁨으로 자신이 만든 형상들이 온전히 보존되어 있는 것을 발견했다. 그녀는 그녀 자신이 마음속에 간직되어 있었음을 인식하면서, 순간적으로 미소를 지었다. 보통과는 달리, 그녀는 그림을 그리기 시작했고, 그녀가 그렇게 하는 동안 그녀의 치료사는 자신이 앤을 향한 따스한 감정을 경험하고 있다는 것을, 즉 그토록 차갑고 고통스러웠던 평가 회기들의 분위기가 변화된 것을 알아차렸다. 그녀는 앤이 그린 것들에 대해 물어보았다. 앤은 어깨를 으쓱하고는, 처음으로 적절한 미소를 지었다. 잠시 후 그녀는 자신이 그림을 잘 그리는 아이가 아니고, 학교에서는 더 잘 그린 적이 있다고 용기 내어 말했다. 그녀는 손을 사용해서 꽃병처럼 보이는 것을 묘사했다. 다시 몸짓으로, 그녀는 병의 입술과 손잡이로 보이는 것을 덧붙였다. "오, 너는 물병을 만들었구나," 그녀의 치료사가 말했다. 앤은 "네, 그러나 나는 저것들 중의 하나에 붙여 만들지 않았고(다시 몸짓을 사용해서), 내 혼자서 만들었어요." "그래서 너는 바퀴를 사용하지 않았니?" "아니요, 그러나 그것은 안에서 깨졌어요"(또 다른 몸짓). "그것이 가마솥 안에서 폭발했던 거야? 그녀는 고개를 끄덕였고, 그녀의 피겨들로 되돌아가서 그것들을 극도의 정확성을 갖고서 처형하기 시작했다.

앤은 산발적이거나 학대적인 방식이 아닌, 진정되게 일관되거나 사려 깊은 방식으로 누군가의 마음속에 간직되는 경험을 가진 적이 거의 없었다. 그녀가 만든 것을 그리고 그녀에게 중요한 것을 그녀의 치료사가 보존해준(기억하고 생각해준) 사실을 발견한 것은 그녀에게 엄청난 충격을 주었다. 그러한 깨달음(이 점에서 그녀의 최초의 제대로 된 치료 회기)이 그녀로 하여금 시험적인 의사소통적 발걸음을 내딛게 했다고 말할 수 있을 것이다. 안전한 장소/마음이라고 느껴지기 시작한 상황에서, 그녀가 만들려고 시도했다가 실패한 물건은 가마솥 안에서 폭발했던 물병—담는 그릇—으로 드러났다. 앤은 "손잡이" 또는 "입술"이라는 구체적인 단어를 찾을 수가 없었다. 그녀는 단지 몸짓으로 그것을 표현했고 이해되기를 바랐으며, 그녀의 치료사는 그것을 이해해주었다. 그녀는 앤의 몸짓들에 목소리(입술)를 주었고, 그 문제에 대한 "손잡이"를 제공함으로써, 그 몸짓들을 명료화해주었다. 그녀는 사실상, 물병/손잡이/입술/바퀴/가마 등이 나타내는, 앤이 성취한 측면들을 소통하려는 노력들에게 일종의 "상징들"을 제공해주었다.

앤의 불행하고 깨진 삶에도 불구하고, 그녀는 그녀의 고통을 견뎌주고 그녀를 마음에 간직해주는 치료사의 능력에 의존할 수 있었다. 그 결과로서, 그녀는 그녀 자신의 경험의 의미에 참여하기 시작할 수 있게 되었다. 전문적인 언어로, 우리는 치료사가 상징-형성을 통해 앤의 경험의 아직-생각할 수 없는 측면들, 의미 없는 조각들과 부분들(비온이 "베타-요소들"이라 부른 것)을 끌어 모아서 좀 더 의미 있는 조각들과 부분들(알파-요소들)로 만들어줄 수 있었다. 그때 그것들은 꿈꾸기, 놀이하기, 이름 붙여주기—물병, 바퀴, 가마솥—등에서 발견되는 종류의 보다 두드러지게 상징적인 형태의 표현들로 변형될 수 있었다. 치료와 치료사의 정신적 및 정서적 능력들을 담아주는 구조가 앤의 파편화된 생각들과 충동들을 위한 "구체적인 거처와 이름"을 제공했다(A Midsummer Night's Dream, V, i, 1.7). 그녀는 감정들에 말이 주어지는 과정이 지닌 응집력을 경험할 수 있었다. 그녀는 그 과정이 지닌 창조적이고, 실제로 변형을 가져다주는 효과를 구체적으로 느낄 수 있었다.

무의식과 창조적 과정의 고갈되지 않는 본성에 대해 서술하면서, 한나 시걸(Hanna Segal, 1994)은 사실상 앤과 그녀의 치료

사 사이에서 일어난 것에 대한 서술을 제공한다. 시걸은 다음과 같이 말한다:

> 사물에게 이름, 라벨, 손잡이를 주고; 그것을 익명성으로부터 구출하고, 이름 없음의 장소로부터 그것을 꺼내주는 것, 간략히 말해서, 그것이 무엇인지를 밝혀주는 것, 그것이 바로 말해진 것을 존재하는 것으로 데려오는 방식이다.[6]
> [p. 63]

앤의 초기 삶의 개별적인 세부사항들은 떨어뜨려지거나 방치된 경험들이 위로의 원천들을 필사적으로 추구하는 행동 속에 자리 잡고 있는, 입양되거나 시설에서 자란 수많은 아이들의 이야기들을 반향할 것이다. 하지만 그녀의 어려움들에도 불구하고, 앤은 희망을 유지하는 능력을 가졌던 것으로 보인다. 앤은 그녀의 치료사에게서 과거의 수많은 돌보는 이들과는 달리, 얼마동안 사용할 수 있었을 뿐만 아니라, 여름휴가가 지난 후에도 실제로 여전히 거기에 있어준 누군가를 발견했다. 치료사는 신체적으로 뿐만 아니라, 정신적으로 그리고 정서적으로 거기에 있었다. 그녀는 앤이 당시에는 격렬하게 평가절하했던("그것들은 정말 아무 것도 아닌 쓰레기일 뿐이에요") 최초의 창조적인 시도들을 가치 있는 것으로 여겨주었고, 기억했고, 보존했다. 그렇게 해서 치료사는 안전한 의존 관계의 시작들을 확립했다. 물병과 가마솥에 대한 앤의 불분명한 "이야기"에서 출현한 의미는 그녀의 감각적이고 자기-훼손적인 행동으로의 방어적인 후퇴들 뒤

---

[6] Segal, H.(1994) "Salman Rushdie and the sea of stories: A not-so-simple fable about creativity", International Journal of Psychoanalysis, 75: 611-618; repr. Steiner, J.(ed. 1997) Psychoanalysis, Literature and War, London: Routledge.

에, 수용해주는 다른 사람의 마음 안에서, 아무리 파국적인 것이라도 그녀의 경험에 대해 "생각"하고 그럼으로써 그것으로부터 배울 수 있는 잠재적 능력이 남아 있다는 것을 보여주었다. 앤에게 그런 경험은 지금까지 너무 고통스러운 것이어서 그것을 의미 있는 것으로 만드는 것이 불가능했었다.

세상-안에 있는-자신을 의미 있는 것으로 만들어주는 잠재력인 상징-형성, 혹은 알파-기능이 일어날 수 있는 마음의 상태, 즉 아기, 아이, 혹은 성인 안에서 시작되는 무의식적인 수용 능력은 변화무쌍할 수밖에 없다. 자신을 아는 기회, 그래서 자신으로서 발달하는 기회는 위조된 것이 아닌, 정직한 자기-지식 안에 그리고 내면 세계들에 대한 느낌 안에 기초한, 수용성과 반응성의 질을 가진 존재를 사용할 수 있는 가능성을 요구한다. 그럴 때, "알아야 할" 필요보다는 이해하려는 욕망에 기초한, 세상에 대한 견해가 발달할 수 있다. (비온은 "걷는 사람이 되는 것"과 "걷는 법을 배우는 것"을 구별하는데, 이것은 자기의 능력들의 확대와, 그것과 대조되는 지식의 저장 사이의 구별을 말한다; 7장을 보라.) 경험은 그 경험으로부터 배우는 것이 가능할 때 성장으로 변형된다. 이 과정은 "진실에의 추구를 다양한 정도로 방해하는 신화와 거짓말의 미묘한 증식"(Harris, 1981, p. 322)과는 달리, 담는 것과 담기는 것 사이의 상호작용의 특질에, 즉 그 작용의 성실성과 상호성에 의존해 있다.

이러한 상호적으로 일치하는 관계가 유아의 정신적인 행복에 어떤 의미를 갖는지를 표현하는 하나의 비유적인 방식은, 그 유아가 지각적이고 변형적인 젖가슴에 접근할 수 있어야 한다는 것이다. 그러한 관계가 항상 가능해야 한다는 것은 아니지만, 아동이 신체의 부재이든 마음의 부재이든, 부재들을 "통과해서 성장"할 수 있기 위해서는 그러한 관계를 충분한 시간동안 이용할 수 있어야만 한다. 해리스는 "아동의 마음이 세상 안에서의 자신의 경험들을 내사하는 것을 통해서 성장하며, 그 내사는 필요하고 가치 있는 대상들이 부재할 때, 그것들과의 관계들을 내적으로 보유하기 위해서 생각하도록 밀어 붙인다"고 말한다(p. 322).

만약 어머니가 아기가 겪는 고통의 원천과, 소통된 필요를 충분히 자주 적절히 해석한다면, 아기는 신체적인 불편의 해소뿐만 아니라 이해받는 경험을 가질 것이다. 대부분의 어머니들은 단순히 그들이 아이에 대해 느끼는 사랑 덕택에, 아기가 가진 필요들과 소통들에 대해 보통 수준의 무의식적 조율능력을 갖고 있다. 위니캇의 "충분히 좋은 어머니" 개념은 정확히 이런 의미를 갖고 있다. 더 나아가, 좋은 어머니는 그녀의 증오와 공격적인 감정들을 부인하는 사람이 아니라, 그것들에 대해 알고 있고, 그것들을 견딜 수 있는 사람이다.[7]

대조적으로, 아기가 무엇이 잘못되었는지를 방어적으로 "알고 있고," 배고파서 우는 소리를 "아기가 기저귀가 젖었다"고 생각하거나, 공포의 울음을 "아기가 피곤하다"로 생각하는 어머니를 둔 아기는, 만약 적극적으로 오해받는 이런 일이 너무 많이 일어난다면, 이해에 적대적인 어머니를 경험할 것이고, 겁에 질린 자기를 안으로 들일 것이다. 그리고 그 자기는 공동-감각(common sense)을 갖고 있지 못하고, 생생한 욕구와 주어진 반응 사이의 일치경험이 없기 때문에, 아마도, 의미가 제거된 자기일 것이다.[8]

---

[7] Parker, R.(1995) op. cit.
[8] 비온(1962a)은 "공동-감각"이라는 개념을 매우 특정한 방식으로 사용했다. 그것은 자기의 통합에 기초한, 그리고 시각, 청각, 촉각 등과 같은 다른 감각들로부터 유래된 자료들에 기초해 있거나 달려 있는, 자기의 서로 다른 측면들 사이의 균형에 토대한 세상에 대한 통합된 견해를 서술한다. 그는 진실의 의미를 인간 혹은 관계에 대한 서로 다른 정서적 견해들의 결합에 기초해 있는 것으로 보았다(p. 119).

그러한 아기는 자기 자신을 알고 수용하는 데 더 큰 어려움을 가질 것이고, 요구되는 것으로 보이는 것에 순응하려고 시도하거나, "그는 돌보기 어려운 아기야, 그 애 때문에 죽겠어"라는 투사된 그림을 거절하려고 시도할 것이다(4장을 보라).

경험들이 의미 있는 것이 되는 것은, 그것들이 정서적 진정성에 의해 지지받기 때문이다. 그때 그것들은 그것들에서 무언가를 배울 수 있는 것들이 된다. 의미 있는 것으로 느껴지지 않는 경험들은 성장을 촉진하기보다는 가로막기 때문에, 인격 안에서 인위적으로 조정되거나(위니캇의 "거짓-자기"의 뿌리들), 다른 곳으로 배출되어야만 한다. 경험이 발달을 촉진하는 것인지 아닌지의 문제는, 가장 초기 단계로부터 아이와 어머니 사이의 복잡한 의사소통 안에서 발생하는 상호작용의 특징에 달려 있다—아기의 고유한 능력들과 짝을 이루는 어머니 자신의 고유한 능력들.

이 장의 주된 목적은 어머니와 유아 사이의 가장 초기의 의사소통들이 가진 미묘성과 복잡성의 일부를, 특히 개별적으로 생각하는 능력을 촉진시키고 아이의 확신, 자발성 그리고 관심을 증가시키는 것들의 일부를 전달하는 것이다, 만약 이러한 초기 유아기 관계들의 특질이 충분히 좋고 진실한 것이라면, 이후의 관계들과 경험으로부터 배우는 양태들에 대한 원형이 확립될 뿐만 아니라, 추후의 발달을 위한 기초로서의 자기와 타인 사이의 신실성과 신뢰의 능력이 생겨날 것이다.

제4장
유아기: 고통에 대한 방어들

"빈번하다는 사실 안에 놓여있는 비극의 요소는 아직 인류의 조악한 정서 안으로 들어오지 않았다; 아마도 우리가 가진 틀들은 그것을 오래 견딜 수 없을 것이다. 만약 우리가 예리한 시각과 모든 보통의 인간 삶에 대한 느낌을 가졌다면, 그것은 마치 풀이 자라는 것과 다람쥐의 심장이 뛰는 것을 듣는 것과 같을 것이고, 우리는 침묵의 다른 편에 놓여있는 포효소리에 의해 죽을 것이다.

George Eliot

앞 장에서 우리는, 아기가 담아주는 존재에 의해 정신적으로 그리고 정서적으로 충분히 안김을 받을 때, 내적인 안아주는 능력의 감각, 통합의 경험, 중심을 갖는 경험을 발달시킨다는 사실을 살펴보았다. 그러나 많은 아기들은 그들의 격정들과 폭풍들, 열정들과 즐거움들을 파악할 수 있고 그것에 따라 반응할 수 있는 어머니들의 마음 안에서 스스로를 발견하는 기회를 갖지 못한다. 많은 어머니들에게 있어서, 출산은 기쁨을 불러일으키지만 또한 예상하지 못한 어려움들도 발생시키기 때문이다. 그들 자신의 정서적 삶은 우울증, 상실, 양가감정이나 혼동 같은, 친숙하지 않은 감정들에 의해 그늘지게 된다. 새로운 생명의 생존 자체에 대한 그들의 책임은 무거운 짐이 될 수 있고, 그들이 겪는 신체적 및 심리적 동요는 발견으로 느껴지기보다는 부담으로 느껴질 수 있다. 유아는 그가 추구하는 공명과 상호성을 드물게만 발견할 수 있고, 어머니와 신체적으로 함께 있음에도 불구하고, 매우 초기부터 정서적인 부재의 충격과 씨름해야 할 수도 있다.

어떤 종류의 해로운 경험들도, 목재 안의 갈라진 금들이 가뭄 기간에 대한 증거를 남기듯이(Meltzer의 은유를 사용하자면, 1988, pp. 25-26), 인격 안에 표시를 남길 것이다. 나무는 계속해서 자라고 아마도 무성해지겠지만, 그것의 중심은 이미 영향을 받았다. 이와 마찬가지로 자라는 아이의 내적인 삶도 정서적인 가뭄의 기간들에 대한 표시를 갖고 있다. 고통의 경험에 대한 방어적인 수단들이 가장 초기부터 채택되어야 할 수 있는데, 그것들은 잠재적으로 압도적일 수 있다고 느껴지는 해체의 공포를 경험하지 않도록 상처입기 쉬운 자기를 보호하는 데 사용되는 것들이다.

예컨대, 방금 젖을 먹었는데도 불안해하고 고통스러워하는 아기 때문에 마음이 산만하거나 우울하거나 당황한 어머니는 아기의 기저귀를 갈아야 한다거나, 아기가 졸음이 오기 때문이라고 결정할 수 있다. 이 어머니는 아기의 의사소통의 질과 접촉하는 데 어려움을 가질 수 있고, 또한 아마도 "존재하기"보다는 "행동하기"를 선호할 수 있다. 이 아기는 이해받지 못하는 경험을 할 것인데, 만약 그런 일이 너무 빈번하다면, 아기는 조사할 수 있고, 그럼으로 해서 자신 내부에 갖고 있는 배고픔의 경험과 바깥에서 일어나고 있는 것처럼 보이는 것 사이의 관계에 대한 느낌을 조직하고 통합하는 능력을 발달시키는 데 어려움을 겪을 것이다. 이해하는 것에 적대적인 것으로 느껴지는 어떤 것과의 관계 안에서 박해적인 느낌이 발생한다. 그러한 환경들에서 아기는 내적인 및 외적인 경험들 사이에 일관성이 있다는 느낌을 갖지 못할 뿐만 아니라, 유해한 부조화 상태에 종속되게 되는데, 그때 그는 정신적인 생존을 위한 그의 연약한 노력들을 강화하기 위해 대안적인 힘의 원천들을 찾을 수밖에 없다.

 어떤 이유로든 아기에 의해 사용될 수 없고 아기의 의사소통에 반응적일 수 없는 어머니 편에서의 일차적인 담기의 부재를 경험하는 것은 정상적인 발달의 일부이다. 여러 요인들이 어머니가 아기의 임시적인 혹은 폭군적인 정서적 신호들을 이해할 수 있는지 아닌지에 영향을 미칠 것이다. 외적으로, 어머니 자신이 지지받지 못하고, 우울하며, 주변의 염려들에 의해 압력을 받고 있고, 난산으로 인한 외상을 입었을 수도 있다. 혹은, 내적으로, 그녀는 그녀의 삶에서의 아기의 역할에 대한 그리고 과거와 미래의 인물들과 아기의 관계에 대한 그녀 자신의 사적인 희망들과 공포들에 의해 특별히 영향을 받았을 수도 있다. 그녀는 얼마동안은 정서적으로 현존해줄 수 있지만, 일관성의 부재 때문에 아기를 당혹스럽게 만들고 혼동시킬 수 있다.[1] 너무 많은 정서적 부재는 안전하지 않은 혹은 "새는 구멍이 있는" 담기로 느껴진다. 우리가 나중에 심하게 파편화된 마음의 상태들에 대한 설명들로부터 추론한 것에 따르면, 그런 순간에 아기는 글자 그대로 자신이 산산조각난다고 느낀다는 것을 알 수 있다. 아기는 자신의 느낌들이 받아들여지지 않고, 이해받지 못하는, 혹은 그것들을 둘 곳이 없는, 즉 그의 정서적인 자기를 안아줄 "정신적인" 피부가 결여되는 경험에 직면해서, 일시적인 부재나 역경을

---

[1] 이것은 위니캇이 특별히 관심을 가졌던 어머니 역할의 측면이었다(The Maturational Processes and the Facilitating Environment, London: Hogarth, 1972, p. 183).

견디도록 돕는 책략들에 의존할 수 있다.

우리가 보았듯이, 유아는 즉각적으로 고통스런 경험을 다른 곳으로 밀어내는 것을 통해서, 즉 투사하는 것을 통해서 제거하고자 한다. 울기, 방귀 뀌기, 배변하기, 오줌 싸기, 토하기 등은 불편한 느낌을 신체적으로 뿐만 아니라 정서적으로 쫓아내려는 충동에 따른 시도들일 수 있다. 호의적인 상황일 경우, 이것은 젖가슴, 혹은 "생각하는 젖가슴"이 존재하는 상황에서 일어날 것이고, 이 생각하는 젖가슴은 고통을 정서적으로 소화해내고, 따라서 경험의 원천과 그것의 영향의 본질을 이해한다는 의미에서 경험을 의미 있게 만드는 능력을 갖고 있을 것이다. 이러한 경험에는 정서들을 다른 곳으로, 즉 어떤 것(다른 사람) 안으로 밀어 넣거나 두는 것 그리고 또한 그것들을 자기(self) 안으로 다시 가져오는 것이 가능하다는 느낌이 내재되어 있다. 달리 말해서, 이것은 내면, 또는 내적 공간의 존재에 대한 3차원적인 경험이다.

담아주는 존재가 부재할 때, 개인은, 삶의 어떤 지점에서든지, 그가 끌어 모을 수 있는 최대의 통합의 느낌을 보유하는 데 도움이 되는, 다수의 방어적 기제들에 의존할 것이다. 이 기제들은 유아기에 탐지될 수 있고, 삶의 주기의 다양한 단계들에 걸쳐서 작용한다. 그것들은 불안을 완화하고 일종의 평정상태를 유지, 또는 복구하기 위해 단기간 동안 또는 즉시 이용할 수 있는 수단들로서 불가피하게 사용될 것이다. 그러나 만약 그것들이 너무 자주 혹은 너무 오랜 기간 사용된다면, 그것들은 일시적인 쉼터로서 기능하기보다는, 성격의 측면들로서 "구조화될" 것이다.

중심적인 질문은 강력한 정서들이 견딜 수 있는 것으로 느껴지는가이다; 아이가 강렬한 사랑이나 증오, 만족이나 버림받음이라는 정신적 상태들에 참여하고, 견디고, 처리하고, 소화할 수 있다고 느끼는지; 어머니와 아이 사이에 감정들을 위한 통로로서 느껴지는 진정한 연결이 확립될 수 있는지.

만약 정서들이 견딜 수 있는 것으로 느껴지지 않는다면, 그 결과는 심각하다:

> 만약 유아와 젖가슴 사이의 관계가 유아로 하여금, 이를테면, 자신이 죽어가고 있다는 감정을 어머니 안으로 투사하고, 그 감정이 젖가슴 안에 머무는 동안 어머니가 그것을 유아의 정신이 견딜 수 있는 것으로 만든 후에, 유아가 다시금 그것을 내사하도록 허용한다면, 정상적인 발달이 뒤따를 것이다. 그러나 만약 유아가 투사한 것이 어머니에 의해 받아들여지지 않는다면, 유아는 자신이 죽어가고 있다는 감정이 갖고 있는 의미가 제거된다고 느낄 것이다. 그 결과 유아는 견딜 수 있는 것으로 만들어진 죽음의 공포가 아니라, 이름 없는 공포를 내사할 수밖에 없게 된다 ...
> 초보적인 의식은 그것에 부과되는 짐을 감당할 수 없다. 투사적-동일시를 사용해서-거절하는 대상을 내면에 확립한다는 것은 이해하는 대상 대신에 유아가 제멋대로 오해하는 대상—그가 동일시한—을 갖는다는 것을 의미한다. 뿐만 아니라 유아의 정신은 조숙하고 연약한 특질을 갖게 된다. [비온, 1962a, pp. 116-117]

"이름 없는 공포"(1962b, p. 96)라는 표현은 아기가 그의 고통을 투사할 수 있는 마음을 사용할 수 없었을 뿐만 아니라, 이런 사실을 발견하는 것과, 그로 인해 자신의 감정의 무게가 더해진다는 사실 모두에 의해 무섭게 증가되는 고통을 겪게 되는 것을 가리킨다. 왜냐하면 그의 고통을 덜어주어야 할 일차적인 존재가 오히려 그 고통을 적극적으로 증가시키고 있기 때문이다. "이름 없는 공포"라는 용어는 그러한 경험의 본질을 잘 포착하고 있다: 그 경험은 심지어 부정적으로라도, 그것을 의미 있게 만들 수 있는 종류의 이름붙일 수 있는 모양이나 형태를 갖고 있지 않다. 그 용어는 의미를 확립하는 데 필요한 갓 태어난 능력이 역전됨으로 인해(비온이 "알파-기능의 역전"이라고 부르는 과정, 1962b, p. 25), 의미의 모든 흔적이 상실되는 것을 서술한다. 거기에는 사고 혹은 감정의 어떠한 일치(correspondence)도 발견될 수 없다. 예컨대, 죽음의 공포와 같은 끔찍스런 경험조차도 그것을 좀 더 견딜 수 있는 것으로 만들어주는 공명(共鳴)이 제거되어 있다. 브릿튼(Ronald Britton)은 마음의 그런 상태를 "정신적인 몰이상향(atopia)"이라고 서술한다.[2]

정신적 고통이 안겨지지 않고 그럼으로 해서 견딜 수 없는 것으로 느껴질 때, 폐쇄되고 굳어진 정서적 고립상태 안으로의 철수가 발생할 수 있다. 필요한 현존(presence)의 "상실"이 (신체적으로나 정신적으로) 자기의 정서적 생존에 외상적이라고 느낀 아기 또는 아이는 그 어떤 것도 안으로 들어오도록 허용하지 못하고, 마음속 깊은 데로 철수하거나 경계선 상태로 물러날 수 있다, 어떤 경우들에는 아이가, 예컨대 섭식장애에서 볼 수 있듯이, 부분적이든 혹은 규제된 것이든, 무언가를 안으로 들이는 것을 문자적으로 거부할 수 있다―심지어 유아기에서조차. 그러한 거부는 윌리엄스(Gianna Williams, 1997)가 "볼록한 담는 것"으로 서술한, 즉 아기의 투사물을 받아들이기보다는 오히려 아기 안으로 투사물을 쏟아 붓는 것에 대한 일반적인 반응이다.[3] 그런 상황에 대한 반응으로, 아이는 어머니의 마음의

---

[2] Britton, R. Belief and Imagination, London: Routledge(1998) Ch. 4 "Subjectivity, Objectivity and Triangular Space".

거부하는 표면을 두드리면서, 정신적으로 그리고 나중에는 아마도 신체적으로, 훨씬 더 강요적으로 투사를 시도할 수 있다—때로는 분노를 참을 수 없는 어머니가 아기 안으로 "그것을 다시 밀어 넣으려고" 시도할 때, 아기가 신체적으로 얻어맞게 되는 비극적인 결과와 함께.

박탈을 겪은 절박한 아이는, 그가 포기하거나 항복하지 않는 한, 견딜 수 없는 정서적 경험들을 다루기 위해 절박한 시도들을 할 수밖에 없다. 이것들이 압도하는 고통과 불안에 대한 원시적이고 극단적인 정신적 방어들을 구성한다. 일상생활의 일반적인 고통과 불안이 다룰 수 없는 것으로 느껴지지 않는 한, 방어적 수단들은 상처에 바르는 필수적이고 적절한 향유를 제공하는 것으로 관찰될 것이다. 이러한 방어들이 인격에 지속적인 영향을 미치는 것은 오직 그것들이 너무 오랫동안 사용될 때뿐이다.

빅(Esther Bick)은 투사와 내사의 3차원적인 세계보다 앞선, 더 원시적인 2차원적 혹은 심지어 1차원적 기능의 양태가 존재한다고 보았다. 이것은 정신적 담기 경험이 너무 일찍부터 결여됨으로 인해 외적 및 내적인 안아주는 능력이 거의 존재하지 않는 것으로 느껴질 때 사용되는 방어체계이다. 아기는 그의 인격의 초보적인 부분들이 어떻게든 응집적인 것으로 만들어질 수 있다는 느낌을 만들어내려는 시도를 통해서, 그의 신체를 둘러싼 신체적 피부의 심리적 등가물을 형성하고자 할 것이다. 일종의 담

---

3) International Journal of Psycho-Analysis, 78(5): 927-941. Internal Landscapes and Foreign Bodies에서 윌리암스(Williams 1997)는 부재와 상실의 초기의 경험들이 "다른 사람을 소중한 존재가 되도록 허용하는 것에 대한 방어적인 두려움"을 일으키는 방식을 탐구한다. 위니캇(Winnicott 1948)은 특히 Collected Papers: through paediatrics to psychoanalysis, London: Tavistock,(1958)에서 "우울에 대한 어머니의 조직된 방어에 대한 보상"에서, 어머니의 마음의 상태가 아기에게 미치는 영향을 논의한다.

아주는 피부-등가물—빅이 "이차적-피부"라고 부른 것—을 만들어내려는 시도들이 계속해서 관찰될 수 있다. 유아가 그런 방어적 구조를 만들어내려고 시도하는 데는 많은 방식들이 있지만, 그것들은 모두 뚜렷이 "달라붙는" 혹은 점착적인 특질을 갖고 있다: 예컨대, 시각적이든(예컨대, 전구); 청각적이든(가능한 반복되는 소리); 촉각적이든(옷이 입혀지는, 혹은 표면과 접촉하는 경험); 근육적인 것이든(신체 부분들의 긴장, 혹은 조이기와 느슨하게 하기); 혹은 반복 움직임이든(토닥이기, 핥기, 만지작거리기), 감각 대상에 주의를 고착시키는 특질. 이러한 아기들은, 마치 그들이 어느 순간에라도 떨어뜨려져서 산산조각날 수 있다는 느낌에 의해 위협받고 있기라도 하듯이, 스스로를 안아주려고 시도하고 있는 것처럼 보인다. 이후의 삶에서, 글자 그대로 "단추를 채우고 있는," 또는 왔다 갔다 하는, 말하기를 멈추지 않는(수다스런) 경향성 등은 비슷한 기능을 할 수 있다. "이차적-피부" 현상은 원시적 전능성의 한 형태를 구성하고, 일차적 생존 기능에 봉사하는 것으로 보인다.

다음의 사례는 시각적인 감각 자극에 매달리는 것에 의해 제공되는 생존 기제를 예시해 준다:

> 어머니가 아기와 함께 도착한 순간, 관찰자는 어머니가 피곤하고 우울해 보인다는 것을 알아차렸다. 어머니는 침침한 겨울 오후에 대해, 그리고 그녀의 아기와 함께 고립되어 있다는 느낌에 대해 말했다. 이후의 관찰에서, 아기가 목욕을 하고 젖을 먹은 후에, 어머니는 아기를 부엌으로 데려왔고 탁자 위에 있는 아기 의자에 앉혔다. 이 시점에서, 남편이 직장에서 돌아왔고, 관찰자와 인사를 나누고는 곧바로 직장에서 있었던 사건에 대해 아내에게 이야기하

기 시작했다. 아기는 자신이 잊혀지게 되자 점점 더 큰 소리로 요구하는 소리들을 내기 시작했다. 이것을 알아차린 어머니는 아기에게 가서 잠깐 동안 아기를 들어 올린 다음, 그녀의 의자에 그녀를 다시 앉혔다. 어머니는 마찬가지로 그녀의 주의를 원하고 있던 남편에게로 다시 주의를 돌렸다. 아기는 분명히 고통스러워하면서 몸을 웅크리고 꿈틀거렸으며, 위를 바라보았는데, 거기에서 빛을 보고는 그것을 응시했다. 아기의 얼굴표정과 몸은 이완되었고, 짧게 목소리를 내면서, 빛을 향해 미소를 지었다. 아기가 무엇 때문에 조용해졌는지를 보려고 아기를 돌아본 어머니의 얼굴표정은 고통스러워 보였고 심지어 상처받은 것 같았다. 그녀는 마치 무엇인가 잘못되었다고 느끼기라도 하듯이, 그리고 자신이 참을성이 부족해서 아기를 이런 행동으로 몰아넣었다고 걱정하기라도 하듯이, 아기가 어째서 빛을 응시하고 있는지 궁금해 했다, [Symington, J., 1985, p. 482]

우리는 위의 글에서 아기가 필요로 하는 통합의 느낌을 위한 초점이 부재한 상황에서, 일시적인 위안과 응집의 원천을 탄력성 있고 적절하게 찾는 보통의 방식들을 관찰할 수 있다. 하지만, 만약 아기들이 너무 오랜 시간동안 그들 자신들의 기제들에 의존해야 한다면, 이차적-피부 안에서 사는 것은 필수적인 것으로 느껴지고 습관이 될 수 있다. 이러한 종류의 껍질은 정신적인 해체와 공황의 느낌으로부터 아기를 보호할 수 있지만, 그것은 또한 외부 세계로부터 아기를 단절시킨다. 비온은 이러한 형태의 정신적 방어를 지칭하기 위해 "외-골격"이라는 용어를 만들어냈는데, 이것은 내재화된 담는 기능들에 대한 신뢰할 수 있는 의존에서 발달해 나오는 종류의 내-골격 구조가 부재한 상황에서 형성되는 것이다. "이차적-피부"는 유사-독립을 구성할 수 있다; 마치 개인이 실제로는 아닐지라도, 정말로 정신적으로 자율적인 것처럼 행동하지만, 그는 계속적으로 존재하는 것을 위해 본질적인 것으로 느껴지는 방식으로 항상 자신을 어떤 표면에 붙여놓으려고 추구한다. 죠지 엘리엇(George Eliot)은 그런 인격에 대한 이미지를 제공한다: 그녀는 아담 비드(Adam Bede)에서 헤티(Hetty)를 담쟁이 식물 중의 하나로서 서술하는데, 바위나 벽의 틈새에 얕은 뿌리를 내리고 살고 있는 그 식물은 그곳에서 뽑혀져서 장식용 화분에 옮겨놓기만 해도, 즉시 스스로를 부착시키고 "악조건에서도 꽃을 피울 수 있다."[4)]

성인 환자인 펄스 양은 치료 회기들에서 자신의 정서적 상태들을 종종 "빅(Bick)이 사용한 것과 같은" 언어로 서술하곤 했다. 그녀는 매우 정확하게 "산산조각 나고," "해체되며," "액화되고," "구멍들로 떨어지며," "엎질러지는" 느낌에 대해 이야기했다. 특히 주말이나 휴일 동안에, 그녀는 그 어떤 것도 마음속에 담을 수 없다는 느낌에 대해 말했다. 한 번은 그녀가 자신이 할 수 있는 최선의 것은 그녀의 "심리적 근육"을 사용하려고 시도하는 것이었다고 말했는데, 그 근육은 바로 그녀의 마음을 의미하는 것으로 드러났다.

이 젊은 여성은 아이 시절에 끔찍스런 고통을 겪었다. 그녀는 폭력적이고 사랑이 없는 가정에서 자라났고, 일찍부터 문제들이 시작되었다. 그녀가 생후 4개월이었을 때, 그녀의 어머니는 자신

---

4) Adam Bede, Ch. 15, p. 199. 에스더 빅의 사고의 이 측면은 헬레네 도이치(Helene Deutsch 1934)에 의해 서술된 "마치 인양" 인격이라는 개념과, 그리고 위니캇(Winnicott 1958)에 의해 광범위하게 논의된 "거짓 자기" 개념과 매우 유사하다.

이 다시 임신한 것을 발견하고는 갑자기 아기에게 젖먹이기를 중단했다. 어머니는 자신에게 "둘을 위한 공간은 없다"고 분명히 말했다—그녀 자신 혹은 그녀의 아기를 위한 정신적 혹은 정서적 공간의 부재에 대한 그녀의 느낌을 놀라울 정도로 정확하게 진술한 말. 그녀는 아기였을 때 달래지지 않는 아기였다. 이야기에 따르면, 그녀는 한 주 동안 비명을 질렀고 다른 어떤 형태의 음식도 거부했다. 그녀는 심하게 앓았고, 마침내는 관을 통해서 강제로 먹여야만 했다.

이 분리에 따른 외상의 버전들은 그 후에 끊임없이 반복되었다. 그럼에도 불구하고 펄스양은 특별한 종류의 영리함을 발달시켰고, 따라서 전문 직업인으로서 성공했다. 그녀의 치료의 초기 단계들에서, 그녀의 말들과 생각들의 고갈되지 않는 흐름은 그것들이 진정한 사고나 감정과 연결되어 있지 않다는 점에서, 아무것에 관한 것도 아닌 것 같았다. 오히려, 그것들은 그녀의 "심리적 근육"(그녀가 "유사-성적 능력자"로 간주했던 그녀의 아버지와 동일시되는 것에 대한 두려움과 연관시킨 표현)의 끊임없는 움직임으로서 기능하는 것으로 보였다. 이 "움직임"은 그녀의 감당할 수 없는 상실과 파편화의 느낌들과 접촉하는 아픔을 막아주는 방어적 기제로서 기능했다. 특별히 정서적인 상태들에 대한 그녀의 특출한 언어적 유창성은 의사소통을 위한 목적에 봉사하기보다는, 자신의 마음을 갖고 있는 누군가와 그리고 그럼으로써 그녀 자신과 다르고 그녀 자신으로부터 분리될 수 있는 사람으로서의 그녀의 치료사와 어떤 경험도 할 수 없다는 것을 확인하기 위한 목적에 사용되었다. 펄스 양이 그녀의 치료사의 항상성을 믿을 수 있고, 그 결과, 모든 형태의 친밀성으로부터 그리고 "다른 사람을 소중한 존재로 허용하는 것에 대한 두려움"으로부터 그녀 자신을 차단하려는 경향성을 포기하기 시작할 수 있기 까지는 오랜 시간이 걸렸다.

　마음과 말을 사용하는 그녀의 방어 양태는 계속되는 소리와 근육의 장벽 같은 것이었다. 그것은 그녀의 연약한 자기를 담아주는 "이차적-피부"로서 기능하는 것으로 보였다. 이 장벽 안에서는 정서적 발달이 계속되기가 매우 어렵다. 그녀는 이것을 알고 있었고, 종종 그녀가 환경적 요구들에 적응하는 데 사용했던 극도의 명민함에 의지하곤 했다. 그러나 그녀의 매끄럽고 잘-정리된 외면은 깨지기 쉬운 것이었고, 그녀는 항상 해체의 위협을 느꼈다. 스트레스를 받을 때 그 껍질은 깨질 것이고, 마치 험티덤티(담장 위에 아슬아슬하게 앉아있는, Mother Goose의 동요집에 나오는 커다란 계란 모양의 캐릭터)처럼, 그녀는 치료자의 가장 좋은 해석들도 그녀를 다시 되돌려 놓을 수는 없다고 느꼈다.

　펄스 양의 방어체계는 치료를 시작했을 당시에 이미 많은 외상적 경험들을 겪었던 훨씬 더 어린 환자인, 4살짜리 피터의 방어체계와 별로 다르지 않았다. 그의 부모들은 그의 어머니가 심각한 정신증적 에피소드들이 증가하고 입원이 빈번해지는 상황에서 헤어졌다. 그녀의 악화되는 정신적 상태에도 불구하고, 피터는 어머니와 함께 머물렀다. 그 역시 나이에 비해 비범하게 말을 잘했고, 괴물들, 공룡들 그리고 파충류들에 대한 백과사전적 지식을 갖고 있었다. 이러한 "지식"은 치료사가 보기에, 그의 불안들을 경험하기보다는 그것들을 숙달하려는 시도에서 이루어진 사실들과 정보의 습득으로 느껴졌다. 피터는 말을 하고 있지 않을 때에는 치료실 안을 빠른 속도로 돌아다니곤 했다. 그는 어마어마할 정도로 민첩하게 표면에서 표면으로 건너뛰곤 했다. 이런 활동에도 불구하고 그가 매우 비만이었던 것은 꽤 놀라운 일이었다. 겉보기에 그는 마치 의미 있는 정서적 자원들이 없는 곳에서 어머니로부터 물리적 자원들을 이삭줍기하듯이, 쇠약해진 어머니의 접시로부터 음식을 덜어내서 먹곤 했다. 그는 어머니가 사라지거나 죽는 것을 두려워했고, 상담을 받으러 가기 위해 그녀로부터 떨어지는 것을 크게 힘들어했다. 그의 영리함은 그의 익살스러움과 잘 들어맞았다. 그가 치료사에게 전달하는 정보의 흐름은 종종 재치 있음의 조적 흐름을 수반했다. 치료사에게 그것은 그 자신을 계속 작동하게 하려는 절박한 시도인 동시에, 확실히 그의 어머니의 생기를 "되살리려는" 노력인 것처럼 보였다. 그는 그가 어머니를 웃게 만들 수 있었을 때, 또는 그녀가 그가 얼마나 똑똑한지를 말할 때 정말로 즐거워했다.

한 특정한 회기에서, 그의 치료사는 피터가 너무 많은 공간을 차지하는 것에 대해 얼마나 불안하게 느끼는 것 같은지에 대해 언급했다.

피터는 그 언급에 대해 사람들과 동물들은 그들에게 충분한 공간이 없을 때 그들은 밀려났고, 서로를 죽이고 먹기 시작했던 것이 맞다고 말하면서, 점점 더 흥분했다. "그것은 더 많은 공간을 만들기 위해서이에요"라고 그는 말했다. 그리고는 영화에서 뽀빠이가 다리에 상처를 입은 채 바다 위를 떠돌아다녔던 장면에 대해 자세히 말했는데, "다리에 상처를 입은 채 있을 수 있는 최악의 장소는 바다라고" 말했다. 왜 그러냐고 질문을 받았을 때, 피터는 "상어들 때문"이라고 대답했다. 그의 치료사는 피터가 자신을 약하고 작은 존재가 되도록 허용할 수 없다고 느끼고 있고, 그 이유는 그때 그는 자신이 파괴되고 잡아먹힐 거라고 느끼기 때문인 것 같다고 말해주었다. 놀랄 일도 아니게, 피터의 대답은 상어들이 십만 리터의 물에서 일 밀리리터의 피도 찾아낼 수 있다는 것이었는데, 그것은 지적으로 대단히 영리한 언급이었다. "만약 상어들이 배가 고프면 어떤 것도, 심지어 그들 자신의 새끼들도 잡아먹을 것"이라고 그는 말했다. 그는 불안한 얼굴로, 그의 마지막 진술을 수정했다, "글쎄요, 어쩌면 그들 자신의 새끼들은 아닐 거에요. 아마도 그들은 새끼들을 찾을 수 없을 테니까요." 그러고 나서 그는 사람들이 생각하는 것과는 달리, 모든 상어들이 사람을 잡아먹지는 않는다고 말했다. 워비간(Woebegone) 상어와 스랫셔(Thrasher) 상어처럼, 사람을 잡아먹지 않는 상어들도 있다. 스랫셔 상어는 작은 물고기를 점점 더 작은 원들로 몰아넣은 다음에 그것들을 흡입한다.

그 회기는 이런 흐름을 따라, 피터가 말한 것을 치료사가 듣고, 들은 것에 대해 짧게 언급하는 방식으로 계속되었다. 피터는 차분해지기 시작했고, 상어들이 민물에서 살 수 있다는 것을 알고 있느냐고 물었다. 그는 니카라과라는 어떤 장소에서 상어들이 터널을 거슬러 헤엄쳐 와서는 바닷가에 있지 않은 사람들을 공격한 일이 있다고 말했다. 이 진술의 근저에는 우리는 어디에서도 안전하게 느낄 수 없다는 느낌이 있었다. 이 회기에서 피터의 취약함과 불안은 그의 끊임없는 정신적, 신체적 그리고 언어적 활동에도 불구하고, 매우 분명하게 드러났다. 즉, 소위 "사실들"은 그의 보다 유아적인 공포들로부터 그를 보호해주지 못하고 있다. 그의 마지막 언급은, 어떤 수준에서, 그는 상어들이 심지어 수도관을 타고 헤엄쳐 와서 그가 목욕 욕조에 있을 때 그를 공격할지도 모른다는 두려움을 암시하고 있다.

이 사례는 방어 양태로서 작용하는 "제2의 피부" 기능에 대한 또 다른 예시로서, 그리고 또한 치료 상황이건 가족 상황이건 간에, 그토록 불안하고 불안정한 아동과 "맞는 주파수대"에 머무는 것이 얼마나 어려운 일인지를 전달하기 위한 방식으로서 도입되었다. 생각해볼 필요가 있는 것은 피터가 말하는 내용이 아니라, 즉 그가 그의 마음을 사용하는 방식 외에도, 그의 모든 말과 행동에서의 과도한 속도와 에너지였다. 주목할 것은 그의 박해적인 느낌들을 막기 위한 시도에서 활성화되는 그의 "연기들"이 갖고 있는 취약성이었다.

피터가 너무 불안하고 행동적으로 심한 장해를 갖고 있었기 때문에, 그의 어려움들은 그가 아주 어렸을 때부터 모습을 드러냈다. 그러나 많은 예리한 관찰자들은 유아기에서 이미 탐지될 수 있는 방어의 양태들이, 자기 자신에게든 아니면 다른 사람들에게든, 명백하게 드러나는 데는 여러 해가 걸릴 수 있다는 것을 알고 있다. 깨지기 쉬운 보호막은 갑자기 금이 갈 수 있고, 그럼으로써 내적 자원의 부재와, 비록 외적으로 뿐이기는 하지만, 인격을 담아주는 것으로 느껴졌던 지지적 구조들로부터 떨어져 나가는 것에 대한 공황반응을 노출시킬 수 있다.

청소년 병동에 긴급하게 의뢰되었던, 18세 된 소피의 경험은 그러한 상황을 증언해주는 것으로 보인다. 소피는 공황상태를 겪었다. 그녀는 바깥에 나갈 수도 없었고 심지어 거의 일어날 수도 없었다. 그녀는 울음을 멈출 수도, 그녀의 어머니가 시야에서 사라지는 것도 허용할 수 없었다. 그녀는 심리치료를 위한 평가를 받게 되었다. 첫 번째 만남에서 그녀는 앉아서 그냥 흐느껴 울었다. 치료사는 그녀의 고통의 정도, 그 고통을 이해해줄 누군가에 대한 필요, 그리고 또한 그것이 이해되고 파악될 수 있다는 그녀의 희망에 대해, 매우 단순하게 이야기했다. 소피는 화장실에 가도록 허락해달라고 요구하는 것 외에는 그 어떤 것도 분명히 말할 수 없었고, 회기를 마칠 시간이 되었을 때에야 자신은 떠나는 것이 불가능하다고 느껴진다는 진술을 간신히 할 수 있었다.

이어진 세 차례의 만남들은 좀 더 일관성이 있었다. 소피는 얼핏 미소를 띠면서, 그녀의 치료사가, 그녀의 가족들과는 다르게, 그녀의 "징징거림과 훌쩍임"을 견딜 수 있는 것으로 보여서 얼마나 안도감을 느꼈었는지에 대해 말했다. 당시에 그녀의 치료사가 했던 생각들은 해석적 내용보다는 일종의 계속적으로 담아주는 소리의 솔기 없는 그물망을 제공해주 위해 그녀를 말로 감싼다는 의미에서, 소피의 유아적 상태를 단순히 "안아주려고" 시도하는 것의 중요성에 초점 맞추고 있었던 것이 사실이었다.

서서히 하나의 그림이 출현하기 시작했다. 소피는 그녀의 어머니 그리고 그녀의 쌍둥이 형제와 함께 살고 있었다. 그녀의 아버지와 언니는 쌍둥이들이 6개월이었을 때, 자동차 사고로 죽었다. 소피는 주저주저하면서, 그녀가 어떻게 이른 나이에 "속임수에 의해서" 인생이 끝장났다고 느꼈는지를 서술했다. 외향적이고 모든 면에서 탁월했던 그녀의 쌍둥이 형제와는 달리, 그녀는 그녀의 아름답고 변함없는 어머니를 모델 삼아 집 가까이 머물렀고, 가족 문화에 자신을 맞추면서 마치 자신이 가족 문화를 이해하고 지지하기라도 했던 것처럼, 어머니의 고통과 금욕주의와 동일시했다. 사실상, 소피는 그녀 자신 안에 가치 있는 것이 아무것도 없다고 느꼈고, "그녀가 얼마나 사랑스러운가," "정말 천사 같아" 등 그녀에 대한 찬사들조차도 소피는 "그녀 자신의 생각" 없이 복잡한 환경의 요구에 대한 표면적인 적응에 달라붙어 있는 것이라고 느꼈다. 현재의 위기는 주된 분리들과 일치하는 것이었다: 그녀의 남자친구가 해외로 떠나게 되어 있었고; 그녀의 어머니가 전일제 일을 시작하게 되어 있었다. 소피 자신은 연극 학교에서 입학허가를 받았는데, 그것은 그녀 자신에게도 놀라운 일이었다. "물론 나는 정말로 연기를 할 수는 없어요—그것은 모두 모방인데, 내가 누구인지 희미한 생각조차도 갖고 있지 않은 나에게는 완벽한 거죠. 그것은 나의 모조품 그림—반짝거리는 유산된-삶들!—과 같아요." 몇 분 후에 그녀는 다시 울기 시작했다: "정말 내 안에는 아무 것도 없어요, 단지 쓰레기뿐이에요."

소피가 처한 곤경은 낯설지 않다. 그녀의 초기 유아기와 아동기의 어려움들에 대한 그녀의 반응은 그녀가 사랑하는 사람들의 표면에 "점착적인" 방식으로 "달라붙는" 것으로 경험하는 지점에까지, 가능한 한 최대로 순응하는 것을 통해서 정서적으로 살아남고자 한 시도였던 것으로 보인다. 이 달라붙는 것은 그녀를 담아주는 것으로 느껴졌지만, 실은 지속되는 힘을 제공하지도 않았고, 그녀가 자신의 중심을 갖고 있다는 느낌도 거의 제공하지 않았다. "사람들은 나를 지적이고 깊이가 있다고 말하지만, 나는 단지 사기꾼일 뿐이에요"라고 그녀는 말했다. "나는 어떤 것을 실제로 이해하지 않은 채, 사람들이 원한다고 생각하는 것을 주려고 해요." 그녀의 남자친구와 어머니가 모두 집을 떠나 일을 하고 있고, 그녀의 쌍둥이 형제가 "자신을 삶을 살기 위해" 떠나게 된 상황에서, 소피는 자신의 내적 공허의 느낌과 대면해야만 했다. 외적인 인물들에 매달릴 위치에 더 이상 있지 않은 그녀는 그녀 자신이 될 용기를 발견해야만 했다.

초기 시절에, 어머니와 딸은 각각 서로에게 매달리는 것에서 그들의 삶의 고통에 대한 그들 자신의 비교적 약하고 2차원적인 방어들을 발견했던 것으로 보인다. 소피가 12세였을 때, 그녀의 어머니는 그녀가 전에는 소피에게서 찾았던 정서적인 지지를 새로운 남자에게서 찾게 되면서 예기치 않게 재혼을 했고, 그 일로 인해 소피는 크게 흔들렸다. 소피 자신은 여전히 어머니에게 "달라붙은" 채로 남아있었지만, 이제 물리적 분리에 의해 위협을 받게 되자, 그녀의 생존 기제들은 더 이상 작동하지 않는 것으로 느껴졌다. 취약한 외부에 세워진 구조들은 깨졌고, 소피는 그녀의 고통을 내적으로 제한해줄 능력에 의해서 지지받지 못하는 상태로 남겨졌다. 그녀는 단순히 그리고 문자적으로, 쏟아져버렸다. 그녀의 어머니는 슬픔과 쌍둥이들을 혼자 돌보는 부담에 짓눌린 채, 삶의 현실에 대처할 최소한의 정서적 자원들만을 가졌던 것으로 보인다. 그녀의 쌍둥이 형제는 일찍이 조숙한 독립을 성취한 채, 가족으로부터 스스로를 제외시키고, 스포츠에 열중하였으며, 나중에는 열정적인 바디빌더가 되었다. 사람들은 그의 몰두들 역시 그를 담아줄 것에 대한 필요에서 온 것이라고 추측할 수 있을 텐데, 이 경우에는 그를 자신의 특정한 상실의 아픔과 내면의 박탈감과 직면해야 하는 과제로부터 그를 보호해줄, 근육의 갑옷이 필요했던 것 같다.

각각의 아이는 서로 다른 방식으로 순응했고, 적응했으며, 유능하고 재능 있는 사람으로 보였다. 소피는 이 시점에서 더욱 상처받기 쉬웠는데, 그것은 부분적으로 그녀의 어머니에 대한 애착의 강도 때문이었지만, 아마도 또한 자신의 내적 공허감에 대해 말하고자 하는 그녀의 의지 때문이기도 했을 것이다. 이것은 높은 수준에서 기능하고 있는 그녀의 쌍둥이 형제는 아직 감당할 준비가 되어 있지 않은 놀라운 과제였다. 소피의 착한-소녀-자기는 그녀를 지지해주는 구조들로부터의 분리를, 즉 그 구조들로부터 떨어져 나가는 충격을 견딜 수 없었다. 그녀는 그녀의 말처럼 "산산조각이 났다."

초기 유아기로 다시 돌아가서, 이 장에서 마지막으로 제시될 짧은 사례는 그렇지 않았더라면 방금 서술한 종류의 방어적 구조의 발달에로 이끌었을 수도 있는 상황에서, 어떻게 환자를 건져낼 수 있었는지를 보여줄 것이다. 우리는 불운하고 무력한 아기가 어떻게 그가 전혀 통제할 수 없는 새롭고 놀라운 감각들의 소용돌이 속으로 태어나는지를 보아왔다. 지금까지 알려진 모든 것과 관련되어 있고, 그럼에도 전적으로 별개로 느껴지는 감각적 경험들에 의해 폭격을 맞은 상태에서, 아기는 응집성의 느낌을 유지하려고 분투한다. 거기에는 고립이든, 과도한-침범이든, 신체적 고통이든, 혼돈이든, 견딜 수 없는 정서들의 압력 아래에서 전적으로 담겨지지 않고 있다고 느끼는 공황의 순간으로부터 어머니의 젖꼭지와 시선에 의해 안전하고 사랑스럽게 안겨있다고 느끼는 행복한 순간으로의 변화들이 있을 것이다. 그때 공포는 만족에, 압도하는 해체의 느낌은 통합의 아름다움에 양보하고, 파편들은 하나의 전체가 된다.

많은 것들이, 우리가 보아왔듯이, 이런 종류의 정신적 고통에서 발생하는 원시적 불안들이 초기 유아기 동안에 어떻게 관리되는가에 달려있다. 하지만 아이가 자라나면서, 경험의 다른 특질들이 초기 패턴에 다양한 영향을 끼칠 수 있다. 사실상, 그 패턴은 어떤 이들에게는 바닥없는 두려운 심연처럼 느껴졌던 것에 바닥을 놓을 수 있게 해주는 것을 통해서, 변화와 수정을 거친다. 문제 가정을 방문해서 도움을 주는 한 젊은 복지사가 보고한 사례는 민감한 접근이 주는 효과에 대한 시기적절한 이해가 우리에게 희망적인 느낌을 준다는 사실을 보여준다. 산후우울증에 빠진 토마스 부인은 그녀의 아기인 제인에 대한 긍정적인 감정이 완전히 고갈된 것처럼 보였다. 복지사는 그녀가 심지어 아기를 거의 안아주지도 않고, 힘없이, 조용히, 그리고 무겁게 젖을 먹이고 있는 모습을 발견했다. 하지만 포기하기보다는, 투사 기질을 타고난 것으로 보이는 제인은 살아남기 위해서 뿐만 아니라, 그녀의 어머니에게 그녀를 먹여줄 수 있다는 얼마의 확신을 넣어주기라도 하듯이, 젖가슴을 찾아 파고들고, 젖가슴을 찾아 그것에 매달리는 것이 관찰되었다.

 그러나 그 복지사는 몇 주가 지나면서, 제인이 그녀의 노력을 지속하는 것을 점점 더 힘들어하는 모습을 서술했다. 그녀의 비틀거리는 사기(士氣)는 우울, 좌절 그리고 분노의 하강 곡선을 그리기 시작했다. 아기와 어머니 모두에게는 절박감이 있었다. 생명의 측면에 머무르는 제인의 능력은 어머니의 우울 앞에서 줄어들었던 것 같고, 어머니의 시선에서 어떤 사랑의 빛도 만날 수 없고, 생생하기보다는 활기 없는 젖가슴밖에 가질 수 없었던 그녀는 자신이 절망의 벼랑 끝에 서 있다고 느꼈다. 제인은 철수했고, 생기 없는 상태가 되었다. 복지사는 이 분투하는 모녀에 대해 심각한 불안을 느꼈고, 어떻게 그들을 도울지 망연자실했다. 그 모녀를 방문한 어느 날, 그녀는 토마스 부인 자신의 어머니가 과거에 수유에 어려움을 겪었고, 그녀가 나중에 겪었던 섭식장애의 원인을 그 초기 관계의 고통에서 찾았다는 것 등의 몇몇 여담들을 들었다. 그 복지사는 아마도 모유수유를 하라는 "도덕적 명령"으로서 서술된 것이 실제로는 토마스 부인이 해낼 수 없는 것이 아니었을까 하고 잠시 생각하게 되었다. 그녀는 토마스 부인에게 모유수유 대신에 젖병을 사용해볼 것을 제안했다.

 며칠 후에 제인과 그녀의 어머니 사이에 훨씬 더 행복한 수유 상황이 확립되었고, 그 복지사는 아기가 이제는 미소 짓고 참여하는 부모에 의해 변화되고 있는 모습을 목격하면서 놀라고 기뻐했다. 어머니와 아기는 낄낄댐과 기쁨으로 서로에게 인사할 수 있었다. 젖가슴을 주기보다는 젖병을 줄 것을 제안한 것은 분명히 간단한 아이디어였다. 그러나 그 결과는 변형을 가져다주는 것이었다. 토마스 부인의 불안의 본질을 이해하고, 그 이해를 받아들이고 처리할 수 있었던 복지사의 능력으로 인해, 토마스 부인은 아기에게 필요한 방식으로 정확하게 반응할 수 있었다.

어머니의 마음 안에 담겨지지 않는 것으로 느끼면서, 아기는 자신을 지탱해줄 수단을 불안하게 찾는다. 해체되는 것에 대한 공포로부터 자신을 지키기 위한 방어들의 집단이 가장 초기시절부터 관찰될 수 있다. 방어들이 개인의 성격에 미치는 영향과 관련해서 특별히 흥미로운 점은, 그것들이 인격의 상대적인 피상성이나 깊이에 영향을 미치는 요인이라는 사실이다. 심각한 손상을 입은 아동들과 성인들에 대한 정신분석적 작업은 일찍부터 그들이 종이처럼-얇은 그리고 점착성의 특질을 지닌 마음 상태들을 갖고 있다는 사실을 보여주었다. 시간이 흐르면서, 그런 상태들은 점점 더 어린 아이들에 대한 그리고 심지어는 유아의 행동에 대한 서술들 안에서도 발견되기 시작했다. 마치 그런 아이들에게는, 자기의 경험들과 타인의 경험들이 서로 교제하고 의미 있는 것으로 발견되어지는 세계인, 내적 세계의 감각이 거의 혹은 전혀 없는 것처럼 보였다. 대신에, 거기에는 처음에는 감각적인 대상들과 경험들에, 그리고 나중에는, 사람들이든 사물들이든, 특정한 종류의 관계들에 피상적으로 애착을 형성하는 현상이 있었는데, 그 애착은 깨지기 쉬운 것이었다. 세상에 대한 이차원적인 견해는, 펄스 양의 경우에서처럼, 사회적 보상들을 가져다주는, 특정한 종류의 배우기를 가능케 했지만, 정서적인 성장과 변화를 위한 기회는 거의 제공하지 못했다.

유아기 동안에 이러한 패턴들이 시작되는 것을 탐구하고, 그것들의 근저에 있는 내적 및 외적 관계들의 일부를 서술하는 것을 통해서, 우리는 아기의 경험이 그의 인격의 잠재적인 성장에 얼마나 깊은 영향을 미치는지를 볼 수 있었다. 이후의 사건들은 이러한 관계의 초기 유형들을 수정하거나 심지어 변경할 수도 있지만, 대체로 유아기는 발달적 과정이 전개되는 방식을 위한 토대를 구성하며, 아동이 나중에 가족, 학교 그리고 더 넓은 세계와 맺는 관계들에 대한 모델로서 기능한다.

제 5 장
초기 아동기: 젖떼기와 분리

"모든 이야기 너머에는 동정심이
사랑의 가슴 안에 숨겨져 있다."

W. B. Yeats

통합과 자기-지식을 공통의 목표로 갖고 있는 정신분석적 실제와 인격의 성장과정은 다수의 일치점들을 공유한다. 정신분석의 목적은 환자가 자기의 더 많은 측면들을 이용할 수 있도록 도우려는 시도라고 서술될 수 있다. 이런 의미에서 누군가를 성장하도록 돕는 것은 우리가 분석에서 하고자 하는 것과 유사하다. 발달하고 있는 아이를 도울 수 있게 되기를 바라는 부모의 열망은 통찰이 가로막히거나 촉진되는 방식에 대해, 그리고 이해와 사고가 격려될 수 있는 방식에 대해 성찰하는 그들 자신의 역량에 의해 영향을 받는다. 일반적으로 인격 발달의 힘든 과정 안에서 통찰이 "가로막히거나" "촉진되는" 방식이라는 이 문제는, 유아기를 떠나 초기 아동기를 시작하는 시점에 도달할 때 특별한 중요성을 갖게 된다. 중심적인 정서적 과제들은 젖떼기와 분리로서, 그것들은 일반적인 삶에서, 혹은 어떤 이들의 경우에는 상담실이라는 특별한 환경 안에서, 끝없이 내적으로 작업되고 재-작업될 것이다.

젖떼기는 보통 제한된 시기 동안에 그리고 아기의 첫 해의 어느 시점에 발생한다. 하지만 젖떼기에 의해서 불러일으켜진 감정들과 반응들은 삶에서 가장 먼 과거로 거슬러 올라가는 동시에 가장 먼 미래에 도달한다. 그것들은 탄생의 사실과 죽음의 사실에 속한다. 젖떼기가 모든 분리들과 상실들의 원형으로서 생각될 수 있다는 점에서, 그것이 일어나는 방식은 심오한 영향을 끼칠 수밖에 없다. 그것이 불러일으키는 최초의, 그리고 일차적인 분리는 아마도 탄생 그 자체의 분리일 것이다. 그것은 사랑과 지지의 일차적 원천으로 느껴진 것에서 잘려나가는 것으로 여겨졌던 과거의 모든 초기 경험들을 새롭게 휘저어놓는다; 동반자가 필요할 때 혼자 남겨지는 경험; 음식이 필요할 때 굶주리는 경험; 안겨지는 것을 원할 때 안아주는 존재가 없는 경험 등. 아기는 개인적 생존을 위한 능력을 완전히 결여하고 있다. 혼자 남겨질 때, 그의 죽음의 공포는 결코 멀리 있지 않다. 이후에, 어느 나이에서든, 그가 이러한 초기의 공포들을 불러일으키는 상황이나 관계 안에서 과거의 상황으로 되돌아갔다고 느낄 때, 그는 공포와 공황에 의해 지배될 수 있다.

정서적으로 안정된 성인이 경험하는 이러한 압도적인 상태들은 유아에게는 매우 친숙한 것이고, 일반적인 경험의 단기적 버전들일지도 모른다. 이 초기 시절에 그런 상태들은 보통 목소리, 부드러운 팔, 또는 불룩한 젖가슴에 의해 진정될 수 있다. 아기의 경험에서 어느 한 순간에는 밤이 위협하고, 다른 한 순간에는 낮이 침범할 것이다. 가장 초기 몇 주 동안에 공포가 진정되고 희망이 성취되는 경험은 아기 자신의 내적 능력들에 의해 영향 받으며, 그의 삶 전체에 걸쳐 슬픔과 기쁨에 반응하는 방식에 계속해서 영향을 끼친다. 가장 단순하게 말해서, 아기에게는 생명을 구해주는 하나의 현존(presence)이 있다. 그 현존의 결여는 고통으로, 그리고 그가 기꺼이 감당할 수 없다는 느낌을 불러일으키는 외상으로 경험된다. 이러한 느낌들이 그를 괴롭힐 때, 그는 그 괴로움과 같은 크기로 느껴지는 정도의 분노와 파괴로 반응할 수 있다.

아주 초기부터 아기들과 어린 아이들은 상실의 고통으로부터 자신들을 보호하기 위해 광범위하고 다양한 방어 수단들을 무기로 삼는다. 이러한 수단들은 그것들의 원시적인 형태에서 가장 쉽게 탐지될 수 있다: 부인, 전능성에 대한 믿음, 투사와 분열(즉 자기와 세상에 대한 경험들과 인식들을 극단적으로 좋은 것과 나쁜 것으로 나누기; 1장과 부록을 보라). 그러나 자기-방어적 수단들은 또한 훨씬 덜 극적인 형태들을 취한 채, 인격의 미세한 결정(結晶)속으로 미묘하게 스며들 수도 있다. 여기에서 그것들은 "통합"의 느낌을 제공할 수도 있지만, 우리가 앞장에서 보았듯이, 이것은 진정으로 자기의 중심을 갖는 경험, 즉 실제로 자기 자신이 되는 경험이 아니다.

많은 것들이 이러한 자기-방어적 수단들이 얼마나 절박하거나 극단적인가, 그것들이 인격 안에 얼마나 깊이 뿌리를 내리고 있는가, 그리고 얼마나 쉽게 그것들이 포기될 수 있는가에 달려있다. 프로이트는 그의 유명한 실타래 게임에 대한 예에서, 18개월 된 아기가 그의 어머니의 부재에 대한 감정들과 어떻게 협상하는지를 보여주었다(1920). 그는 자신의 손자가 아기 침대에 매어있는 실타래를 상당히 세게 던지는 것을 관찰했다. 그것을 집어 던지고 나서는 만족스러운 듯이 다시 끌어당기는 행동이 반복되었다. 그는 그것을 던질 때마다 "fort"(없다)를, 그리고 그것이 되돌아올 때마다 "da"(있다)를 명료하게 말했다. 프로이트는 그의 손자가, 그의 상징적인 놀이에서, 그의 어머니의 오는 것들과 가는 것들을 전능하게 통제할 수 있다는 환상을 사용해서 분리 불안을 다루고 있다고 제안했다. 아이는 또한 더 고요하고 더 보상적인 충동과 교대로 나타난, 그의 부재하는 어머니를 향한 상당히 적대적이고 가학적인 감정들을 배출하고 있었던 것으로 나중에 관찰되었다.

프로이트의 손자는 또한 그의 어머니를 소유하고 있다는 만족감을 보여주고 있다고 생각된다. 아마도 그런 아이는 얼마동안 실제로 통제적이 될 것이다. 두목행세, 혹은 책임자 노릇이 적어도 한 동안은 그의 인격의 일부일 수 있다. 그런 특징들은 다른 경험에 의해 나중에 수정되거나 변경될 것이고, 새로운 불안들은 다시금 새로운 행동방식들을 야기할 것이다. 아기가 그의 어머니는 분리된 사람이고, 자신의 소유물이 아니며, 독립적으로 오고 갈 수 있는 사람이라는 아이디어를 갖는 즉시, 거기에는 그녀가 다른 사람, 즉 미움 받는 제 3의 존재와 함께 있을지도 모른다는 불가피한 인식이 생기게 된다. 따라서 사랑과 미움의 강력한 현실들이 처음부터 인간 경험 안에 세워진다. 아이가 그토록 사랑하는 어머니는 일차적인 신뢰를 배신했다는 이유로 미움 받게 된다. 일찍부터 시기심이 발생하는데, 그것은 어머니가 필요로 하는 자원들을 가지고 있고 그것들을 통제하는 사람이기 때문이다. 그때 귀중한 것들이 다른 누군가에게 제공되고 있다는 확신은 그 시기심에 질투를 더한다; 지금 사랑스럽고 사랑하는 자원들이 주어지고 있는 존재에 대한 질투. 삼각관계의 변천들과의 분투가 시작된다.

그러한 것을 지각할 수 있는 능력이, 그것이 젖가슴에서 젖병으로든, 혹은 컵으로든, 혹은 단단한 것들로든, 신체적으로 젖을 떼는 시기 즈음에 시작된다는 사실은 젖먹이는 것과의 관계를 특별히 중심적이고 신랄한 문제로 만들어준다. 만족을 주고, 흥미로우며, 관능적이고, 정서적인 경험들이 사용 가능해지는 것과 동시에, 즐거운 탐색과 흥분시키는 새로운 충동들뿐만 아니라, 박탈, 상실과 슬픔, 그리고 결코 다시는 똑같은 방식의 "고향"일 수 없는 존재 상태에 대한 향수 등의 경험들 역시 사용이 가능해진다. 지금까지 아기/아동이 이러한 경험들이 주는 아픔으로부터 자신을 보호하기 위해 추구해온 자기-방어적 수단들은 더 이상 그 과제를 수행하는 데 적절치 않을 수도 있다. 또는 그 경험들 자체가 너무 압도적인 것으로 느껴질 수도 있다. 그때 그 고통은 불안, 격노, 저항을 야기할 수 있고, 심지어 유아적 단계에서는 살인적이고, 깨무는, 파괴적인 감정들을 야기할 수도 있다. 그리고 이 후자의 감정들은 이후에 발생하는 질투와의 분투 안으로, 그리고 분리의 고통과의 싸움 안으로 끊임없이 흘러들어갈 수 있다.

클라인의 사고에서 젖떼기가 중심적인 이유들 중의 하나는 그것이 오이디푸스 콤플렉스의 시작과 매우 밀접하게 연관되어 있기 때문이다. 그것은 이 시점에서, 프로이트에 의해 서술된, 보다 이후의 성기-중심적인 "오이디푸스 콤플렉스"와는 대조적으로, 일차적으로 구강 측면에서 경험되는 것이다. 젖떼기는 종종 유아가 그의 어머니를, 전체 인간으로, 오고 가는 사람으로, 때로는 거기에 있고 때로는 거기에 없는 사람으로 경험하기 시작할 때 일어난다. 이 단계에서, 지금까지는 별개의 것으로 그리고 "부분적인" 측면들로 경험되어 왔던 그녀의 다양한 기능들이 통합되기 시작한다: 젖먹이기, 바라보기, 소리내기, 안아주기 등의 기능들. 이제 새로운 방어들이 사용될 것인데, 그것들은 상실이라는 강력한 감정에 의해서, 그리고 유아가 자신이 사랑하는 어머니에 대해 갖는 격노를 경험하는 것에 의해서 일으켜지는 불안으로부터 유아를 보호해줄 것들이다. 아기는 지금까지 그에게 필요한 방어 구조를 제공해주던 것, 즉 그가 어머니를 전체 인격으로서 경험하지 않을 수 있도록 조직화된, 편집-분열적 자리에서 벗어나기 시작한다.

일단 어머니가 전체 인격으로서 느껴지면, 세상은 다른 관점에서, 즉 우울적 자리의 관점에서 경험되기 시작한다. 이것은 사랑하는 사람에 대해 분노하고 나서 공포에 질린 아기에 의해, 환상 속에서, 행해졌거나 행해지고 있는 끔찍한 손상을 아기가 마음속에 간직하는 것을 포함한다. 이러한 새로운 종류의 경험은, 다시금, 새로운 종류들의 불안들을 발생시키고, 따라서 아이는 새로운 종류들의 방어들을 필요로 하게 된다.

이런 마음의 상태에서 유아의 행복은 어머니의 행복에, 그리고 유아가 생각하는 어머니의 행복에 밀접하게 관련되어 있다고 느껴진다. 어머니에 대한 유일한 소유자라는 믿음은 포기되고, 상실과 슬픔의 고통은 때로는 분노로, 때로는 흥분으로, 때로는 절망으로 변한다. 포기되어야 하는 것은 고유하고, 완전한 행복을 경험하는 것이 항상 가능하다는 믿음이다. 애도되어야 하는 것은 그런 경험이 진정으로 가능하다고 느껴졌던 순간들이다.

우울적 자리와 초기 오이디푸스 불안은 밀접하게 연결되어 있다. 초기부터 "둘"이 아니라 "셋"이 관계하는 것의 어려움은 수많은 신화와 동화(예컨대, "헨젤과 그레텔" 혹은 "백설공주" 이야기)에서 볼 수 있듯이, 먹는 것과 굶주리는 것과 같은 구강적 주제들에 초점이 맞춰져 있다. 이후에, 쾌락과 고통 그리고 흥분과 좌절은 열정과 공격이라는 강력한 성적 느낌들을 불러일으키면서, 성기에 초점에 맞춰지는 경향이 있다. 어느 단계에서든, 자극된 불안들과 그것들에 대한 방어들은 이후의 관계들과 정서적으로 성장할 수 있는 능력에 영향을 미치는, 발달에서의 고착 지점들이 될 수 있다. 이러한 분투가 일어나는 자리는, 그것이 4세이든, 14세이든, 40세 혹은 80세이든, 거듭해서 사랑, 증오, 소유 그리고 분리 등의 문제들이 협상되어야만 하는 삼각관계의 특징을 갖게 된다.

우리가 보아왔듯이, 프로이트가 생각하는 오이디푸스 신화는 이성의 부모를 소유하고 동성의 부모를 제거하려는 어린 아이가 가진 보편적인 환상들과 욕망들을 서술한다(1장을 보라). 그는 이러한 갈망들이 이미 알려져 있는 이야기의 적나라한 사실들에 요약되어 있는 것을 발견했다. 클라인은 관계들의 이 패턴이 훨씬 더 일찍이 유아가 어머니의 관심을 받는 유일한 사람이 아님을, 즉 그의 어머니의 주의가 다른 곳으로 향하고 있음을 처음으로 인식하는 것에서, 그리고 젖이 주어지지 않을 때 그것이 증오스런 경쟁자에게 주어지고 있다는 믿음에서 시작된다고 보았다. 이처럼 사랑하는 부모를 혼자서 차지하는 환상은 매우 초기의 욕구에서 나온다. 처음에 그 욕구는 아버지를 배제하거나 희생하는 정도로까지 어머니를 향하고 있는 것으로 느껴진다: "내가 크면 어머니와 결혼할 거야"라는 말은 상당히 자주 남자 아이들만큼이나 2세 된 여자 아이들에게서도 듣는다. 그것은 나중에 가서야 프로이트가 서술한 것과 관련된, 4세나 5세경에 나타나는 훨씬 더 뚜렷하게 성적 함의들을 갖는 유일한 소유자가 되고 싶은 소망으로 나타난다.

오이디푸스 신화에서 오이디푸스의 부모인 라이우스(Laius)와 조카스타(Jocasta)가 맡은 역할 부분 역시 흥미롭다. 그들은 자신들의 아들이 살인과 근친상간을 저지를 것이라는 델피 신탁의 신이 두려워 그를 산속에 버려 죽게 했는데, 오이디푸스는 그들 모르게 어느 목동에 의해 구조되고, 나중에 코린스(Corinth)의 왕과 왕비에 의해 입양되었다(부록을 보라). 자신들의 불안을 담아낼 수 없는 라이우스와 조카스타는 그들 자신의 아들을 죽이려고 시도했다. 아버지는 아들이 자신을 능가하고 결국에는 자신의 자리를 차지하는 것을 두려워했고(살해되는 아이디어에 의해 표현된), 어머니는 자신이 남편보다 더 많이 아이를 사랑하게 되는 것을 두려워했다(결혼이라는 아이디어에 의해 표현된). 이 두려움들은 그들이 그들 자신들 어딘가에 있다고 느끼는, 그리고 모든 아이들의 어딘가에 있다고 느끼는 "오이디푸스"에게서 유래하는 것처럼 보인다. 마찬가지로, 모든 부모는 삶의 자연스런 과정에서 그들의 자녀들이 그들보다 더 오래 산다는 것을 알고 있다. 이 지식은 미래에 대한 희망과 낙관론을 가져다주지만, 또한 대체되고 뒤에 남겨지는 것에 대한 고통과 심지어 두려움의 느낌마저 가져다준다. 신화 안의 사건들에서 비유적으로 표현되고 있듯이, 아이들이 성장하고 진보하도록 허용하는 것은 즐거움인 동시에 투쟁이다. 이런 그리고 다른 많은 방식들 안에서, 부모의 불안은 아이들의 불안과 상호작용하면서 불가피하게 발달 과정에 영향을 끼친다.

이 불안이 아이들의 삶에 근본적인 영향을 미친다는 사실을 인식하고 그것을 담아주는 부모의 능력은 끊임없이 아이들 자신들의 기질과 상호작용한다. 따라서 프로이트의 정신분석적 사고의 가장 초기 시절에 그를 그토록 사로잡았던 오이디푸스 이야기는 근친상간과 살인에 대한 것일 뿐만 아니라, 또한 인간이 원치 않는 살인적인 충동과 근친상간적 욕구를 포함해서 인간 자신을 이해할 필요성에 주의를 환기시키고 있다. 더욱이 이 이야기는 부모들 자신들의 이 측면들에 대한 이해의 결여와, 아이에 대해 "알지-못하는 것"이 갖는 함축들 사이를 연결시켜준다. 부모의 내적 세계와 아이의 내적 세계 사이의 상호작용이 강력하게 실연된다.

***

　　관계들의 이러한 상호작용은 나중에 제시될 사례들에서 탐구될 것이지만, 11개월 된 남자 아이인 빌리의 관찰에서 가져온 자료들은 이러한 주제들 중의 일부를 명료화해줄 것이다. 왜냐하면 빌리의 행동은 어린 나이에도 불구하고 분명히 열정적으로 참여하고 있는 심리내적인 삼각관계의 강도와 복잡성의 감각을 생생하게 전달해주기 때문이다. 빌리는 잠에서 깨어나고 있는 것이 관찰되고 있다:

　　그는 얼떨떨해 보인다. 그는 침대 옆 벽면에 기대앉은 채, 막 울려고 하는 것처럼 보인다. 침대 안에는 세 개의 물건이 있다: 큰 곰 인형, 피셔 앤 프라이스 놀이 장난감, 작은 곰 인형. 빌리는 장난감의 노랑색과 분홍색 실린더를 보고는 그것을 돌려본다. 이것이 전체 분위기를 완전히 바꿔놓는다. 그는 미소 짓는다. 그가 실린더를 돌리는 데 성공할 때마다, 그는 관찰자에게 돌아서서 살짝 웃는다. 그는 즐거워 보이고 그의 얼굴은 온통 환해진다. 그는 장난감의 두 부분에, 곧 실린더와 작은 플라스틱 둥근 지붕에 집중하는데, 그것들을 누르면 벨이 울린다(그것은 빌리에게 상당히 어려운 것이지만, 그는 계속한다.). 빌리는 그 연속행동을 반복하는 것이 분명히 무척 행복하다: 장난감을 가지고 노는 것과, 관찰자를 향해 돌아서서 웃는 것. 그러나 그는 곁눈질로 침대 끝에 있는 큰 곰 인형을 주목하고는 갑자기 얼굴을 찌푸린다. 곰 인형의 존재가 그 장난감을 가지고 계속해서 노는 것과 관련해서 어려움을 야기하는 것처럼 보인다. 빌리는 장난감으로 되돌아갈 수 없는 것처럼 보인

다. 그는 그의 조금 전의 즐거움을 되찾으려고 한 두 차례
시도해보지만, 곰 인형의 존재가 왠지 너무 위협적이 된
것처럼 보인다. 빌리는 마치 위협이 양방향으로 오고가기
라도 하듯이, 적대적인 표정으로 곰 인형을 노려본다. 빌리
의 우울한 표정은 빠르게 고통스런 표정이 된다.

빌리의 놀이의 이 지점에서, 우리는 제3의 요인(큰 곰 인형)의
경쟁하는 존재에 대한 갑작스런 인식이 만들어내는 박해적인 영
향력을 관찰할 수 있다. 자기의 그리고 실린더/젖가슴의 "두-사
람" 게임에 대한 행복하고 확신할 수 있는 소유와 통제는 산산
이 깨지고, 적대적인 정복 시도들이 뒤따른다.

아주 갑자기 빌리는 곰 인형을 향해 돌진한다. 그것을 한
손에 꼭 잡고 그의 코 가까이 대고는 소리 지르기 시작한
다: "디-디-덜-덜!" 그는 손가락으로 곰의 얼굴을 찌른다.
그리고는 그것을 침대의 빗장들(bars) 사이로 밀어서 바닥
에 떨어뜨린다. 그는 극도로 즐거워한다. 웃는 것과 동시에
긴급한 소리를 내면서, 실린더로 그 다음에는 둥근 지붕에
로 돌아온다. 그의 모든 행동은 이제 집요해진다. 그는 흥
분해서 거의 장난감을 치고 있다. 실제로, 그는 마침내 벨
을 울리고 그의 즐거움은 끝이 나는 것으로 보인다.
그런데 이 모든 흥분의 한 가운데에서 그는 망설인다. 그
는 침대 옆으로 와서, 곰 인형을 찾으려고 마룻바닥을 내
려다보고는, 그것을 보자 그것을 가리키면서 그것을 달라
고 "요청하기" 시작한다. 관찰자가 빌리에게 곰 인형을 집
어주자 그는 그것을 얼굴 가까이 대고는 "덜-디-디 ... 덜!"
이라고 거의 고함을 친다. 그리고는 곰 인형을 침대 빗장

들 사이로 밀어낸다. 그가 그의 주의를 장난감으로 되돌림에 따라, 이전의 모든 흥분과 에너지는 다시 놀이로 돌아온다. 이 연속 과정은 빌리의 주의가 하나의 대상과 다른 대상 사이를 오고감에 따라, 거의 정확하게 서너 번 반복된다. 갑자기 그는 모든 흥분 가운데서 담요에 싸인 작은 곰 인형에 걸려 넘어진다. 그는 "덜-덜"이라고 소리치며, 즉시 그것에게 주먹질을 한다. 그는 두 번째 곰 인형에게 훨씬 더 난폭하다. 그는 장난감의 단추를 눌렀던 것과 같은 방식으로 그것의 얼굴을 누른다. 그는 작은 곰 인형의 머리를 비틀고 잡아 뽑으며, 그것을 빗장들 사이로 구겨 넣으면서 크게 즐거워한다. 두 곰 인형들 모두를 침대 바깥에 둔 채, 빌리는 억지로 그의 장난감들에게로 돌아가려고 노력하지만, 그의 기분은 이제 처져있고 그는 이전의 열정을 되찾을 수 없다.

빌리의 경험은 우울적 불안에 대한 11개월 된 아이의 버전을 생생하게 서술한다. 그는 그의 열정의 대상이 그에게 완전하게 반응하는 행복한 상황을 반복적으로 그러나 단지 순간적으로만 되찾는다. 그 상황은 정확히 그가 원하는 것이다. 그러나 그때 그는 다른 어떤 것, 그가 통제할 수 없는 것, 그가 제거하길 바라는 그러나 그때 상실된, 자신의 손에 의해 상실된 것으로서 경험되는 어떤 것의 존재를 알게 된다. 그러한 인식과 함께, 그가 자신이 던져 버린 것을 되찾을 수 없는 것에 대한 고통이 뒤따라온다.

곰 인형과 빌리의 관계는 그것이 일차적으로 장난감과의 관계에서 느낀 것이든, 또는 일차적으로, 그가 함께 있으면서 안전하게 느끼고 장난감을 갖고서 놀이할 수 있게 해준 관찰자와의 관계에서 느낀 것이든, 마치 그가 자신이 누리고 있던 독점적인 관계를 망치거나 깨뜨리고자 하는 적대적인 침입자와 갖는 관계처럼 보였다. 그는 사납게 공격해서 적들을 제거해지만, 그의 조적 승리는 그를 다소 패배한 상태에 남겨두었고, 그가 처음에 느꼈던 기쁨은 더 이상 유지될 수 없었다. 유일한 소유자가 되는 것을 추구하는 과정에서, 그는 그가 필요한 것으로 알고 있던 것을 상실했다.

빌리가 분투하고 있는 복잡한 삼각관계를 성공적으로 협상하는 가능성에서 중심적인 것은 상실했다고 느껴지거나 포기해야만 했던 것을 애도하는 것이고, 자기가 어떤 역할을 떠맡든지 그것에 대해서 책임을 지는 능력이다. 적어도 그 짧은 순간들 동안에, 빌리는 그의 배타적인 둘만의 관계를 떠나보내고 세 번째 인물과 공유할 수 없었다. 또한 그는 이제 경쟁자가 그를 심하게 방해했기 때문에, 놀이를 계속할 수 없었다. 그 결과, 곰 인형들은 위안을 주기보다는 위협적인 존재로 느껴졌다. 그것들은 단순히 "거기에" 있었다는 이유만으로, 빌리의 투사된 느낌들을 떠맡아야 했고, 고통을 받아야 했으며, 심지어 "살해"되어야만 했다.

애도과정은, 그것이 어느 나이나 단계에서 일어나든지, 자기 자신을 사랑하는 사람과 분리된 사람으로, 그리고 일시적이나마 상실된 타자로부터 분리된 존재로 경험할 수 있는 능력과 관련되어 있다. 오직 그때만 실제로 다른 사람에게 속한 것과 자기에게 속한 것 사이를 구별하는 것이 가능하고, 비록 처음에는 상당히 짧은 순간이지만, 자기-충족성의 감각을 획득할 수 있다. 그 과정은 자기가 다른 사람에게 부착될 뿐만 아니라, 심지어 같은 존재라고 느끼기 위해 추구했던 모든 복잡한 유대들과 연결들을 해제시키는 것을 포함한다. 그러나 아기는 분리되고 다른 존재임을 경험하지 않기 위해서 자신이 사용할 수 있는 모든 수단을 사용할 것이다.

젖떼기는 성장의 핵심적인 측면을 나타낸다. 그것은 명시적이고 구체적인 방식으로 어린 아이의 것들에 대한 애착을 포기하고 더 성숙한 자기가 되고자 하는 이후의 여러 분투들로 나타날 수 있다. 젖떼기는 실제 사람의 물리적 현존에 덜 의존하고, 그의 기능들과 능력들을 안으로 들이고 내적으로 간직하는 것, 즉 내사하는 것에 더 많이 의존할 수 있도록 허용한다. 이런 상황을 받아들이는 것은 포기를 견디고, 지금까지 시도해보지 않은 새로운 경험을 만날 수 있게 되는 것을 포함한다; 정말로, 변하는 것. 하나의 관계 안에서 변화가 가능하기 위해서는, 당사자들 모두가 교대로 다른 사람이 갈망하는 것이나 두려워하는 것에 대한 환상들과 투사들을 진정으로 떠나보낼 수 있어야만 하고, 그들이 그렇게 되었어야 할 필요와는 별개로, 있는 그대로의 그 또는 그녀를 받아들일 수 있어야만 한다. 이것은 아주 복잡한 이상화들이나 자기애적 열망들을 포기하는 것을 포함한다(11장을 보라). 아기는 비록 상실로 인해 무척 힘들어하지만, 초기 경험의 강도를 포기하는 데 어머니에게서 커다란 도움을 받는다. 어머니들도 이 과정이 힘들기는 마찬가지이다. 그들은 자신들을 전적으로 숭배하는 아기와의 관계를 잃는다. 이때 고통을 완화시키는 다양한 방식들이 추구되는데, 아마도 가장 특징적으로는, 어머니가 일로 되돌아가려고 시도할 것이다. 자신이 아기에게 없어서는 안 된다는 어머니의 느낌은 자기애적인 만족을 주는 것이지만, 부담스런 것이기도 하다. 아기가, 어느 나이에서든, 자신 이외의 돌봄과 양육의 원천들을 통해서 살아갈 수 있다는 인식은 어머니에게 상실과 획득의 복잡한 혼합물일 수 있다.

젖떼기라는 아이디어는 심지어 그것이 어머니의 마음속에만 있을 때조차도, 아기에게서 무수한 반응들을 불러일으킨다는 것을 발견할 수 있다. 한 아기는 어머니의 태도에서의 변화를 감지하고는, 마치 전능적 항의라도 하듯이, 갑자기 젖을 먹는 것을 멈추었다: "만약 당신이 나를 원하지 않는다면, 나 역시 당신을 필요로 하지 않아." 다른 아기는 전보다 훨씬 더한 집요하게 젖가슴을 찾았고, 탐욕스럽게 매달렸다. 세 번째 아기는 이용가능하고 만족을 주는 젖가슴을 경험하고 거부하고 박탈하는 어머니의 부분으로 느껴지는 젖가슴을 거절하는 경험에 매달리는 것처럼 보였다. 정신적인 분열은 신체적인 오른쪽/왼쪽의 분열을 수반했고, 그것은 아이로 하여금 젖가슴을 준 사람과 주지 않은 사람이 동일한 사람이라는 것을 인식할 필요가 없게 만들었다. 그는 오른쪽 젖은 행복하게 빨았지만, 왼쪽 젖은 마치 공포에 질리기라도 하듯이 빨기를 거부했다. 그는 왼쪽 젖가슴이 마치 멸망시키고 박해하는 악마들로 가득한 불길한 것 인양 공포와 두려움으로 그것으로부터 돌아섰지만, "오른쪽" 젖가슴과는 관능적인 행복감에 빠졌다.

모든 아기들은 어느 정도의 불편함, 공포, 그리고 불안을 겪는다. 그들 각자는 그 과제를 수행하기 위해 자신만의 특별한 전략들을 발달시킬 것이다. 만약 그가 좋은 경험들을 안으로 들일 기회가 너무 적다면, 혹은 그것들을 사용할 능력이 너무 적다면, 혹은 그의 초기 경험들이 너무 고통스러운 것이라면, 이 전략들은, 우리가 이미 살펴보았듯이, 훨씬 더 극단적일 수밖에 없다. 가장 일반적인 용어로, 그것들은 애도하지 못하는 어려움을 나타내는 것으로 볼 수 있다. 왜냐하면 사랑하는 일차 대상에게 매달리거나 얽혀있는 상태에 머무르는, 일정 범위의 드러나거나 숨겨진 방식들을 나타내는 그것들은 종종 감정들, 정서들 그리고 충동들이 실제로 누구에게 속한 것인지를 구분하는 것을 어렵게 만들기 때문이다. 이러한 모든 전략들 중에서 가장 미묘하고 어떤 점에서 가장 나쁜 것이 투사적 동일시 전략이다(부록을 보라).

우리는 아기가 다양한 강도들과 다양한 이유들을 갖고서 다양한 방식으로 투사할 수 있다는 것을 알고 있다. 만약 온건하다면, 투사는 이해받는 것, 공감을 위한 기초, 그리고 일반적으로 의사소통을 위한 것일 수 있다("만약 당신도 그런 느낌을 갖는다고 내가 느낀다면, 나는 내 느낌들이 이해받고 있다는 것을 느낄 수 있다."). 그러나 불안이 높아질 때, 아기는 자신 안에서 견딜 수 없는 불안과 장애를 일으키는 감정들을 제거하기 위해 훨씬 더 강하게 투사하도록 내몰릴 것이다. 아기/사람은 타자 안에 있는 정신적 또는 정서적 특징들을 확인하는 것이 가능하다는 느낌을 사용해서 시기심의 고통, 또는 분리의 공포 등, 견딜 수 없는 경험으로부터 스스로를 보호하고자 하는데, 이때 그가 사용하는 것이 자기의 부분들을 제거하는 투사이다. 시기심의 경우, 무의식적인 동기는 "만약 그녀가 나의 확장된 부분에 지나지 않는다면, 나는 내가 갖고 있지 않은 어떤 것을 그녀가 갖고 있을까봐 염려할 필요가 없다"와 같은 것일 수 있다; 분리됨에 대한 공포의 경우, 그것은 "만약 그녀와 내가 정말로 같다면, 나는 그녀로부터 떨어져 있는 나 자신을 경험할 필요가 없다"일 수 있다. 상실의 현실을 직면할 수 있는 능력과 애도과정을 통과할 수 있는 능력은, 어느 나이에서든, 다른 사람에게 투사된 것을 되찾고 자기에게로 되돌릴 수 있는 가능성에, 즉 실제로 자가 자신이 될 수 있는 가능성에서 본질적인 것으로 보인다.[1]

* * *

애도 능력과 정서발달 능력 사이의 밀접한 연결들은 투사적 과정과 내사적 과정 사이의 균형을 다루는, 이어지는 장들에서

---

[1] 이 주제는 John Steiner(1986)에 의해서 상세하게 탐구되었다.

다양하게 탐구될 것이다. 여기에서 제시되는 두 개의 사례들은, 특히 오이디푸스 불안과 관련해서, 두 남자아이들이 사랑과 상실의 문제와 협상하는 복잡성 안에 있는 이 연결들의 측면들을 일부 전달해줄 수 있을 것이다. 닉은 그의 어머니가 둘째 아이를 임신했을 당시에 22개월이었다. 어떤 점에서, 닉은 젖가슴이나 젖병으로부터 즉 문자적인 의미에서의 "젖 먹기"로부터가 아니라, 자신이 유일한 아기라는 그의 경험으로부터 젖을 떼어야만 했다. 또는 스스로 떼어야만 했다. 그의 부모들 역시 닉에게 다가오는 변화들과 관련해서, 즉 그의 독점적인 권리들을 포기해야만 하는 그의 고통뿐만 아니라, 새로운 아기의 형이 되는 그의 즐거움에 대해 상실감과 아마도 죄책감을 포함하는, 복잡한 감정들을 가졌을 수 있다.

닉의 행동은 그가 어머니의 임신을 알게 된 후로 아주 놀랍게 변했다. 심지어 새로운 아기에 대해 정식으로 "듣기" 전에 그의 놀이는 현재 일어나고 있는 일에 대한 감각을 갖고 있음을 암시했다. 그는 일반적으로 철도에, 그리고 특별히 "탱크 엔진 토마스"에 열정적인 관심을 갖게 되었다. 이 관심은 매일 기차를 타고 일하러 가는 그의 아버지와 밀접하게 연관되어 있었다(닉의 어머니는 닉이 아빠가 하루 종일 기차 위에 머물면서 일을 한다는 생각을 갖고 있다고 여겼다; 즉 그의 "일"은 기차-위에-있는 이상적 상태를 의미했다.) 닉의 놀이의 많은 부분은 흥분해서 기차를 터널 안으로 밀어 넣고, 다시 그것을 꺼내는 것에 초점이 맞춰지기 시작했다. 한편 그의 어머니와 그의 관계도 바뀌고 있었다. 그는 그의 아버지가 사용하는 것과 똑같은 이름으로 어머니를 부르기 시작했고, 갑자기 말을 하고 기술들을 조숙하게 습득함으로써 어머니를 기쁘게 했다. 그는 "다 자란 아이가 되는 것"에 대한 어울리지 않는 보상을 얻는 경향이 있었다. 그것은 마치 그의 어머니가 또 다른 아기를 위한 여지를 남겨놓기 위해 그가 더 큰 소년이 되기를 필요로 했던 것 같았다. 이것은 때로 닉의 보다 유아적인 욕구들을 간과하도록 이끌었다.

새로운 아기에 대한 불안 반응으로 보이는, 닉의 매력과 조숙함은 빠르게 증가했다. 그는 늘 새로운 능력과 언어적인 민첩함으로 그의 어머니의 마음을 얻는 데 숙련되어 있었다. 그들 사이에는 많은 즐거운 상호교환들이 있었다. 예컨대, 닉은 한 주간의 요일들을 암송함으로써 박수와 미소를 받곤 했다. 그의 좀 더 혼합된, 심지어 화난 감정들은 그의 놀이에 그리고 어느 정도는 그의 증가하는 수면 장애에 국한되어 있었다.

한번은, 관찰자가 도착한 후 얼마 되지 않아서, 닉의 어머니는 차를 준비하러 부엌으로 갔다. 닉은 "기차"라는 말과 함께 「장난감 탱크 엔진 토마스」를 허공에다 흔들기 시작했다. 그리고는 그의 아버지의 안락의자 위로 기어 올라가서, 기차를(의자의) 등 뒤로 던졌다. 그는 "가버렸다"고 신이 나서 외쳤다. 그는 어머니가 방으로 돌아오자, 흥분한 상태로 자신이 간신히 균형을 잡고 그 위에 서있는, 의자에서 팔걸이를 통해 기어내려가기 시작했다. 그녀는 그에게 가서 착하게 행동하라고 말했다. 닉은 약간의 죄책감과 함께, 하지만 유혹적인 웃음과 함께 자리 위로 건너뛰었고, "밥스 밥스"(그의 아버지가 자신의 아내에게 사용하는 애칭)를 즐겁게 외치면서 위 아래로 뛰었다. 그녀는 그에게, 의자에서 내려오라고 단호하게 말했다. 그는 마지못해 그렇게 했지만, 그녀가 등을 돌리자마자 다시 의자 위로 기어 올라갔고(다시 그의 아버지가 보통 앉는 의자), 그 의자의 등 부분을 잡고는 앞뒤로 난폭하게 흔들기 시작했다. 그의 어머니는 "안 돼, 나쁜 행동이야"라고 몇 차례 말했지만, 닉은 주목하지 않았고, 계속해서 몸을 흔들었고 웃었다. 그의 어머니는 좀 더 긴급하게 "안 돼"라고 말했다. 그녀는 그를 들어올려, 그것이 얼마나 아빠를 화나게 하고 당황하게 하는 것인지를 말하면서, 어떤 일이 일어날 수 있는지를 보여주기 위해 의자를 쓰러뜨렸다, 닉은 내던져진 기차를 불안하게 바라보았고, 의자가 빨리 다시 세워지기를 원하면서, "세워"라고 말했다.

시간이 흐르면서 닉은 그의 어머니가 그에게 보여주려고 시도하고 있던, 「집 안에-새-아기를-갖기」라는 책에 보통의 방식대로 집중할 수가 없는 것처럼 보였다. 갑자기 그는 "토마스"라고 말했다. 그의 어머니는 토마스가 어디에 있느냐고 물었다. 닉은 처음에는 의자를, 그리고는 창문 밖을 가리켰다. 그는 피아노로 갔고, 다시 "토마스"라고 말했다. 그의 어머니는 "오, 너는 내가 토마스의 곡을 연주하길 바라는구나"라고 말했고, 그렇게 해주었다. 닉은 더 행복해보였고 다른 곡들, 즉 우편배달부 팻 등을 요청했다. 잠시 후에, 그는 다시 초조해졌고, "토마스"라고 중얼거리기 시작했다. 그는 만화책인 「탱크 엔진 토마스」를 집어 들었고, 다양한 기차들의 다양한 부분들을 가리키고 그것들의 명칭을 말하면서, 열심히 그것을 연구하기 시작했다. 그의 어머니는 그의 어휘가 풍부한 것에 대해 기뻐하는 것 같았다. 그때 그녀는 그에게 그 날 아침에 일어났던 일을 관찰자에게 말해주라고 요청했다. 닉은 매우 뚱해 보였다. 그는 "울었다"고 말했고, 더 자세히 말하려고 하지 않았다. 그는 갑자기 그의 만화를 남겨두고는, 더 불안하게 "토마스"라고 몇 차례나 반복해서 말했다. 그의 어머니는 토마스가 어디에 있느냐고 다시 물었고, 닉은 이번에는 의자로 달려가, 그의 엔진을 되찾기 위해 의자 뒤로 거의 필사적으로 몸을 끼워 넣으려고 시도했지만, 성공하지 못했다. 그는 호소하듯이 그의 어머니를 바라보았고, 그녀는 의자 가까이 와서 엔진을 그에게 찾아주었다. 그는 흥분해서 빙빙 돌며 춤을 추었고, 그의 엔진을 선로 위에 놓고는 그것을 앞뒤로 그리고 터널을 통과하도록 밀기 시작했다. 그리고 그는 조심스레 엔진에다 객차를 부착했고 나중에는, 조용히 그리고 마치 뒤늦게 생각난 것처럼, 객차에 작은 트럭도 부착했다. 그러는 동안 그는 혼잣말을 하고 있었다: "터널", "화물차, 화물 싣기." 그 말이 의미하는 요지를 이해한 그의 어머니는 그의 아빠가 어디에 있는지를 그에게 물었다. 닉은 "기차"라고 기쁘게 말했다.

이 짧은 발췌문은 새로운 아기에 대한 닉의 불안과, 부모들과의 관계에서 발생하는 그의 복잡한 감정들을 둘러싼 몇몇 가능성들을 암시한다. 어려운 상황을 다루는 한 가지 방식은 아빠를 제거하고(버려진 엔진), 그를 대신해서 의기양양하게 성(城)/어머니의 주인이 되는 것(의자 위에서 뛰고 흔들기)이다. 그러나 그가 느끼고 있는 것에 대한 증가하는 불안으로 보이는 것을 그가 다루려고 시도하는 방식을 주목하는 것은 흥미롭다. 그는 추방된 엔진에 대해 상실감과 죄책감을 경험하기 시작하고 있는 것처럼 보인다. 그는 그것에 대한 상징적인 대체물(토마스의 곡과 만화책)을 찾으려고 시도하지만, 이것들은 단지 제한된 효과만을 갖고 있고, 엔진 그 자체를 확인해야 할 필요성은 더 커진다. 해결책은 어머니와 아빠가(아마도, 그들이 그의 통제 아래 있을 수 있다는 확신을 주는 환상과 함께) 기차와 터널로서 함께 있도록 허용하는 것이다. 배제되거나 뒤에 남겨진 것으로 느끼지 않기 위해, 그는 자신의 "객차"를 아빠/엔진에 부착하고, 그리고 나서는 다소 감동적으로, 아기/트럭을 뒤에 덧붙인다. 그가 "화물차, 화물 신기"라는 말로 무엇을 의미했을지 흥미롭다. 그의 어머니의 반응은 그가 아빠들이 어머니들과 하는 것이라고 생각하는 것을 서술하고 있음을 암시한다.

그러한 일련의 사건들은 아버지를 추방하고 어머니를 독점하고 싶은 오이디푸스적인 감정들과 상당히 성공적으로 분투하고 있는 닉의 모습을 보여준다. 그는 또한 새 아기에 의해 대체되는 것에 대한 공포와도 싸우고 있다. 그는 놀이에서 스스로를 배제하는 것을 통해서 배제되는 것에 대한 그의 불안을 숙달하려고 시도하고 있다. 그는 이 걱정스러운 환상들과 동일시들을 선별하기 위해 상징적 표상들(엔진, 터널, 차, 트럭)을 사용한다. 그가 아버지를 정복했다는 경험과 마찬가지로, 어머니와의 관계에서 아버지의 자리를 차지했다는 그의 성급한 흥분도 오래 유지될 수는 없는 것으로 드러난다. 부재한 "아버지"가 현존하는 박해자로 변함에 따라, 닉은 추가적인 상징적 놀이를 사용해서 불안을 피하고자 시도한다. 그의 전능적 통제에 대한 느낌과 그것이 실패하고 있다는 그의 공포는 엔진을 혼자서 되찾을 수가 없어서 어머니의 도움을 요청할 때에만 줄어든다. 이 지점에서 닉은 안도감뿐만 아니라 죄책감을 포함한 우울한 감정을 거쳐야만 한다. 그가 아빠를 제거하길 원했다는 것은 환상 속에서 그가 실제로 그렇게 했다는 공포로 바뀌었지만, 어머니가 그녀의 마음속에 아빠를 갖고 있고 그를 다시 데려올 수 있다는 발견은 그에게 안도감을 주었다. 엔진이 그에게 안전하게 되돌아왔을 때, 그가 삼각관계를 숙고하는 것, 그것을 부지런히 상징적으로 처리하는 것, 그리고 마지막으로 새 "아기"에게 있을 자리를 허용하는 것이 다시 가능해졌다.

이러한 일상적인 사소한 에피소드에서 우리는 분리와 상실에 대한 불안들과 상징들을 형성하는 능력 사이의 관계를 아주 분명하게 볼 수 있다. 놀이와 말을 통해 자신의 염려들을 상징적으로 표현하는 그의 능력을 촉진시킨 것은, 부모 커플에 의해 뒤에 남겨지는 것과 그 커플을 강제로 침범하는 것 모두에 대한 닉의 염려이다. 그는 그가 행하는 방식 안에서 부모와 그 자신 모두를 표상할 수 있을 만치 충분히 그의 부모로부터 분리된 자기를 이미 발달시켰음이 분명하다.

그가 상징을 사용하는 것은 그가 매 순간 실제 부모들을 사용하지 않아도 괜찮게 되는 하나의 방식이다. 닉은 이제 그 자신과 다른 사람들 사이의 관계들을 나타내는 데 말과 장난감을 사용할 수 있다. 그러나 강력한 불안이 지배할 때, 그의 죄책감과 상실에 대한 공포 역시 너무 심각해지는데, 그때 장난감들은 실제로 그것들이 한 때 표상했던 사람들로 느껴지게 된다. 장난감들과 사람들은 동등시되고, 닉은 그의 어머니가 그를 구출하러 올 때까지 놀이를 계속할 수가 없게 된다.2)

이와는 대조적으로, 세살 먹은 쌍둥이인 새미의 치료에서 가져온 자료는 초기 불안에 대한 좀 더 어두운 그림을 제공한다. 그것은 증가된 압력 하에서 이 힘든 감정들을 표현하기 위한 상징적인 양태가 빈번히 깨지는 모습을 보여준다. 그에게 환상은 너무 쉽게 현실로서 느껴지곤 했다. 우리가 방금 닉에게서 보았듯이, 짧은 시간 동안뿐만 아니라, 좀 더 확장되고 놀라운 방식들

---

2) 상징적 표상과 상징적 동등시 사이의 이 구별은 "Notes on Symbol Formation"에서 Segal, H(1957)에 의해 최초로 이루어졌다.

로, "그런 척 하는 것"과 "실제로 그런 것" 사이를 거의 구분할 수 없었다.

새미는 매우 힘들게 삶을 시작했다. 그는 조산으로 태어났고, 그의 어머니와 쌍둥이 자매가 집으로 간 후 두 달 동안이나 병원에 입원해 있어야 할 정도로 심각한 신체적 문제들을 갖고 태어났다. 그의 어머니는 출산 후에 심하게 우울했고, 오랫동안 새미가 죽을 거라고 확신했다. 새미는 그의 첫 3주를 인큐베이터에서 보냈고, 그 후에도 여러 번이나 단기 입원치료를 받아야만 했다. 그는 그의 어머니가 그에게 젖병 대신에 컵을 사용해서 먹이기 시작했을 즈음에 시작된 그의 악몽들 때문에 치료에 의뢰되었다. 그의 어머니가 그를 진정시키고 그의 박해받는다는 느낌을 좀 더 견딜만한 것으로 만들려고 시도하면서 긴 시간을 보내지 않고서는, 거의 하루 밤도 그냥 지나갈 수 없었다. 그녀는 그가 잠에서 깨어났을 때 종종 그녀를 위안을 주는 인물이 아니라, 두려운 인물로서 경험하는 방식을 서술했다. 이것이 그녀의 고통을 증가시켰다. 행복하고, 수다스러운, 낮-시간의 새미와 공포에 질리고, 폭군 같은 밤-시간의 새미는 철저하게 다른 아이 같았다. 그가 작은 유아로서, 무력할 뿐만 아니라 자주 어머니에게서 신체적으로 분리되는 일을 겪었던 이전의 새미와는 달리, 그는 이제 위안을 주는 어머니의 현존을 요구할 수 있었다. 그 역시 어머니가 그의 죽음의 공포를 담아낼 수 있는 정서적 능력을 갖고 있지 않다는 것을 감지했을 수도 있다. 왜냐하면 그때 그녀는 죽음의 공포에 사로잡혀있었기 때문이었다.

시간이 지나 그가 자신의 치료사를, 매력적이고 재잘대는 "새미"뿐만 아니라 고약하고, 더러우며, 파괴적인 "소년"을 견딜 수 있는 사람으로서 경험하기 시작하면서, 지금까지는 그의 악몽에 국한되었던 그의 내적 세계가 가진 두려운 성질이 회기들 안에서 출현하기 시작했다. 보통 "더럽고, 깨무는 악어"나 그의 쌍둥이 자매인 "제니"에게, 혹은 그의 봉제 인형들 중의 하나인 "스펜서"에게 전가되는 난폭한 환상들이 등장하기 시작했다. 그는 놀이에서 "나"라는 대명사를 사용하는 일이 거의 없었는데, 그것은 새미가, 이 단계에서, 그의 분노와 공격성에 대해 책임을 지는 것이 거의 불가능했기 때문이었다. 어느 순간에라도 마녀 같은 나쁜 인물로 변할 수 있는, 좋은 모성적 인물의 유혹에 대한 오이디푸스적 불안과 분명하게 연결된 원시적이고 박해적인 공포들이 표현되었다. ("아주 많은 마녀들이 솥 안에 소년을 집어넣고 개구리-수프로 만들어 모두 먹어버릴 것이다.") 거기에는 또한 점점 더 거대하고, 늘-지켜보며, 벌을 주는 "신"으로 표상된, 다른 두려운 인물들에 의한 징벌의 공포들도 있었다.

새미의 "신"과 그의 삼키는 마녀 인물들의 역할과 기능은 원시적 초자아라는 정신분석적 개념과 많은 것을 공유하는 것으로 보였다. 그런 자료의 빛에서 볼 때, 클라인이 그녀가 치료한 어린 아이들의 내적 세계들 안에서 발견한 괴물 같은 두려운 인물들, 즉 그녀가 초기 초자아를 구성하는 것으로 간주한 인물들은 프로이트 이론에서 말하는 고전적 오이디푸스 콤플렉스의 산물이라기보다는, 실제로 그것의 시작을 알리는 것임을 어렵지 않게 이해할 수 있다. 단순하게 말해서, 프로이트의 견해는 아동이 실제 외적인 부모들을 향한 그의 열정적이고 살해적인 감정들을 갖는 것이 너무 불안해질 때, 그는 그것들을 외부 세계 안으로 버리지만, 동시에 그것들에 대한 관계를 보유하기 위해서 초자아와 자아 이상으로 알려진 것에 대략적으로 일치하는 그것들의 버전들을, 검열하거나 격려하는 내적 현존들의 형태로 내면화한다는 것이었다. 다른 한편, 클라인은 그의 실제 부모들과 아동의 관계가 아무리 열정적이거나 살인적이라고 해도, 그러한 관계가 새미가 다루어야만 하는 원초적이고 공포스런 종류의 형상들에 대응하려고 시도하는 것보다는 더 낫다고 느꼈다. 따라서 아동은 그러한 박해적인 내적 부모의 형상들, 혹은 그녀가 "원상들(imagos)"이라고 부른 것을 피하기 위해서, 그의 외적 부모들을 향한 사랑하고 증오하는 감정들을 강화하기 시작할 것이다.

비록 많은 점에서 극단적이지만, 새미의 힘든 경험들과 그것들을 다루려는 그의 시도들의 본성은 어린 아동들의 보통의 내적 과정들과의 연속체 안에 있다. 필요한 사람으로 느껴지는 사람을 상실하는 것을 견디는 능력은, 비록 어머니가 물리적으로 함께 있지 않더라도, 그녀는 죽은 것이 아니고 또한 영원히 사라진 것도 아니라는 "앎"으로부터 온다: 설령 그녀가, 현실에서든 환상에서든, 아버지와 함께 있다고 해도, 그것이 어린 아이가 전적으로 배제되는 것을 의미하지는 않는다는 사실. 그는 시야에서 사라질 수는 있지만, 마음에서는 사라지지 않을 수 있다. 분리와 상실을 견디는 것은, 우리가 이미 알고 있듯이, 충분한 시간 동안 "생각하는 젖가슴"을, 즉 그녀 자신이 상실과 궁극적으로 죽음의 공포를 견딜 수 있음으로 해서 아이 안에 있는 같은 공포를 이해할 수 있고, 자신의 현존에 대한 아이의 욕망 안에서 필요와 탐욕을 구별할 수 있는 어머니를, 정신적으로 그리고 정서적으로 사용할 수 있는 것에 의해 도움을 받을 것이다. 새미는 처음에 이런 사용 가능성을 박탈당했을 뿐만 아니라, 나중에도 그의 어머니는, 아이의 불안은 차치하고서라도, 그녀 자신의 불안을 거의 감당할 수가 없었다.

새미의 공포와 욕망이 휴일 동안 치료사가 그를 볼 수 없을 때마다 매우 심해졌던 것은 놀랄 일이 아니다. 이럴 때 그의 질투하는 살인적인 느낌들은 매우 압도적인 것이 되었다. 두 주간의 휴가 이후에 가진 첫 회기에서 가져온, 다음의 발췌문은 대상의 부재가 그의 오이디푸스적 불안들과 유기 공포들에 어떻게 작용하는지를 분명하게 보여준다. 이것들은 비록 그것들이 취약하고 장애 입은 어린 소년에 의해서 강하게 느껴지거나 분명히 표현되지는 않을지라도, 모든 아동들이 공통으로 갖고 있는 불안이다.

새미는 회기에 봉제인형인 스펜서를 가져왔다. 그는 불안하게 스펜서가 약간 뚱뚱하다고 말하면서 그리고 자기 자신의 배를 흘깃 보면서, 치료사에게 스펜서를 좋아하느냐고 물었다. 그리고는 스카치테이프를 자르고 그 조각들을 다시 붙이기 시작했는데, 그러는 동안 그는 창문을 닦으려고 한다고 말했다, "창문에 끔찍한 것들이 있어요." 무엇이 창문을 더럽게 만들었다고 생각하느냐고 묻자, 새미는 더 심하게 불안해하면서, "내 생각에 그것은 망치, 아니, 사다리 ... 아니, 사람.. 아니, 선생님의 남편이에요"라고 대답했다. 그는 더러운 것을 문질러 떼어내려고 시도했지만, 그것이 창문 바깥쪽에 있다는 것을 깨닫고는 거의 미친 상태가 되어 치료사와 그녀의 의자를 발로 차고, 발을 구르면서, "폭탄들," "폭탄들"이라고 외쳤고, 그의 모든 장난감들을 사방으로 던지기 시작했으며, 방 안의 쓰레기통을 팽이처럼 돌리면서, "다 죽여 버리겠어"라고 말했다.

그의 치료사는 휴일 동안에 새미가 자신에 대해 치료사가 느꼈을 감정들에 대해 얼마나 염려했는지("선생님은 스펜서를 좋아하세요?")를, 그리고 그가 단절됨과 다시 만남의 경험(스카치테이프를 자르고 연결하기)을 어떻게 재연했는지를 알고 있었다. 그녀는 또한 그의 고통의 강도가 그녀가 함께 하지 않았던 두 주간 동안에 그녀가 함께 보낸 사람에 대해 그가 가졌던 환상들과, 몇 주 전에 우연히 보았던 유리창을 닦고 있는 사람을 그가 정신적으로 연결시킨 데서 온 것임을 깨달았다. 새미가 제거할 수 없었던 유리창의 얼룩들은 그가 치료사의 삶이나 관계들을 통제할 수 없다는 느낌, 그리고 자신이 뒤에 남겨졌다는 느낌과 관련해서, 그를 필사적이 되게 만든 것으로 보였다. 그녀는 "남편"과 함께 그를 배신했고, 그것은 다른 모든 사람들과 마찬가지로 그녀를 죽이고 싶어 하게 만들었고, 그 결과 그는 더 이상 이 끔찍스런 감정들을 간직할 필요가 없게 되었다.

그녀가 이런 내용을 그에게 말하자, 새미는 차분해지기 시작했다. 그는 발로 차고 소리 지르는 것을 멈추었고, 마침내 어질러진 것들을 치우기 시작했다. 그는 사용하지 않은 스카치테이프 "조각들"은 버리고, 쓰고 남은 크레용들은 보관하기로 결정했다: "이것은 잡지에요"라고, 그는 중요하게 말했다. "그것은 내 작업에 필요한 거에요." [전에 새미는 그의 아버지가 매일 직장에 잡지를 가지고 갔다고 설명했었다.] 그는 다음 회기들의 날짜들과 시간들을 전례 없이 명료하게 말하는 것으로 회기를 끝냈다.

새미는 자신의 치료사를 그의 분노, 질투 그리고 고통 등의 견딜 수 없는 감정들을 견딜 수 있는 사람으로 경험하는 것을 통해서, 그리고 그녀가 그 감정들에 의해 지배되거나 행동에로 내몰리지 않은 채, 그 감정들을 받아들이고 안아줄 수 있다는 것을 깨닫는 것을 통해서, 그의 "생각하는" 자기와 다시 결합할 수 있었다. 휴일 동안에 그의 배제됨의 감각을 상기시키는 것을 만날 때, 그는 편집-분열적인 종류의 유아적인 공포 상태에 의해 압도되곤 했다. 그는 고통 받고 있는 자신의 부분을 그의 치료사에게 투사함으로써 내적인 상황을 외재화하려고 시도했고, 그때 치료사는 샘의 자기의 아기 부분과 동일시했는데, 이는 샘의 무의식적인 희망에 따른 것이었다. 치료 회기는 새미의 감정들과 행동들의 의미에 대해 생각할 수 있는 안전한 시간과 장소를 제공했다. 그의 치료사는 수용적이고 이해적이 됨으로써(비온이 말하는 "몽상"), 새미의 과도한 불안의 느낌을 분산시키고 "그 불안에 대해 생각한 것"을 그에게 되돌려주고, 그럼으로써 의미 있는 고통의 버전을 갖게 해주었다. 처음에 그는 깨어졌다는 느낌(스카치테이프의 조각들)과 배제되었다는 느낌(사다리 위의 남자에 대한 생각들)을 격렬하게 거부해야 했지만, 이제 그는 그것들을 좀 더 다룰 수 있는 형태로 되돌려 받고, 그의 우호적이고, 적응적인 자기를 재-확립할 수 있었다. 그는 이 노력에서 직업-세계에서의 그의 아버지와의 일시적인 동일시에 의해 도움을 받았다. 아마도 그 결과로서, 그는 그의 회기들의 시간들과 날짜들을 분류하는 그의 새로-발견된 능력으로 표현된, 앞으로 나아가는 작은 발걸음을 내딛을 수 있었을 것이다. 새미의 성인과의 일시적인 동일시는, 그의 인상적인 정신적 민첩함과 함께, 진정으로 이루어진 발달적 단계의 증거인지(그가 자신의 불안을 소화할 수 있었기에), 아니면 불안을 숙달하는 데 사용되는, 유사-성숙의 일시적인 모습을 나타내는지는 이 짧은 내용에서 추론될 수 없다. 많은 것이 당시의 상담실 내의 감정과 어조에, 그리고 뒤에 이어지는 분리와 상실 경험들의 성질과 협상에 달려있다.

그 결과, 오래 지나지 않아서, 아버지의 출장에 따른 오랜 부재의 영향 아래, 새미의 불안은 매우 끔찍스럽고 박해하는 남자/

남편/사람에 대한 공포가 되었고, 점점 더 폭력적이고 성적인 것으로 보이는 행동으로 분출했다. 그는 다시금 그의 치료사를 죽이겠다고 위협했다: "이 모든 게 선생님의 남편, 남자 그리고 잔인한 옛 나 자신 때문이에요." 새미는 질투의 느낌과 소유욕을 다루는 일에서 대부분의 소년들보다 훨씬 더 힘든 시간을 보냈다. 어머니와 충분히 안전한 관계를 결코 가져보지 못한 그는, 때로 그녀를 공유하는 것이 견딜 수 없다고 느꼈다. 그의 쌍둥이와 무언가를 공유하는 것은 그가 마지못해 참아야 했던 것으로 보였지만, 어머니의 애정에 대한 어떤 요구의 인식도, 그의 치료사와의 관계에서 실연된 고통스런 적대감을 불러일으키면서, 그에게는 견딜 수 없는 것으로 느껴졌다.

발달은 모든 단계에서 일종의 애도과정을 포함하고 있고, 이 점에서, 젖떼기 과정 혹은 오이디푸스 콤플렉스는, 엄밀하게 말해서, 결코 "해결"되는 것이라고 말할 수 없다. 그것들은 다른 시간에 그리고 다른 수준에서 다시금 반복적으로 재-작업되는 것이다. 다행스럽게도, 새미는 어린 나이에 그의 충동들과 공포들에 대해 배우고, 그것들을 이해하기 시작하는 기회를 가질 수 있었다.

아동이 다섯 살이 될 때, 여기에서 서술된 초기 오이디푸스 불안들은 아동과 부모 사이의 보다 뚜렷한 삼각관계 투쟁들에 양보할 것이고, 초기의 내적 형상들이 지닌 과도하게 적대적이고 잔인한 특징들은 줄어들기 시작할 것이다. 일부 아동들은 기질과 경험의 복잡한 상호작용에 따른 결과로서, 이러한 어려운 시기와 타협하는 데 다른 아동들보다 더 많은 어려움을 겪을 것이다.

이 초기 시절에 내적 격정들과 애착들을 처리하는 것이 가능한 정도가 이제 내딛어야 하는 주요한 외적 발걸음에 매우 중요한 영향을 미칠 것이다: 학교에 가는 것. 어떤 아동들은 소규모의 놀이집단 환경 안에서 기꺼이 분리하고, 공유하며, 친구를 사귀고, 다른 어른들을 믿으며, 함께 참여하는 것을 시험해보는 경험들을 이미 가졌을 것이다. 그러나 이제까지 이룩한 내적 습득의 내구성을 의미 있게 시험하는 것은 "본격적인" 학교생활의 시작이다. 삶의 이 단계를 시작하고, 감당하는 것에 대한 각 아동의 준비성은 이 장에서 논의된 발달과정의 본성과 결과에 매우 크게 의존할 것이다.

상실을 견디고, 변화의 위험을 감수하며, 경험을 넓히고, 관계를 확장하는 능력은 아기와 어린 아동이 처음에 일차적인 관계 안에서 경험한, 그리고 나중에 새롭고 도전하는 노력들을 통해서 여전히 약한 자아를 지지하고 격려하는 자원들로서 기능하는, 담아주기와 안전함의 정도에 기초되어 있다. 그 안전감은 그것 자체가 좋고 나쁜 경험 모두를 견디고, 그것으로부터 배울 수 있는, 그리고 그 결과, 세계-안의-자신에 대한 아동의 변화하는 감각과 관련해서 발달하고 성장할 수 있는, 담아주는 현존에 대한 사용가능성에서 온다. 그러한 현존에 대한 내적 경험은 그때 발달하는 자기의 핵이 된다.

제 6 장
잠재기

"공기는 저음의 합창으로 끈적거렸고
댐 바로 아래에서는 배가-불룩한 개구리들이
교미를 하고 있었다.
잔디 위에서 그것들의 느슨한 목들은 마치 돛처럼
펄럭거렸다. 어떤 놈들은 펄쩍 뛰었다:
철썩 그리고 퐁당 떨어지는 것은 외설스런 위협이었다.
어떤 놈들은 마치
진흙 수류탄들처럼 자세를 잡고 앉아서,
퉁명스런 머리들로 방귀를 뀌고 있었다.
나는 역겨웠고, 돌아서서 도망쳤다. 위대한 점액의 왕들은
복수를 위해 거기에 모여 있었고, 나는 알았다.
만약 내가 손을 담갔더라면 그것에
알을 낳았을 거라는 것을."

Seamus Heaney

 이 장의 목적은 아이의 인격 발달에서 "잠재기"로 알려진 마음 상태의 본성과 기능을 탐구하는 것이다. "잠재기"로 특징지어지는 연대기적인 시기는 대체로 5세에서 11세까지의 초등학교 시절에 해당한다. 그러나 "잠재기의 정신성"은, 어떤 특별한 이유들로 인해, 만약 인격이 발달적으로 이른 시기에 속한 기능의 양태를 계속 유지할 필요가 있거나 그것으로 되돌아갈 필요가 있

다면, 그 후의 어느 나이에서도 그 개인에게 존재할 수 있다. 각각의 아동은 삶의 이 단계에 대한 자신만의 고유한 경험을 가질 것이지만, 학습과 행동의 특정한 양태들, 즉 근저에 있는 아동의 연령대에 맞는 과제들과 밀접하게 관련되어 있는 양태들이 우세해지는 경향이 있다. 처음에, 나는 잠재기에 관한 이론적인 개념들과 그 연령대의 특징적인 불안들과 문제들 모두를 예시해주는 임상사례들을 제시할 것이다. 이 장의 후반부에서는, 아동에 관한 문헌의 일부 측면들, 특히 잠재기 동안의 마음 상태의 복잡성들을 생생하고 명료하게 보여주는 문헌들을 탐구할 것이다. 이 측면들은 또한 이야기들과 상상(make-believe)이 이 연령 집단에 특별히 해당되는 발달적 장애물들과 협상하는 아동의 능력을 풍부하게 해주는 창조적이고 상상적인 방식들을 강조한다.

가장 일반적인 의미에서, 잠재기는 오이디푸스 콤플렉스의 혼란스런 열정들이 5세경에 가라앉기 시작하는 시기와, 11세나 12세경에 사춘기의 시작과 함께 저 열정들이 다시 출현하는 시기 사이에 위치한다. 잠재기는, 그 단어가 암시하듯이, 아동이 다가오는 주요 심리-성적 변화들에 대비하기 위해 자원들을 끌어 모으는 동안, 그러한 열정들이 잠시 동안 잠복해 있을 필요가 있는 시기이다. 이 정서적 자원을 마련하는 것이 이 시기의 중심적인 과제이다. 동시에 그것은 개별 아동에게, 예컨대, 5세에 학교에 가는 것과 11세에 "큰 학교"에 가는 것을 고려하는 것 같은, 심리-사회적인 과제들을 수행할 수 있게 해주는, 충분히 강한 내적 정체성의 감각을 제공해준다.

비록 많은 아이들이 보육원이나 다양한 탁아소 환경들에서 이미 시간을 보냈을 테지만, 다른 종류의 분리, 즉 더 광범위한 영향을 미치는 더 공식적인 분리의 시점이 다가온다. 가족 관계들은, 비록 그것들이 아동의 세계에서 여전히 중심적이지만, 그럼에도 불구하고 그것들은 더 넓은 친구관계들, 학교에서의 생활, 집이 아닌 다른 곳에서 짧게 머무는 삶 등을 포함하도록 약간 느슨해지기 시작한다. 이러한 사회적 과제들이 성공적으로 성취되는지는 그것들에 앞선 정서적 동요가 통제되었다고 또는 통제될 것이라고 느껴지는 정도에 달려있다. 만약 그것이 그렇다면, 아동은 그에게 열리기 시작하는 사회적 세계를 상상력을 갖고 탐구하고, 즐겁고 부지런히 그 세계에 자유롭게 참여할 것이다. 기술들을 증가시키고 정보를 모으는 흥분되는 경험은 새로운 종류의 번성이다. 그러나 예컨대, 신체적인 불평들, 갑작스런 공포증들, 섭식 장애들 등을 통해 표현되는 근저에 있는 불안들은 결코 예외적인 것이 아니다. 이것들은 내면과 외부 모두에서 기원하는 공포들에 대한 경직된 방어 패턴들로 귀결될 수도 있다. 아동은 보통 외부 세계의 도전들을 걱정스러울 뿐만 아니라, 자극적인 것으로 경험하기 때문이다. 그는 또한 위험한 내적 상황들, 다룰 수 없거나 통제할 수 없는 것에 대한 공포, 가능한 한 거리를 둘 필요가 있는 불안들로 느껴지는 것으로 인해 무의식적으로 힘들어질 수 있다. 이러한 위협들은 어느 정도 이 연령대의 아동들 대부분이 느끼는 것이다. 때로 그것들은 소심하거나 강박적인 성향을 촉진하기도 한다. 그것들은 아동을 주도성을 갖고 탐구하지 못하도록 억제하고, 자기의 좀 더 상상력 있는 측면을 제한하며, 이 시기에 특징적인 반복적이고 단조로운 활동들을 결과로 가져온다. 그러한 활동들이 과장되고 극단적이 될 때, 아동은 열정이나 창조적 흥미를 결여할 수 있고, 지루함에, 그리고 심지어 무관심에 사로잡힐 수 있다. 그러나 질서를 세우기, 즉 "…에 대해서"와 "어떻게"를 배우는 것의 좀 더 온건한 표현들에서는 매우 뚜렷한 즐거움과 성취의 감각이 드러날 것이다. 그런 아동들은 세상을 다루는 증가하는 능력을 즐기고, 그들의 활동은 가까운 어른들에게서 관심과 고무를 불러일으킬 것이다.

일부 아동들의 잠재기는 청소년기의 폭발적인 성적 갈등들을 다루는 데 필수적인 내적인 힘을 제공해주지 못하는데, 그들의 그러한 제한된 정신성은 성인기로 이어질 수 있다. 그런 경우들에서, 절차와 방법에 주의를 기울이는 것은 계속해서 방해하는 정서들로부터 자기를 보호하는 데 달려 있다. 환자인 아담스 부인은 정확하게 이러한 내력을 보여주었다. 과도하게 경직된 잠재기가 그녀의 성인기 깊숙이 이어지면서, 그녀의 삶에서 즐거움과 생명력을, 그리고 그녀의 직업-세계의 좁은 관심들 너머에 대한 어떤 진정한 관심도 고갈시켰던 것으로 보인다. 아담스 부인은 항상 매우 세심하게 옷을 입었고, 30년 동안 성공적인 여성 사업가로서 살았다. 그녀는 60대가 되어 공황 발작들을 겪기 시작하면서 치료를 찾았다. 그녀는 이러한 급성 불안의 상태들을 그녀가 7세였을 때, 그때까지 본 적이 없는 가족과 지내야했던 전쟁시기와 연결시켰다.[1) 공황 상태가 발생한 날은 그녀가 자신의 남편을 정말로 사랑하지 않았고 그와의 관계에서 결코 성적으로 만족한 적이 없었다는 사실을 처음 인정한 때인, 결혼 30주년 기념일과 일치했다.

비록 그녀가 자신의 어려움들을 서술할 수 있었고, 그것들 안에서 그녀 자신의 역할에 대해 인식할 수 있었지만, 아담스 부인

---

1) 1939년에 John Bowlby, Eric Miller 그리고 Donald Winnicott은 전시 대피 정책에 수반된 분리의 종류가 아동들에게 미치는 정신적 위험들을 지적하기 위하여 British Medical Journal에 기고했다. 그들은 그러한 분리들로 인한 정신적 손상의 위험은 도시에 남는 것이 가져올 수 있는 신체적인 위험을 능가한다고 제안했다. 다음을 보라. British Medical Journal,(1939), 16th of December, pp. 1202-1203. 또한 다음을 보라. Rustin and Rustin, M. & M.(1987) "Inner implications of extended traumas: Carrie's War", in Narratives of Love and Loss: Studies in modern children's fiction, London: Verso.

은 자신의 불만과 불평의 소모적인 이야기에 아무 감정도 담을 수 없었다. 그녀는 자신이 남편의 불행에 일부 책임이 있을 수 있다는 것을 인식할 수 있었다. 그녀는 또한 자신이 자녀들과도 냉담한 관계만을 유지했다는 것을 인식할 수 있었다(그녀의 치료사는 그녀의 자녀들에 관해서 그들의 나이와 손자 손녀의 나이 이외에 아무것도 알 수가 없었다). 그녀는 그들을 향해 거의 어떤 정서도 느낀 적이 없었다. 그녀 자신의 아동기에 관해서는 전쟁 시에 대피하면서 겪었던 공포 외에는 기억이 거의 없었기 때문에, 알려진 것이 별로 없었다. 그녀는 그녀의 치료사가 제안한 모든 것에 실제적이고, 상식적이며, 다소 경멸적으로 반응했고, 회기들 안에서 감정을 갖고 참여하는 것이 자산이라기보다는 방해가 된다고 생각하는 것처럼 보였다.

대체로 그녀는 거의 꿈을 꾸지 않았지만, 치료 후 1년쯤 되었을 때 그녀가 처한 곤경의 일부를 드러내는 것으로 보이는 꿈을 보고했다.

그녀가 살고 있는 집의 부엌 창문 밖에 불이 났고, 그녀는 불안했다.

이것이 그 꿈의 전부였고, 아무런 생각들도 연상들도 없었다. 회기 안에서 한참 후에야 아담스 부인은 지난 수년 동안 그녀가 부엌 창문을 통해 보았던 것과 동일하게, 두 번에 걸친 실제 화재가 있었음을 기억해냈다: 한 번은 좀 떨어진 곳에서 일어났고, 다른 것은 훨씬 더 가까운 데서 일어났다. 이 정보에 비추어볼 때, 그 꿈은 그녀의 인격의 불같은 부분(성적인 암시들을 갖는)이 그녀의 집/마음(혹은 결혼생활?)에 너무 가까워지는 것에 대한 불안과, 큰 불이 모든 것을 파괴하는 것에 대한 불안을 암시하는 것으로 보였다. 아마도 심리치료가 그녀가 자신의 삶의 많은 부분을 희생하면서 자신을 보호하고자 했던, 청소년기 혹은 유아기의 것과 같은 위험하고, 화난, 성적 감정들을 불러일으키기 시작한 것 같았다. 이러한 감정들은 순응, 존경 그리고 효율성의 갑옷을 입도록 그녀를 위협했고, 그러한 갑옷 안에서 정서들은 그녀의 좀 더 취약하고 발달되지 않은 자기를 괴롭히지 않도록, 분리되고, 떨어져 있고, 조직화되었다.

아담스 부인은 그녀의 치료사의 제안들을 마치 그것들이 그녀가 연구주제, 즉 그녀 자신에게 적용할 수 있는 과학적 자료의 일부인양 취급했다. 혹자는 그녀가 전시에 부모로부터 떨어져 있을 때 외상적인 붕괴를 겪었는데, 그것은 그녀가 회복할 수 없었던 경험이었다고 추측할 수 있을 것이다. 그 결과, 그녀는 그녀의 외적 자기를 위해 비교적 잘 봉사했지만, 그녀의 인격발달에 커다란 손상을 입힌, 침투할 수 없는 방어구조들을 발달시켰다.[2]

중년의 신체 안에 거하는 마음의 잠재기 상태에 대한 이 이야기는 실제로 잠재기 아동인, 10세 소녀 비키의 첫 회기에 대한 치료사의 서술을 생각나게 한다.

비키는 나의 반대 편 카우치에 앉아서 기다리고 있었는데, 그녀의 짧은 머리카락은 단정하게 빗겨져 있었고, 커비 머리핀이 꽂혀 있었다. 그녀는 그녀가 자주 조정했던 무릎까지 오는 하얀 양말을 단정하게 신고 있었다. 그녀는 어깨에 걸쳐 있는 줄에 매달려있는 작은 지갑을 갖고 있었다. 그녀는 예의바르고 다소 부드럽게 말했지만, 친근한 눈

---

[2] 아담스 부인이 스스로를 벽으로 가두어야 했던 정도는 심지어 이차적-피부 혹은 편집-분열적 방어 체계의 측면에서 서술될 수도 있다(4장을 보라). 그럼에도 불구하고, 나는 그녀의 기능 양태가 특히 경직된 잠재기 아동의 그것과 너무 많은 공통점을 가졌다는 점에서, 여기에서 그녀를 서술한다.

빛으로 그리고 상대방을 기쁘게 하려는 열망을 갖고서 나를 바라보았다. 비키는 이러한 신체적 외모와 태도에 대한 설명을 자신이 살았던 집들과 시기들, 그녀의 가족 구성원들의 외모, 그리고 그녀의 집에 있는 방들의 물리적 위치의 측면에서 행해진 그녀 자신에 대한 설명과 병렬시켰다. 그녀는 인형놀이를 했는데, 그 놀이에서 인형들은 반듯하고 정적인 선을 따라 배열되어 있었다. 하지만 그녀는 회기의 끝부분에 어머니의 최근의 결혼에 대한 연상들로서 출현한, 두 개의 재앙에 대한 이야기를 서둘러 말해주었다. 첫 번째 것은 그녀의 아버지 역시 결혼했지만, 그의 새 아내의 어머니가 사고를 당해서 돌봄을 필요로 하는데, "병원은 시도는 했지만 그녀를 위해서 아무것도 할 수 없었다"는 내용이었다. 두 번째 것은 그녀의 어머니의 결혼식에 참석했던 한 친구가 병원에 있는 그녀의 아픈 아기를 방문하러 가는 중에 경미한 자동차 충돌 사고를 당했다는 내용이었다. 비키는 "여기에 오는 데 긴 시간이 걸렸고, 오는 길에 시끄러운 소리를 들었으며, 지하층을 얼핏 보았어요"라는 말로 우리의 첫 만남을 마무리했다. 비키는 마침내 자신의 재앙들에 대해 말할 수 있는 장소를 발견했다는 안도감을 무의식적으로 표현하고 있는 것 같았고, 또한 그녀의 어려움들이 놓여 있는 영역을, 즉 "지하층을 얼핏 보았다"는 것을 말하고 있는 듯했다.[3]

파괴적 충동, 죄책감에 물든 공포, 재앙을 포함하는 것으로 보이는, 감지되었지만 알려지지 않은 것들, 무시무시한 것들을 이

---

[3] 나는 이 사례와 관련해서 비키의 치료사에게 감사를 표한다. 하지만 그녀와 연결이 닿지 않아 정식으로 감사를 전할 수가 없었다. 모든 다른 사례들에서처럼, 이 사례에서도 환자의 프라이버시를 위해 가명이 사용되었다.

처럼 얼핏 본다는 것은 꿈에서 대화재의 장면을 얼핏 본 것과 같아보였다. 하지만 비키는 분명히 불안하기는 했지만, 아담스 부인보다는 그녀의 문제들을 다룰 준비가 훨씬 더 잘되어 있었고, 그것들이 그녀의 인격 안에서 굳어지기 전에 그것들을 탐구할 수 있는 기회를 가졌다. 아담스 부인의 반응과는 대조적으로, 그녀가 초기 시절에 겪었던 일련의 붕괴들과 분리들에 대한 비키의 반응은 실패한 것이었다: 그녀는 학습장애와 분노발작의 문제로 치료에 의뢰되었다. 그녀의 부모는 오래되지 않아 헤어졌고, 두 사람 모두 최근에 새로운 파트너를 찾았다. 비키는 그녀의 어머니가 이제 곧 새로운 아기를 가질 것임을 발견했다. 이 아기에게 자신의 자리를 빼앗기는 것에 대한 그녀의 불안은 명백했다. 치료에서 그녀는 처음부터 치료사가 자신만을 보고 다른 아이들은 일체 보지 않기를 바란다는 소망을 전달했다. 그녀는 첫 회기에서, 그녀가 치료실에서 다른 아이들의 사물함들을 발견하고는, 그리고 오후 4시에 그녀를 만난 다음에 다음 날 오전 8시에 다시 만날 때까지 치료사가 자신의 집에서 지낸다는 것을 깨닫고는, "저는 상담하는 아이가 저만이 아닐 거라고 생각했어요"라고 슬프게 말했다.

이 첫 회기 동안에 비키는 지역 커뮤니티 센터의 내부를 "매우 상세하고 정확하게" 그리는 일에 몰두했는데, 그 센터에는 특징적으로 단정한 화분 식물들과 꽃병들이 여러 줄로 놓여있는 가게가 있었다. 그녀는 그림을 그리면서, 다른 가게가 있던 공간으로 막 이사해온 새 가게에 대해 자신의 의견을 말했다. 그 자료는 만약 다른 사람들이 이사를 나간다면, 그 자리는 그녀 자신을 위한 공간이어야 한다는, 혹은 만약 그녀가 이사를 나간다면, 거기에는 다른 한 사람을 위한 공간만이 있을 수 있다는, 비키의 생각을 강조하는 것으로 보였다. 그녀의 그림들은 모든 것을 정적이고 통제 하에 있는 상태로 유지하려는, 그리고 살아 나와서 그녀를 밀쳐버릴지도 모르는 아기들에 대한 그녀의 불안과 거리를 유지하려는 소망을 암시했다.

비키의 초기의 어려움들과 그녀의 부모가 헤어졌다는 사실은 그녀의 부모 이미지들에 대한, 그리고 나중에는, 환상이든 현실이든, 그들 각자의 파트너들과 새로운 아기에 대한 격렬한 질투와 시기의 공격들을 완화시켜주는 종류의 충분히 현존하고 변함없이 담아주는 존재를 결여했다는 것을 의미한다. 그녀는 자신의 초기 불안에 대해 어머니의 주의를 끌려는 그녀의 분노한 시도들을 배가하는 것으로 반응했던 것으로 보인다: 비명지르기와 물건 집어던지기. 그 결과 그녀는 그녀가 가장 두려워했던 것, 즉 그녀의 어머니 편에서의 분노와 철회 그리고 그녀의 아버지 편에서의 무관심을 초래했다. 그녀의 불안을 적어도 얼마동안 받아줄 수 있는 어머니를 갖지 못한 채, 비키는 잠재적으로 유익한 경험을 내면으로 들이거나 사용하는 능력을 결여했던 것으로 보인다. 그녀의 배우는 능력과 상상하는 능력은 최소 수준으로 축소되었던 것으로 보인다. 그 능력들은 성적 욕망을 갖고 있는 살인적인 어린 비키가 그녀의 치료사에게 그리고 치료 과정에서 그녀 자신에게, 감당할 수 있고, 수용될 수 있으며, 심지어 이해될 수 있는 존재라는 사실에 대한 증가하는 증거와 함께, 오직 서서히 출현하기 시작했다.

외적 현실에 엄격한 질서를 세우고 통제하고자 하는 비키의 강박은 그녀를 집요하게 공격하는 위험한 충동들과 거리를 두는 수단이었다. 그러나 그녀의 행동은 진정으로 발달적인 방식으로 그녀에게 도움이 되지 않았다. 대조적으로, 비키보다 덜 붕괴된 초기 경험을 가진 아동의 경우, 정리하고, 배열하며, 분류하고, 양을 재는 활동들은 또한 상당한 정도로 학습하고, 기술을 획득하고, 지식의 범위와 흥미 모두를 확장하는 것을 포함할 수 있다. 이러한 새로운 성취들은, 부분적으로, 감당할 수 없는 자기의 측면들을 의식적인 앎의 영역 바깥에 두는 데 사용될 수 있지만, 그것들은, 그럼에도 불구하고, 비키에게 이전에 가능했던 것보다 더 많은 유연성과 더 많은 성취와 통합의 감각을 허용할 것이다.

* * *

잠재기는, 프로이트의 본래 이론에 따르면, 인간의 성적 발달의 세 시기들 중 하나를 구성한다. 그것은 오이디푸스 콤플렉스가 끝나면서 시작되는 것으로 서술되었고, 생물학적으로 결정된 단계로서 간주되었다. 그리고 그 단계 동안에 성적 충동들은 부재한 것이라기보다는 덜 명백하고 덜 적극적으로 작용하는 것으로 여겨졌다. 프로이트(1905)는 이 시기에 에너지가 성적 목표들로부터 다른 목표들로 옮겨진다고 제안했다:

> 나중에 성적 본능의 경로를 가로막고, 그리고 댐들처럼, 그것의 흐름을, 즉 혐오, 수치의 감정들 그리고 심미적이고 도덕적인 이상들에 대한 요구들을 제한하는 정신적 세력들이 세워지는 것은 이러한 전적인 또는 부분적인 잠재기 동안이다. [p. 177]

프로이트는 그가 문화적 성취와 관련해서 극히 중요한 것으로 간주했던, 이 관심의 전환에다 "승화"라는 이름을 붙여주었고, 그것의 시작을 성적 잠재기에 위치시켰다(p. 178). 댐들 또는 제한하는 세력들은 교육의 산물이라고 여겨지지 않았다. 오히려 교육의 더 적절한 역할은 이미 놓여진 심리적인 선들을 따라가는 것이고, 그것들에게 어느 정도 더 분명하고 그리고 깊은 인상을 남기는 것이라고 생각되었다(p. 178).

오이디푸스 콤플렉스의 용해와 초자아의 출현 사이의 연결은, 만약 부모에 대한 리비도적이고 공격적인 애착들이 너무 방해하는 것으로(그리고 징벌을 위협하는 것으로) 느껴지는 바람에 외적 인물들로서의 그들을 포기해야 한다면, 그때 부모를 아주 잃지 않을 수 있는 한 가지 방법은 내사 과정을 사용해서 그들을 내면에 두는 것이라는 아이디어 안에 놓여있다(5장, p. 68을 보라). 그때 부모들은 한편으로 사랑하고 격려하는 현존들("자아-이상" 측면들)과, 다른 한편으로 징벌하고 두려움을 주는 현존들(좀 더 고전적으로 거세하는, 또는 양심에-짓눌린 "초-자아")의 혼합물로서, 아동의 내적 세계의 일부가 된다. 프로이트가 그리고 나중에 특히 클라인이 지적했듯이, 이러한 내적 인물들은 현실적인 삶에서의 실제 부모들과 그들의 견해들 및 태도들과 정확히 일치하지는 않는다. 왜냐하면 내적 인물들은, 사랑이든 미움이든, 부모에 대한 아동의 가장 초기의 투사물들을 담고 있기 때문이다. 따라서 아동과 어머니를 독점하고 싶은 갈망 사이에 끼어 있는 바람에 미움 받은 아버지는 아동의 내면에서 그가 실제로 그랬던 것보다 혹은 소망했던 것보다 훨씬 더 미워하고 징벌하는 인물로서 경험될 수도 있다. 이러한 무의식적인 불안들과 관련된, 검열과 비판에 대한 공포들은 특별히 이 연령대의 공통된 특징으로서, 종종 자위에 대한 강렬한 분투와 연결되어 있다. 왜냐하면 일반적으로 아동의 마음속에서 이 내재화된 부모들이 아동의 성에 반대하는 것으로 느껴지기 때문이다. 여기에서 내사적 활동에 대한 강조는 매우 중요하다. 왜냐하면 그것은 이 지점에서 특별히 분명한 용어로, 인격의 성인 부분의 발달이 아동이 훨씬 더 내적으로-지향된 관계 양태를 받아들이기 위해 외적인 오이디푸스적 연결들을 떠나보내기 시작하는 것에 달려 있음을 나타내기 때문이다.

    유아기 마음 상태들에 의해 대부분 지배되는, 생애 첫 5년간의 열정들과 폭풍들이 지나간 후에는 상대적인 안정성에 대한 필요가 있는데, 그것은 아마도 학교에 가는 것에 의해 요약되는, 시도되지 않은 경험들과 불안들로 가득한 외적 상황의 새로운 요구들을 다루기 위해서일 것이다. 아동은 이번에는 전적으로 새로운 범위의 심리적 스트레스의 원천들을 다루어야 할 것이다. 가족과 외부 세계와의 관계에서 자신을 더 많이 인식하게 되면서, 아동은 또한 자신이 갖지 않은 것과 할 수 없는 것에 대해 더 많이 알게 된다. 그는 그가 필요하다고 생각하는 것보다 더 적은 부모의 관심을 받을 수 있다; 그는 자신이 조숙하게 더 어린 형제자매들에게 양보해야 한다고 느낄 수 있다; 그는 이제 부모(들)의 세계의 더 넓은 측면들을 알게 되면서, 자신이 배제되는 것을 두려워할 수 있다. 그는 예컨대, 신발 끈을 매는 것에서처럼, 그의 기술의 한계를 인정해야만 한다; 혹은 읽고 쓰는 것, 또는 다른 과제들을 수행하는 것에서의 어려움들. 세상이 그것의 풍부함과 다양성을 갖고서 자체를 개방할 때조차도, 그것은 더 감질나게 하고 더 좌절을 주는 것이 될 수 있다.

    그때 거기에는 내부와 외부 모두에서 기원하는, 잠재기 아동에 대한 특별한 압력들의 조합이 존재한다. 정신적으로 그는 그토록 강렬한 감정들을 쏟아 부었던 외부 인물에게 덜 전적으로 의존하면서, 내적 인물들과 더 안전하게 관계 맺는 상황으로 이동할 수 있는 기회를 갖는다. 이 이동이 얼마나 잘 이루어지는가는 부모 인물들을 내재화하고 동일시하는 그의 능력에 달려있다. 그것은 또한 이 인물들이 지배적으로 호의적인지 아니면 악의적인지에, 그리고 그들이 얼마나 호의적으로 또는 악의적으로 느껴지는지에 달려있다. 이런 방식으로, 아동은 그 자신의 내적 세계를 갖고 있다는 느낌을 경험하기 시작한다. 그리고 그 세계 안에서는 돌풍들과 폭풍들, 쾌락들과 열정들이 개별 인격, 즉 그 자신에게 속한 것으로 인식되기 시작한다. 이러한 인물들의 내재화는 과도한 성적 혼란을 막고 아동으로 하여금 현재의 압력들과 다가오는 사춘기의 압력들을 다룰 수 있게 해주는, 정신적 장치를 제공하는 데 필요한 발달적 분투의 일부이다.

이러한 내적 변화들과 분투들이 외적인 사회적 도전들—협력하고, 공유하며, 친구를 사귀고, 분리해야 하는—에 의해 더 혹독해질 때, 특별한 전략들이 채택되는 경향이 있는데, 그것들은 "잠재기" 정신성이라고 서술되는 것을 발생시키는 원인으로 작용한다. 이 단계에서 그러한 전략들은 종종 기술들과 지식의 습득에 초점을 맞추는 학습의 종류와, 자기를 알고 이해하는 것과 관련된 학습의 종류를 나눌 수 있다(7장을 보라). 이미 제안된 이유들로 인해서, 더 넓고 더 복잡한 경험들을 다루는 데 필요한 새로운 능력들을 지원하기 위해, 이제 "...에 대해" 배우는 양태가 더 지배적이고 눈에 띄게 된다.

개인을 다가오는 삶에 효과적으로 준비시킬 수 있는 종류의 안전한 잠재기를 "확립하는 것"은, 부분적으로, 목표를 바꾸어야만 하는 본능적 에너지(무의식적인 불안들과 충동들의 측면에서)의 세력에 달려있다. 따라서 그것은 그 에너지가 얼마나 엄격하게 인격의 나머지 부분과 따로 유지되는지, 혹은 억압되는지에 달려있다. 만약 한편으로, "근저"의 내적 세력들과 "대화재"의 위협이, 그리고 다른 한편으로, 학교와 가족에서 오는 외적 압력들이 과도하게 충격적인 것으로 느껴지지 않는다면, 그 에너지는 확장되고 유용한 종류의 학습과 발달을 촉진하는 데 사용될 수 있을 것이다. 그러나 만약, 비키의 경우에서처럼, 자기의 이러한 영역들이 너무 압도적인 것이 된다면, 그때는 과도하게 밀폐되고 정서적으로 닫힌 마음의 상태가 지배할 수 있다. 정신적 고통을 방어하기 위하여 취해진 수단들이 그 과제에 부적절한 것으로 느껴진다면, 강박 그리고 불안이나 짜증을 분출시키는 경향이 발생할 수 있다.

* * *

9세인 죠는 조숙하게 읽을 줄 알고 퍼즐을 할 수 있는, 영리하고, 활기차며, 또렷하게 표현하는 어린 자기의 상태에서 좀 더 큰 아이로 옮겨가는 과정에서 학교 공부에나 일반적인 세상사에 대해 별 흥미를 느끼지 못하는 자기의 상태로 변한 것으로 보였다. 그는 조용하고, 불안하며, 철수한 그리고 소통하지 않는 아이가 되었다; 자세가 경직되고 표정이 슬픈 아이. 사려 깊음과 격앙 사이를 오고간 후에, 그의 부모는 그를 치료에 데려왔다. 그의 치료에서 오래지 않아 그의 불안들의 본성이 분명히 드러나기 시작했고, 또한 그 불안들을 막으려고 시도했던 그의 실패한 방법 역시 실연되기 시작했다.

죠는 그의 삶의 초기 동안에 부모의 직장 사정으로 인해 돌보는 사람이 자주 바뀌고 부모들로부터 떨어져야만 했던 일로 고통을 겪었던 것으로 드러났다. 이 단계에서의 그의 지적 및 언어적 조숙은 방어적인 측면을 가졌을 수 있다. 아마도 그것은 진정한 그리고 그의 인격에 봉사하는 발달이라기보다는, 그 자신을 지탱하고 부모들에게 어떤 인상을 줌으로써 그들을 자신에게 묶어놓으려는 시도를 구성하는 것이었다. 그가 8세였을 때 학교를 바꾸었는데, 그것은 그가 전혀 감당할 수 없는 정서를 불러일으켰던 것으로 보인다. 새롭고 익숙하지 않은 모든 것에 대한, 그리고 일반적으로 상실과 분리에 대한 깊은 불안이, 가족과 지나치게-친밀하게 얽히는 문제와 가족에서 벗어나 친구를 사귀지 못하는 무능력과 함께, 모습을 드러내기 시작했다. 그는 모든 초기의 변화들과 부재들에 대해, 마치 그것들에 대한 모든 책임이 자신에게 있다고 느끼는 것처럼, 죄책감을 보이기 시작했다. 이것의 근저에는 죽음에 대한 강렬한 공포가 놓여 있었는데, 이것은 처음에는 꿈들에서 그리고 그 다음에는 좀 더 의식적인 불안들에서 나타났다.

아래의 상호교환이 발생했을 즈음에, 죠는 그가 칠판에 종종 쓰곤 했던 하나의 체계를 그의 회기들 안에 확립했다. 그의 치료시간은 깔끔한 범주들로 나뉘어졌다:

오후 4시에서 4시 5분까지 나의 문제들에 대해 말하기;
오후 4시 5분에서 4시 35분까지 내가 해오고 있는 것에 대해 말하기;
오후 4시 35분에서 4시 50분까지 놀이하기.

시간표의 제목은 "내가 하는 것, 일정표"였다.

이 구조는, 비록 형식은 극도로 기계적이지만, 그럼에도 불구하고 죠가 그것 안에서 더 많은 탐구를 감행할 수 있는 하나의 경계를 제공하는 것으로 보였다. 때때로 그는 "놀이하기"에다 "나의 꿈들에 대해 말하기"를 덧붙이곤 했고, 이따금씩은 "나의 느낌들"에 5분을 할당하곤 했다. 이번에는 4시 35분에 죠는 다음과 같이 말했다:

"나는 죽는 것에 대한 꿈들을 꾸어왔어요. 지난밤에 나는 죽는 것에 대한 꿈을 꾸었는데, 정말로 죽은 것은 아니고

땅속에 묻히는 꿈을 꾸었어요. 나는 꿈에서 깨어났고, 노크 소리를 들었으며, 내가 관 속에 있다는 것을 알았어요."

"노크하는 것"에 대해 질문을 받았을 때, 그는 그것은 "누군가가 들어오려고 시도하는 것 같았어요"라고 말했지만, 그 꿈에 대한 다른 생각들은 갖고 있지 않았다. 그의 치료사는 그 꿈이 그가 바라는 만큼 살아있지 않다는 느낌, 즉 마치 그가 살아있는 동안에 무언가가 죽임을 당한 것처럼, 그가 죽은 마음의 상태 안에 갇혀 있다는 느낌에 관한 것일 수도 있다고 제안했다. 아마도 노크하는 사람은 그에게 와서 그를 만나고, 그가 살아나도록 돕는 사람이기를 바랐던, 그의 치료사를 나타냈을 것이다.

죠는 그녀를 열심히 바라보았고, "예, 지난밤에 나는 단지 잠을 이룰 수 없었어요. 밤 10시에 잠자리에 들었지만, 새벽 3시에도 여전히 깨어 있었죠. 나는 죽을까봐 너무 무서웠어요. 내 맥박이 멈출 것이고, 사람들은 내가 죽었다고 생각할 것이며, 나를 파묻을 것이라고 생각하고 있었어요"라고 말했다. 그의 치료사는 이러한 것들이 정말로 무서운 걱정들이라고, 그가 실제로 죽지는 않을지 그리고 사람들이 그를 죽었다고 생각하고 포기하지는 않을지와 같은 생각들은 모두 두려운 걱정들이라고 동의했다. 이 시점에서 죠는 점점 더 동요되었고, 자신이 "사형집행인"(Hangman)이라는 놀이를 해도 되느냐고 물었다. [이것은 다른 사람이 마음속에 생각한 단어나 구절을, 그 단어나 구절의 철자를 구성할 수도 있는 서로 다른 알파벳 글자들을 제시하는 것을 통해 맞추는 게임으로서, 각각의 틀린 추측은,

그림이 완성되기 전에 정답을 알아맞히지 못하면, 그 인물/"추측한 사람"을 처형하는 교수대 구조의 부가적인 부분이 된다.] 죠는 그의 감정들에 대해 이야기하는 것이 "너무 염려가 된다"고 말했다. 그의 "사형집행인" 놀이에 등장하는 구절은 "죽는 것과 깨어나지 못하는 것에 대한 걱정"으로 드러났다. 그의 염려들이 문자 그대로 "재연되는" 과정에서, 그것들은 어느 정도 엷어진 것으로 보였다. 회기 종료 5분 전에, 죠는 앉은 자세로, "이제 마지막으로, 나의 감정들에 대해 말할 차례에요"라고 말했다. 그는 일정표를 지키게 된 것과 제때 집에 도착할 수 있게 된 것에 대해 만족해하는 것처럼 보였지만, 갑자기 다시 의심스러워했다. 그는, 자신의 아빠가 이제 막 더 좋은 직장을 새로 얻어서 자랑스럽다고 짧게 말했다. 그의 치료사가 그는 그의 부모가 그를 자랑스러워 할 수 있도록, 아버지처럼 성공하지 못할지도 모른다는 생각 때문에 걱정하고 있는 것 같다고 제안했을 때, 고개를 끄덕였고, 생기가 없어졌으며, "나는 어떤 다른 감정들도 갖고 있지 않아요"라고 말했다. 그는 이것에 대한 증거를 찾기 위해 내면을 살펴보는 것 같았고, 그리고는 "그래요, 나는 아무 다른 감정들도 갖고 있지 않아요"라고 말한 다음, 마지막으로 "사형집행인" 게임을 하자고 요청했다.

죠는 죽은 마음의 상태 안에 갇히는 것과 다시 살아서 나올 수 없는 것에 대한 공포를, 또는 갇힌-어린-소년을 알아보지 못한 채 죽은 것으로 간주되는 것에 대한 박해적 공포를 분명히 드러냈다. 그는 또한 이러한 공포들이 그가 아주 조금밖에 모르는 좀 더 공격적인 충동들, 즉 뒤에 남겨지거나 버려지는 것에 대한 유아기 분노와 공포에서 유래하는 충동들과 밀접하게 연관되었을 수 있음을 보여주었다. 그가 더 어렸을 때 인식되거나 이해되지 않았던 무의식적이고, 징벌적이며, 살인적인 감정들(사형 집행인-죠)이 지금 모습을 드러내고 있었고, 그의 발달하는 인격에 커다란 손상을 입히면서까지 그것들을 막아내기 위해 일정 범위의 경직되고 강박적인 기제들을 요구하고 있었다.

그와는 대조적으로, 10세인 애니는 문제가 훨씬 덜 심각한 어린 소녀인 것으로 보였다. 그녀는 집에서는 다소 고립되어 있었지만, 학교에서는 우수한 학생이었다. 그녀의 염려들은 그녀가 사촌들과 함께 휴일을 보낸 후에 집으로 돌아올 때까지는 전혀 알려지지 않았다.

그녀는 공감해주는 교사에게 자신이 학교에서 친구를 사귀지 않는 것과 괴롭힘을 당하는 것에 대한 걱정들을 갖고 있고, 가장 특별하게는 그녀가 집을 떠나 있는 동안 그녀의 부모가 헤어지는 것에 대한 걱정을 갖고 있다고 말했다. 그녀가 이것에 대한 공포를 통제할 수 있다고 느낀 유일한 방법은 그녀 자신을 죽이는 것이었다. 그녀는 예외적인 명료성과 함께 이 공포가 주로 그녀의 어머니를 잃는 것과 관련되어 있다고 말했다. 그녀는 그것을, "나를 끌어당기는 물속의 강한 급류와 같은 것이고, 아무리 시도해도 그것으로부터 도망칠 수 없는 느낌"이라고 서술했다. 그 교사는 그것이 매우 심각한 문제라고 동의했고, 애니가 죽는 것에 대해 심하게 염려하고 있다는 강한 느낌을 받는다고 말했다. 그녀는 집안에서 그녀를 제외하고는 그 누구도 그것에 대해 걱정하는 것으로 보이지 않았기 때문에, 그가 그렇게 말하는 것이 이상하다고 대답했다. "나는 너무 무서워요. 그것은 더 이상 존재하지 않는 것과 같아요. 그것은 말하자면, 아침 우유 같은 거예요. 우리는 단순히 그것을 갖지 못할 수도 있고, 또 언제 그것이 도착할지 모르죠. 내 말은, 나는 80살까지 살지도 모르고, 혹은 지금 주차장으로 가다가 차에 치어 죽을지도 모른다는 뜻이에요. 나는 그것이 언제 일어날지 알 수 없어요."

이 대화에서, 비록 그녀 자신은 자신이 말하고 있는 것이 지닌 함축들을 전혀 알지 못했지만, 나중에 그녀의 살인적인 충동들이 아주 명백하게 드러났다.

그녀는 자신이 다른 아이들이 괴롭히는 것에 대처하기 위해 칼을 가지고 다니기 시작했고, 다른 선생님이 그것을 발견하고 그녀에게서 칼을 압수할 때까지 그렇게 했다고 서술했다. 이것은 그녀가 종종 얼마나 격분했는지에 대한 서술로, 그리고 그것이 단순히 사라지기를 바라면서, 그녀가 그것을 어떻게 숨길 수 있었는지에 대한 서술로 이끌었다. 그 격분은 아무도 그녀를 원하지 않았고 그녀가 무언가로부터 배제되었다고 느꼈을 때 일어나는 것처럼 보였다. "나는 마치 내가 혼자 남겨지고 무시 받는 것처럼 느껴요." 그렇게 말하는 동안, 애니는 집과 학교 그리고 그녀의 부모의 직장 사이의 거리들이 정확하게 측정되고 표시된, 그 지역의 지도를 아주 세심하게 그리고 있었다.

죠의 경우에서처럼, 애니도 매우 직접적인 그러나 또한 초기 시절로 거슬러 올라가는 불안들을 표현하고 있는 것으로 보인다. 각각의 아동은 겉보기에 초연한 외양이 감추고 있는 열정적인 애착, 남겨지는 것에 대한 공포, 그리고 억압된 분노를 드러내고 있다.

* * *

두 아동 모두는 명백하게 문제를 갖게 되었지만, 그들이 다루고자 시도했던 불안들의 종류들은, 비록 보통은 더 경미한 정도이기는 하지만, 모든 잠재기 아동에게서 볼 수 있는 전형적인 것이다. 마찬가지로, 통제의 방법들 역시, 비록 극단적인 형태로는 아니지만, 우리가 알고 있는 것들이다. 이 시기 동안에 유아기 충동들이 표현되고 처리될 수 있는, 사회적으로 용납되는 통로들이 발견될 것이다. 예컨대, 파괴성은 구조화된 게임들과 규칙들 안에서 명백한 즐거움과 함께 "담겨질" 수 있을 것이다. 파괴 충동들과 용납될 수 있는 사회적 행동 사이의 깨지기 쉬운 경계를 지원해주는 방식으로서, 질서와 훈련에 대한 열망이 종종 발달한다. 지식과 기술의 습득은 무의식적이고 공포스런 내적인 "나쁨"이 효율성과 통제의 증가하는 느낌에 의해 외적 세계 안에서 수선되도록 허용한다. 소년이 아빠와 함께 "물건들을 고치는 것"을 즐기는 경향, 혹은 소녀가 어머니와 함께 요리하고 청소하고 싶어 하는 욕망은, 혹은 그 반대는, 각자가 다른 동일시들을 실험하는 방식들을 나타낼 것이지만, 이러한 활동들은 또한 회복하고 수선하고자 하는 중요한 심리적 욕구를 나타낼 수 있다. 이때 "반동 형성"이라는 기제가 시작되는데, 프로이트와 클라인이 서술하듯이, 그 기제 안에서 적시고 더럽히고 싶은 소망은 씻고 청소하고 정리하고 싶은 욕망이 된다; 깨물고 침 뱉고 싶은 충동은 음식과 요리에 대한 관심이 된다.

***

    일반적인 용어로, 잠재기의 분투는 성적 및 공격적 에너지를 굴절시켜 그것을 다른 유형들의 활동에로 확장하는 데 사용하는 일에 관심을 갖고 있다. 클라인은 "승화"의 창조적인 유익보다 그 과정들이 어린 자아에 미치는 고갈됨과 스트레스를 더 강조하는 경향이 있었다. 그녀는 때때로 나타나는 유보와 불신의 태도를, 그리고 호기심의 억압이 상상력에 미치는 대가를 서술했다. 아동이 똥, 오줌, 방귀에 관심을 갖는 것이 여전히 행복할 수 있는 동안, 좀 더 진지한 성적 질문은 종종 심각한 불안을 일으킬 것이다. 그러한 불안은 히니(Seamus Heaney)의 시, "자연주의자의 죽음"(Death of a Naturalist)에서 생생하게 표현되어 있다. 그는 어린 자연주의자가 개구리-알들을 잼 항아리에 넣어두고 그것들이 부화해서 헤엄치는 작은 올챙이들이 되는 것을 지켜보면서 경험하는 강렬한 즐거움을 상세히 서술한다. 그는 교사인 미쓰 월이 그 정보를 학급의 아이들에게 말해주면서, 개구리 알이 "아빠" 개구리와 "어머니" 개구리 사이의 성적 만남의 산물이라는 사실을 소년들에게 알려주지 않는 것을 서술한다. 일단 그가 두 마리와 두 마리를 함께 넣었을 때, 전체 과정은 어린 히니에게 끔찍한 것이 되었고, 자연주의자로서의 그의 시절은 갑자기 끝이 났다. 그는 성욕에 대한 이러한 직접적인 증거가 작은 소년 안에서 불러일으키는 혐오감과 공포에 대해 말하는데, 자연적인 것에 대한 그 소년의 흥미는, 이 순간까지는, 그 과정들의 현실을 포함하고 있지 않았다:

    들판이 풀 속의 소똥으로 채워지는 어느 더운 날에
      성난 개구리들이 아마가 무성한 댐(flax dam)을 침입했다;

나는 울타리로 몸을 피했다
내가 전에는 들어 보지 못했던 음탕한 개구리 소리로
공기는 저음의 합창으로 끈적거렸고
댐 바로 아래에서는, 배가-불룩한 개구리들이
교미를 하고 있었다
잔디 위에; 그들의 느슨한 목들은 돛처럼 펄럭였다.
어떤 것들은 펄쩍 뛰었다
철썩 그리고 퐁당 떨어지는 것은 외설스런 위협이었다.
어떤 놈들은 마치 진흙 수류탄처럼 자세를 잡고 앉아서,
퉁명스런 머리들로 방귀를 뀌고 있었다.
나는 역겨웠고, 돌아서서 도망쳤다. 위대한 점액의 왕들은
복수를 위해 거기에 모여 있었고, 나는 알았다.
만약 내가 손을 담갔더라면, 그것에 알을 낳았을 것이라는 것을.

마지막 구절에서 암시된 오이디푸스적인 위협은 이 연령대의 소년이 갖고 있는 무의식적인 성적 공포를 놀라울 만치 훌륭하게 표현하고 있다.

사물들의 의미를 아는 것에 대한 저항의 한 측면은 종종 선호되는 학습 양태들에서 반영되고, 정보에 대한 허기와 지식에 대한 갈증 사이의 구별은 특별히 분명해진다(7장을 보라). 멜처(1973)는 이 시기의 특징적인 학습 양태를 다음과 같이 서술한다:

정보를 끌어 모으려는 잠재기 아동의 이러한 욕동은 본성상 매우 사회적인 것으로서, 경쟁, 보여주기, 비밀, 거래를 불러온다. 그러나 거기에는, 물론, 빗나간 습득 형태들도 발생한다: 절도, 신상 털기, 사기. 가치에 대한 분별은 서투르

고, 통찰은 피상적이다. 따라서 아동은 축구선수들과 꽃들의 이름을, 그것들을 눈으로 보는 것에 대한 관심 없이 열심히 암기할 수 있다. 그는 의미에 대한 관심 없이, 시를 외울 수 있다; 인간의 살육에 대한 아무런 생각 없이 전투를 벌인 날짜들; 대문자로 된 철자가 포함되어 있다는 인식 없이 외우는 수도들의 이름들. [p. 159]

장난감 시장과 대중매체는 일반적으로 수집하고, 교환하며, 사고파는 잠재기 경향성을 "현금화하는 데" 민첩한 모습을 보여주었다. 그 경향성은 부분적으로 습득하고자 하는 불안한 탐욕에, 그리고 부분적으로 그들이 살고 있는 세상 속으로 들어가, 그 세상에 어떤 영향을 줄 수 있다고 느끼고 싶은 욕망에 기초해 있다. 그들의 내적 관계들에 대한 무의식적 느낌에 기초해 있는, 세상에 대한 그들 자신들의 버전들을 만들어내는 것을 통해서, 아동들은 또한 개인들로서 서고자 하는 욕구뿐만 아니라, 무엇인가의 "일부"가 되고자 하는 욕구를 충족시킨다. 멜처(1967)가 지적하듯이, 외적 집단의 형성으로 인도하는, 동기간들과의 내적 관계들과 부모들과의 내적 관계들을 분류할 필요성은 다른 사람들과 같은 것을 하고 싶어 하는 이러한 욕망에서 온다.

가족의 삶의 패턴과 성인의 사회적 및 정치적 구조는 서로를 반영한다. 성인의 클럽들, 비밀모임들과 팀들은 역할들과 관련해서는 안정적인 경향이 있는데, 더 공격적이고 상상력이 있는 아동들은 리더(부모의 기능)의 역할을 떠맡는 반면에, 더 약하고, 더 수동적이며, 더 어리거나 덜 똑똑한 아동들은 정해진 규칙들과 절차들에 복종하도록(아동들의 기능) 탄압된다. 전능 통제를 통해 대상관계들을

탈성화하는 성향과 함께, 이 연령 집단의 아동들은 강박적
인 경향성을 보인다. [pp. 96-97]

* * *

사회적 위계질서는 큰 자와 작은 자, 강한 자와 약한 자, 영리한 자와 어리석은 자라는 분류와 범주화에 대한 풍자 안에서 재생산되는 경향이 있다. 범주들의 투박함은 도덕성의 단순성에서 반영된다: 좋은 사람들과 나쁜 사람들; 카우보이들과 인디언들; "그들"과 "우리들." 창조적인 아동문학은 이러한 아동의 좀 더 복잡하고 사려 깊은 부분들에 관해 말하는 것을 통해서, 사물들에 대한 이 양극화된 버전들에 도전하는 경향이 있다.[4] 이것들은 러스틴 부부(Margaret and Michael Rustin, 1987)가 서술하듯이, 개인의 발달에 특별히 가치 있는 정서적 경험에 대한 성찰을 통해 동일시를 가능하게 만드는 종류의 이야기들이다.

대조적으로, 이 연령 집단의 아동들이(특히 학교 일과로 인해 정신적 및 정서적으로 지친 후에) 특별히 노출되는 경향이 있는 만화와 잡지 그리고 TV 프로그램들은 이러한 이미 제한된 사고방식들의 가장 투박한 버전들을 재생산할 뿐이다. 그것들의 인기는 그것들이 이 연령 집단의 표면 아래 가까운 곳에 있는, 반갑지 않은 혼동과 불안을 최소한의 것으로 줄여준다는 사실에 놓여있다. 거기에는 생각 없는 범주들을 희석시키고, 그것들 대신에 덜 제한되고 좀 더 상상력 있는 대안을 격려하기보다는, 그것들의 경직성을 확인해주는 경향이 있다. 하지만 이 습득과 교

---

4) 예컨대, in Phillipa Pearce's Tom's Midnight Garden; E. B. White's Charlotte's Webb; Paula Fox's A likely Place; Nina Bawden's Carrie's War, Lynne Reid bank's The Indian in the Cupboard.

역, 경쟁과 위계, 수집 자체를 위한 수집(축구 스티커들, 성냥갑들, 고무제품들, 구슬들)으로 가득한 이 잠재기 세계는 결코 단순히 성인세계가 희화화된 것이 아니다. 그것은, 특히 더 안정되고 탐구적인 아동의 경우, 그 자신의 세계가 갖는 의미를 발견하기 시작하는 방식을 포함할 수 있는데, 이때 그 세계는 그의 부모들과 가족의 세계와 닮아 있으면서도, 동시에 그것과는 중요하게 다른 것일 수 있다. 거기에는 성인들의 세계와 분리된 그러면서도 단절되지 않은, 그 자신의 세계를 발달시키고자 하는 점점 더 커지는 욕구ㄱ 있을 수 있다. 자기 자신의 경험을 다룰 수 있는 시간이, 즉 그것을 실험하고, 그 결과 자기에 대한 더 강한 느낌을 발달시키기 위한 시간이 필요하다. 폴라 폭스(Paula Fox)의 이야기인, 「있을 법한 장소」(A Likely Place)는 20세기 브루클린(Brooklyn)에서 자신을 위한 한 장소를 찾기 위해 9세 소년인 루이스가 벌이는 투쟁 과정을 서술한다. 사람들을 무장 해제시키는 이 신랄한 이야기는 루이스의 사고과정의 세부사항 안에서, 그의 부모들과 선생님들이 가진 선한 의도들, 즉 진보적인 그리고 궁극적으로 침범적이고 혼동케 하는 의도들에 대한 멋진 대위법(counterpoint)을 제공한다. 루이스는 "그가 찾고 있는 장소가 아직 그의 상상 안에서 내적 표상을 갖고 있지 않기 때문에" 어려움을 겪는다. 학교에서의 그의 문제들 중의 하나는 "거기"(there)와 "그들의"(their)를 구분하지 못하는 것이다. 그의 마음속에 무엇이 있느냐고 질문을 받을 때, 그는 그의 머리의 표면을 생각하는 경향이 있다. 그는 자신과 다른 사람들 사이의 경계가 투과성을 갖고 있다고 생각해서, 잠을 잘 때조차도 항상 양털 모자를 쓰는 것을 통해서 자기 자신을 더 굳건하게 담아내려고 시도한다.

 루이스가 괴짜인 핏츨로우 양에게서 그의 흥미로운 그리고 늘 건설적인 아버지("루이스, 너는 어항에 빠뜨린 배터리에 대해 무슨 계획이 있니?")의 대리물을 찾은 것이 그에게는 얼마나 다행인가. "네 마음속에 뭔가가 있니?" 그녀가 루이스에게 묻는다. "나도 그렇거든." "만약 루이스가 소망을 가질 수 있다면, 그것은 사람들이 그가 어떻게 느꼈는지를 묻는 것을, 또는 그가 느꼈다고 생각되는 것을 그에게 말하는 것을 중지시키는 것일 것이다." 그 소망은 어떤 점에서 핏츨로우 양과의, 그리고 마찬가지로 괴짜인 맷그루가 씨와의 그의 관계를 통해서 실현된 것이다. 이 두 인물들이 아동에게 생각할 시간과 공간을 허용할 수 있는 능력(젖가슴에 도달하는 길을 찾기 위해 아기가 시간과 공간을 갖는 것에 대한 좀 더 나이 든 아동의 등가물인)을 서술함에 있어서, 폴라 폭스는 어떻게 좋은 경험이 내재화되고, 창조적인 발달과 정체성에 대한 느낌의 원천이 되는지를 훌륭하게 설명해준다. 루이스의 경우에서처럼, 선한 의도를 가진 부모들뿐만 아니라, 다른 인물들도 이 연령 집단에서는 아동들을 위한 부모 기능의 중요한 측면들을 수행할 수 있다. 때로는 약간의 정서적 거리가, 부모의 과도한-참여가 미리 배제하거나, 혹은 적어도 제한할 수 있는 종류의 아동의 몰두들이나 정신적 고통에 대한 인식을, 그리고 그것들에의 참여를 허용할 것이다(Rustin and Rustin 1987, pp. 215-224).

일부 아동 문학가들의 소설 속의 세계들은 아동이 그의 마음속에서 갈 수 있는 장소들, 즉 비록 의식적으로는 인식되지 않을 것이지만, 그들의 외적 세계의 과제들과 경험들뿐만 아니라, 그들의 내적 세계의 과제들과 경험들에 대한 반응의 복잡성을 만날 수 있는 기회가 있는 곳들을 제시한다. 이 나이의 아동들이 보이는 다소 조직되고 형태를 갖춘 정신적 및 행동적 경향은, 그렇지 않았더라면 상당히 질서정연한 존재가 되었을 것의 표면을 깨뜨리는, 신비하고 모순적인 충동들에 대한 여지를 거의 주지 않는다. 그럼에도 불구하고, 여러 가지 점에서 창조적인 능력들이 가장 낮은 시기에, 상상력이 "강력한 충동으로 드러나는 많은 증거들이 있다: 그것은 사막에서 사고를 위한 음식을 찾을 것이다"(Meltzer, 1988, p. 17). 일부 아동문학의 변치 않는 본성은 그것이 갖는 지속되는 정서적 중요성을 증언한다. 프랜시스 호드슨 버넷(Frances Hodgson Burnett)은 두 개의 이야기를 통해서 아동들이 가슴 속에 간직하고 있는 내적인 희망과 자기 감각을 살아있는 것으로 유지하는 것에 대해 말한다. 이것은 그들이 씨름해야만 하는, 성인 세상이 그들에게 부과한 외적 환경들의 어려움과 적대감 그리고 이해의 결여에도 불구하고 일어날 수 있다. 그 두 이야기들은 이 연령대의 아동들이 불리한 환경에 직면해서 어떻게 정신적으로 생존하는지를 설명해준다. 분명히 감상적인 측면을 갖고 있는 이 이야기들의 지속적인 특질은 내적인 창조적 능력들을 통해 외적 곤경에서 살아남는 저자 자신의 경험에 토대한 그녀 자신의 능력에서 생겨난다.

「어린 공주」(The Little Princess)에서, "공주 같은" 속성들은 내적 세계의 속성들이다: 이기적이지 않음, 절제, 정서적 관대함이라는 특질들이 생겨나는 선함의 원천들에 대한 믿음; 비하의 이빨 앞에서 존엄성과 자기-가치감을 유지하는 능력; 외부 세계의 외상적 경험들에 굴복하거나, 그 경험들에 의해 압도되는 것에 저항하는 능력. 그 이야기는 탄생과 함께 어머니를 잃은 11세 소녀인 새라 크루에가, 그녀가 존경하고 좋아하는 아버지의 상실을, 그리고 그것과 함께 그녀가 이제까지 즐겨오던 모든 물질적 자원들의 상실을 정서적으로 어떻게 헤쳐 나가는지를 서술한다. 그녀는 곤경을 만난 상황에서, 위로를 받기는커녕 학교 당국에 의해 그녀의 모든 이전의 사치들을 즉시 박탈당하게 된다. 그녀는 하녀로 그리고 빈민으로 잔인하게 취급된다. 그러나 그녀는 주위 사람들의 예상과는 달리, 그녀 자신의 성실성을 보존할 뿐만 아니라, 다른 사람들, 특히 가장 어려운 상황에 처한 사람들의 마음속에 일상적인 굴욕들과 그들의 공유된 제도적 삶의 어려움들을 견딜 수 있는 힘을 발생시킨다.

사라의 지지해주는 특질들은 그녀의 사적이고 고유한 상상의 세계를 살아 있는 것으로 유지하는 것에 뿌리내리고 있다; 그녀의 환경들이 아무리 보잘것없거나 박해적이라고 해도, 그것들에 의미를 불어넣는 그녀의 능력; 성인 세계에 의한 끔찍스런 학대에도 불구하고 삶의 느낌과 목적을 유지하는 능력. 그녀의 내적 탄력성의 핵심에는 상상할 수 있는 그녀의 능력이 있다. 이것은 곤경에서 조증으로 도피하거나 곤경을 부인하기보다는, 곤경을 견뎌내는 방식으로서 기능한다; 고통을 겪어내는 방식. 공주의 은유는 물질적 자원들과 관련되어 있지 않다. 그런 것들은 사라가 보여주는 힘과 무관한 것으로 입증된다. 공주다움은 내적 가치의 문제이다. 그것은 물질적 특질이 아니라 도덕적 특질에 속한 것이다.

「어린 공주」는, 이후의 책인 「비밀의 정원」(The Secret Garden)에서처럼, 마음의 삶은, 특히 만약 그것이 다른 사람 혹은 다른 사람들과 함께 공유된 것이라면, 사랑과 생명의 내적 원천으로서 기능한다는 것을 확실히 보여준다. 사라가 처한 곤경의 궁극적인 해결은, 비록 그것이 고안된 것일 수는 있지만, 19세기 소설의 전통 속에서 찾아야만 한다—더 중요한 정신적 진리를 위해 진실 같은 이야기를 버리는 전통. 상상력의 샘들을 새롭게 하는 능력은 사람들이 그 경험에 스스로를 개방하는 한, 그들과 접촉하고 그들의 삶을 풍부하게 해주는, 지금까지 들어본 적이 없는 깊은 자원들을 제공해준다. 그 책의 처음부터, 사라의 희망들, 공포들, 그리고 열정적인 감정들의 저장소는 그녀의 인형인 에르민트루드였다. 에르민트루드는 효과적으로 담아주는 자가 부재한 동안에 사라의 모든 투사된 소통들을 받아주고 그녀를 위해 그것들을 담아주는 고통을 감수하는 존재로 느껴졌다. 나중에, 더 어리고, 더 힘든 혹은 더 손상된 아동들은 사라를 위해 비슷한 방식으로 기능했다—따라서 일시적으로 그녀 자신의 손상되고 힘든 부분들을 나타내는 것으로 느껴질 수 있는 아동들은 그녀의 인격의 좀 더 적응적이고, 따스하며, 탄력적인 측면들이 우세하도록 만들어주었다.

사라의 궁극적 후원자인 "인도인 신사"는 크루에 씨의 재정적 몰락과 죽음에 대한 책임감 때문에(의도적이지 않은) 여러 해 동안 고통스럽게 후회했던 것으로 드러난다. 그 인도인 신사의 정서적인 회복은 그의 고통의 정도와 보상하려는 그의 욕구의 정도 모두에 관련되어 있다. 대조적으로, 어떤 완화 기능도 소용이 없는 존재로 묘사된, 사악하고, 냉소적이며, 이기적인 민첨 양에 의해 대표되는 몇몇 인물들도 있다. 거기에는 마음의 삶으로부터 효과적으로 배제할 수 있을 정도로 인격의 깊은 곳에 자리 잡고 있는, 재생이 불가능하고 따라서 변화될 수 없는 파괴적인 힘들이 있다는 암시가 있다. 그러한 생각들은 인간 본성에 대해 좀 더 비관적인, 클라인의 후기 개념들과 닮아있다(1958).

실제 삶에서, 보상적인 경향성과 파괴적인 경향성 중에 어느 것이 우세할지의 문제는 내적 및 외적 힘들의 극도로 복잡한 상호작용에 뿌리를 두고 있다. 처음에 그 균형은 유아가 충분히 담아주는 존재를 사용할 수 있었는지, 그리고 그런 존재와의 관계를 지속할 수 있는 능력을 처음부터 가졌는지에 달려있다. 우리가 살펴보았듯이(4장), 내적으로 기원한 것이든 외적으로 기원한 것이든 간에, 과도한 박해 불안은, 그것이 외적 인물이든 내적 인물이든, 누군가와 관계를 맺거나 누군가를 신뢰할 수 있는 기회를 방해한다. 혹은 관계 경험이 부재와 상실의 공포에 오염된 결과, 의존과 헌신이 불가능한 것으로 느껴질 수도 있다. 그때 담아 주는 존재는, 마치 실망시키거나 실패하기로 작정한 사람인양, 연속적으로 시험되고, 심지어 고문되며, 거부될 것이다. 그러한 서술은 젖가슴에 대한 유아의 관계에도, 5세 된 아동이 그의 부모나 그의 일시적인 친구들에 대해 갖는 관계에도, 14세 아동이 동성 및 이성 친구와 맺는 초기 관계에도, 지속적으로 사랑하는 동반지 관계를 확립하고자 하는 성인의 시도에도 적용될 수 있다. 이 후기 경험들의 본성은 더 초기의 것들에 의해, 비록 결정된 것은 아니지만, 깊은 영향을 받을 것이다. 한 사람은 과거의 것과는 정말로 다른 경험들에 자신을 개방하는 능력을 가질 것이고, 다른 사람은 아마도 이해, 후회, 애도, 전진적 움직임이 불가능한 채, 이전 사건들의 끊임없는 반복에 사로잡힐 것이다. 유형들은 반복될 수 있지만, 그것들은 또한 깨질 수도 있다. 잠재기 아동에게 열려지기 시작하는 더 넓은 세계는 이전의 고통과 박탈의 상처들의 치료를 도울 수 있는 관계들을 확립하는 기회들을 제공한다. 그 결과, 통찰의 고통과, 그 다음에 이어지는 결의, 상상 그리고 용기의 고통은 더 큰 통합을 향해 그리고 도덕적 및 정서적 발달을 향해 분투하는 자기를 지원해줄 수 있다. 갱생과 복구에 관한 이 이야기들은 그러한 가능성을 증언한다.

「어린 공주」에서처럼, 「비밀의 정원」에서도 선함과 신실함이 지닌 회복하는 힘을 중심으로 이야기가 전개된다. 이러한 특질들은 이 이야기 안에서 실제 정원이 물리적으로 되살아나는 것에 의해 표상되고 있다(정원에서 발생한 사고로 아내가 죽자 그 죽음이 가져다준 슬픔의 충격 때문에 크레이븐 씨는 그 정원을 폐쇄했다). 이 이야기가 함축하고 있는 것은, 상실과 그것을 견디지 못하는 크레이븐 씨의 외상이 일종의 심리적 죽음을, 즉 감정에 대한 혐오를, 특히 그의 병든 아들인 콜린(정서적으로 박탈되었기 때문에)을 돌보는 데 수반되는 고통스런 감정들에 대한 혐오를 가져왔다는 것이다.

정원과 그것의 재생이라는 은유는 서서히 되살아나는 것, 즉 두 어린 사촌들이 서로 그리고 그들 주변의 몇몇 다른 사람들과의 관계를 통해서 상호적으로 회복하는 효과를 표현한다. 두 아동 모두는 갑작스런 사고로 그들 각자의 어머니를 잃어버림으로써 마음에 깊은 외상을 입었다. 메리 또한 그녀의 아버지와, 아야 그리고 그녀가 인도에서 보냈던 어린 시절의 세계 전부를 상실했다. 각각의 아동은 서서히 발달한다. 그들 각자의 즐겁고, 희망적이며, 현실에 뿌리를 두고 있고, 관대하며, 심지어 수수한 본성의 측면들은 지금까지 그들에게 상당히 낯선 것으로, 정말로 다른 곳에 있는 것으로 보였었다(예컨대, 크레이븐 가족의 집사로 인했던 디콘 가족의 따뜻함과 상식). 점차 이 아동들의 인격의 이러한 측면들은 신체적/정신적 과제가 진행됨에 따라 깨어나고 좀 더 통합되기 시작한다.

이 이야기들 안에는 뚜렷하게 우의적인 특질이 존재한다. 상실의 경험, 특히 어린 아동기에 겪는 한쪽 부모나 양쪽 부모의 상실은 상상력과 창조적 능력의 사용에 따른 정서적 성장의 이야기와 밀접하게 연결되어 있다. 그 이야기들은, 우리가 살펴보았듯이, 일차적으로 도덕적 가치들이 비교적 양극화되는, 단순한 (좋은 사람들과 나쁜 사람들로 나뉘는) 경향이 있는 연령 집단을 위해 씌어졌다. 그 이야기들 안에서는 성인의 세계 역시 무정하고, 착취적이며, 이기적이고(어린 공주), 정서적으로 거리가 멀고, 차가우며, 단절된(비밀의 정원) 사람들과, 따뜻하고, 관대하며, 이타적인(어린 공주), 혹은 지혜롭고, 친절하며, 사려 깊은(비밀의 정원) 사람들로 나뉘는 경향이 있다. 메리와 콜린에 의해 실제로 정원이 복구된 것과 사라 크루에가 가족의 유산을 되찾은 것은 외부 세계의 절박함에도 불구하고, 내적인 자원들에 대한 확인과 복구가 가능하다는 것으로 해석될 수 있다. 따라서 잠재기 아동은 지금까지 많이 고통스럽고, 황량하고, 부정적이었던 경험들에 직면해서도, 좋은, 심지어 탁월한 삶으로 가는 자신의 길을 찾을 수 있다는 희망과 가능성을 발견할 수 있다.

    의미심장하게도, 회복 과정은 비밀의 장소들에서 발생하기 시작한다—사라의 마음의 사적인 "다락방"에서(인도 신사의 하인의 보이지 않는 손에 의해 신비스럽게 제공되는) 그리고 어른의 세계로부터 격리된 메리와 콜린의 자물쇠로 잠겨 있고 담으로 둘러싸인 정원에서. 이것들은, 특히 이 나이 아동들에게 있어서, 성장의 중요한 측면들이 발생하는 사적인 장소들이다. 그것들이 지닌 사적인 특성과 분리되어 있음이라는 요소가, 그들의 실제 위치가 일반적으로 어른들의 세계와 밀접하게 그리고 필수적으로 연결되어 있는 동안에, 비록 일시적이지만, 독립, 통제, 그리고 심지어 숙달이라는 꼭 필요한 감각을 제공한다. 이 연령대의 아동들은 거의 대부분 그들의 사적인 장소들로서, 혹은 그들의 내면세계들의 외적 표현으로서 정원 전체를 필요로 하지는 않는다. 그러나 많은 아동들이, 소설에 대한 반응으로 그들 자신 안에서든, 아니면 동굴, 은신처, 혹은 캠프 등의 외부 세계 안에서든, 어떤 등가물을 찾거나 창조한다. 그러한 은신처들은 외딴 정원의 오두막-문화에서 또는, 좀 더 내밀하고 강렬하게는, 녹슨 볼트들, 판자들 그리고 굽은 쇠붙이가 위안과 향수어린 반추의 섬들을 제공하는 이동식 농막 구조들에서 되살아날 것이다. 바로 그 "자신만의 작은 세계" 안에서 무언가를 만들어내는 것은 실제로 똥을 누는 것만큼이나 중요하다. 이것들은 모두 "자기만의 방"이다―버지니아 울프(Virginia Woolf)가 여성들의 창조적인 능력을 표현하기 위한 필요조건으로 간주한 개인적인 장소/공간. 마음/세계 안의 그러한 사적 장소들은 내면성(interiority)의 또 다른 표현인데, 그 내면성은, 마치 무언가에 몰두하고 있는 아동에게 "티-타임!"이 그런 것처럼, 외부 현실의 긴급성들에 의해 마음의 삶이 끔찍스럽게 침범당할 뿐만 아니라, "가상적인 장소"에서 수행되는 상상의 노력들이 붕괴되는 곳이기도 하다.

아동들에게 있어서, 이러한 장소들을 만들기, 배열하기, 직조하기, 지지대를 세우기, 조직하기(막대기는 여기에, 깨진 컵은 저기에 두는)에서, 또는 이상한 카드보드의 조각이나 단추―탐색의 열매인―를 발견하기에서 느끼는 전율은 성인세계에 대한 그들의 의존을, 무언가를 "훔치는" 흥분에 의해 고조된 행복한 분리됨의 환상과 연결시켜준다. 자신의 중요성에 대한 유사성인적이면서도 열정적인 분위기는 종종 강박적인 특질로부터 창조적인 특질에 이르는 전체 범위 안에서, 목적성, 분주함, 협력뿐만 아니라 위계질서에 대한 감각을 획득한다. 소년들과 소녀들이 떠안는 과제들은 종종 아마도 "건설하기"와 "치장하기" 등의 정해진 틀에 순응할 것이다. 소년들과 소녀들로 하여금 건설하고 봉사하며 공급할 수 있게 하는 활기와 열정은, 집안에서 행해지는 노동 분업의 어떤 영역에서든지, 내적 동일시들과 관계들의 자발적인 표현들로 나타날 것이다. 하지만 그것들은 또한 종종 정확히 그 반대일 수도 있다. 즉, 그것들은 아동들이 사춘기에 들어설 때, 좀 더 성별(gender)-의식적인 분투들을 특징짓는 동일시의 진부한 양태들로부터의 즐거운 해방을 나타내는, 성-역할과 기능의 유동성에 대한 표현들일 수도 있다. 아직은 "말괄량이"가 되는 것이 허용되는 시기의 삶에 대한 기억들은 나중에 이 짜릿한 특권을 포기해야만 하는 소녀들에 의해 매우 소중한 것으로 간직된다. 거기에는 종종 성인 세계와 연결되어 있는 것에 위안을 느끼면서도 그 세계로부터 독립되어 있다고 느끼는 근저의 혼란에도 불구하고, 역할들과 특권들에 대한 확실성과 확인의 감각이, 즉 어떤 것이 "전개되고 있다"(played out)는 감각이 있다.

성장이 가져다주는 의심스러운 유익들에 몰두해 있는 이런 문화에게는, 그것의 현대적이고 더욱 조직된 변화들이 어떤 것이든, 웬디 하우스(Wendy House)의 버전들이 오랫동안 계속해서 매력을 제공할 것이다. 그것은 피터 팬의 매력과 매우 뚜렷한 유사성들을 갖고 있는 세계이다. 성장하는 데 겁을 집어먹은 피터는 "역할"을 현실로 오인했으며, 그것을 삶이라고 믿었다: "그에게는 상상과 진실이 정확히 똑같은 것이었다"(p. 91). "잃어버린 소년들"을 위해 식탁 위에 놓아둔 "상상속의" 음식은 아무런 실제 사고도 제공할 수 없었다. 웬디는 소년들의 어머니가 될 것을 요청받았을 때, "하지만 네가 보듯이, 나는 어린 소녀일 뿐이야. 나는 진짜 그런 경험이 없어"라고 대답한다(p. 95). 웬디는 실제로 어머니가 됨으로써만 어머니일 수 있다고 알고 있었다. 피터는 전능적 투사에 사로잡힌 채, 역할-놀이(role-paying)를 실제로 "행하는 것"으로 오인했다. 그는 발달의 고통스런 과정—경험으로부터 배우는 도전, 작음과 무지함을 인정하는 어려움—을 건너뛰려고 시도하는 모든 사람들을 대변하고 있다. 유혹적인 대안은 마음의 유사-성인 상태를 차용하는 것이다—내적인 내용의 결여를 보지 않기 위해 외적인 형태를 추구하는, "성인됨"의 인형의 집 버전(8장을 보라). 앞에서 서술한, 아담스 부인의 삶은 그러한 측면에서 바라볼 수 있다. 그러나 그녀의 전문가적 외양이 거짓임을 드러낸 공황 발작들이 없었다면, 아담스 부인은 표면적인 것과 실질적인 것 사이의 불편한 차이를 다루지 않은 채, 계속해서 이-차원적인 존재로 살았을지도 모른다.

이 잠재기 동안의 진정한 성장과 발달은 "지하층"에 대한 공포와 "큰 불"의 공포를 다루는 필수적인 기술들과 지식을 획득하는 것과, 질서, 양, 구체성에 대한 인식이 좀 더 상상적인 자기의 특질들을 능가하지 않는 방식으로 확립되는 것 사이의 섬세한 균형에 달려있다. 왜냐하면 이 상상적인 자기는 종종, 압도하는 내적 및 외적 요구들로 느껴지는 것에 직면해서, 자기-발견의 과정을 살아있는 것으로 유지하기 위해 다양한 정도의 어려움을 겪으면서 분투할 것이기 때문이다. 예기치 않은 두려움들과 공포증들이, 어느 순간이라도, 겉보기에는 질서정연한 외양을 깨고 분출해 나올 수 있다. 하나의 지적 양태로서 사물들에 대해 배우는 것은 사회적으로 필수적인 것이고, 발달적으로 유용한 것이다. 그것은 심지어 흥분되는 것이고, 좋은 환경에서 더 혼란스런 충동들과 불안들을 담아줄 수 있는 틀을 세우는 것이다. 당분간 인격이, 좀 더 두렵고 예측할 수 없는 방식으로, 나중에 그것들을 다시 만날 힘을 모으는 동안, 그러한 충동들과 불안들은 상대적으로 조용히 유지되어야 한다.

제7장
학습의 모델들

"신은 생각들로부터 나를 지켜주신다
사람들은 오직 마음속에서만 생각한다
끝없이 지속되는 노래를 부르는 자는
골수로부터 생각한다"

W. B. Yeats

　내적으로 발달하고 성장하는 아동의 능력은 그의 삶의 가장 초기 단계들로부터 지속되어온 학습의 종류와 밀접하게 관련되어 있다. 문제가 되는 단계의 주된 과제 또는 기능에 따라, 학습의 다른 모델들이 작용하게 될 것이다. 예컨대, 잠재기 동안에 아동은 기술들이 확장되는 느낌, 정보의 수집 등을 필요로 하고, 또 즐길 것이다. 다른 단계에서, 예컨대 사춘기 동안에, 그런 종류의 배우기는 스스로 생각하기 시작하는 좀 더 상상적이고 창조적인 능력에 반하는 것으로 보일 수 있다. 그러나 한 단계와 다른 단계 사이의 강조점이 변하는 현상의 근저에는 더 근본적인 구별이 존재한다. 예이츠는 그것을 매우 인상적으로 "오직 마음속에서만" 이루어지는 생각과 "골수로부터" 발생하는 생각으로 구별했다. 비슷한 구별이 비온의 작업에도 스며들어 있다: 그는 사물들에 "대해" 배우는 것과 세계-안의-자기의 경험으로부터 배우는 것을 대비시키는 데 관심을 가졌다.

따라서 "학습"의 문제를 다루는 이 장은, 사람이 내적으로 뿐만 아니라 외적으로도 성장하는 보통의 방식들에 초점을 맞추고 있는, 이 책의 핵심적인 내용이다. 이 장의 목표는 성격의 힘과 스스로 생각하는 능력에 기여하는 생각하기 및 앎의 종류들과, 자격들과 전문지식들의 단순한 증가를 가져다주는 학습의 종류들, 즉 내적인 성장 없이 외적인 성공만을 추구하는 "학습"을 구별하는 것이다. 여기에서 우리가 관심을 갖는 것은 사회적 가치들과 우선순위의 문제가 아니라, 가장 특수하고 개인적인 이슈들, 즉 아동이 처음부터 사용하는 동일시의 종류들의 문제이다.

과도하게-단순한 표현으로, 이런 질문이 제기될 수 있다: 아동의 일차적인 동일시들(외적으로 중요한 인물들, 혹은 그들에 대한 이후의 내적 표상들과의)은 어떤 종류인가? 점착성 종류, 투사적 종류, 아니면 내사적 종류인가? 물론, 이것들 사이에는 끊임없는 이동이 있을 것이다. 그러나 어느 한 아동에게서, 변동들과 변화들에도 불구하고 하나의 양태가 다른 양태보다 우세한 근저의 모습을 식별하는 것이 일반적으로 가능하다. 학습이 모방, 흉내, 반복 등에 의해 일어나는 것은 점착성 종류의 동일시 양태 때문이다; 혹은 아동이 자신이 아닌 누군가가 되기를 불안하게 추구하면서, 주어진 역할을 수행하거나, 심지어 마치 자기가 타인인양 자기를 경험하는 것은 투사적 종류의 동일시 양태 때문이다; 혹은 아동이 자기의 안전하고 내적인 감각에 대한 자신의 경험에 참여함으로써, 이해를 탄력적으로 추구하는 것은 마음의 선하고 사려 깊은 특징들에 대한 내사적 양태의 동일시에서 파생된 능력이다.

이러한 동일시 유형들과 그것들에 뿌리를 두고 있는 다른 학습의 양태들 사이를 연결시키는 것이 갖는 중요성은, 그것이 근본적인 발달 과정들을 특징짓기도 하고 설명해주기도 한다는 데 있다. 현재의 과제는 학습의 다양한 종류의 기원과 본성을 탐구하고, 하나의 동일시 양태가 우세할 때 그것이 인격에 미칠 수 있는 영향을 탐구하는 것이다.

치료 중에 있는 세 명의 청소년들이 보고한, 다음의 꿈들은 동일시의 다양한 종류를 정의하는 데 도움을 줄 것이다. 첫 번째 예에서는, 점착성 양태가 초기부터 지배하고 발달을 심각하게 억제해온 것으로 보인다. 두 번째 예에서는, 과도하게 투사적인 양태가 정서적인 성장을 역시 심각하게 방해한 것으로 보인다. 세 번째 예는 초기의 점착성 경향과 과도하게-투사적인 경향성들이 좀 더 호의적인 내사적 능력에 양보한 결과, 인격이 풍부해지는 결과를 얻게 되는 증거의 일부를 제공하는 것으로 보인다.

첫 번째 청소년인 존은 19세에 치료를 시작했다. 그는 성공한 작가의 아들이었다. 그가 보고한 꿈은 발달이 일어나고 있는 것처럼 보이지만, 실은 진정한 내적 지지를 거의 제공하지 않는, 매우 피상적인 발달을 가져오는 동일시 유형을 특징짓는 것으로 보일 것이다. 존의 일차적인 동일시는 그가 가까웠던 사람들, 특히 그의 아버지의 사회적 행동과 겉모습을 맹목적으로 관찰, 모방 그리고 흉내 내는 것과 관련된 것이었다. 그는 자신을 정확히 그의 아버지처럼 입고, 말하며, 몸짓하고, 행동하는 사람으로 서술했다. 그는 마치 더 나이든 사람의 피부에 표면 대 표면으로 붙어있을 필요가 있는 것처럼 보였다. 그는 그의 부모들의 취향, 그들의 삶의 방식, 그들의 관심들과 목표들을 차용했다. 그는 독립적인 선택을 해야 한다는 생각에 의해 빈번히 공황상태가 되곤 했다. 놀랄 일도 아니게, 그가 치료를 시작했을 때 그의 인격은, 마치 두 차원으로 구성된 것처럼, 얕아 보였다. 이 시기에 그는 자신이 스스로를 부착시키고 있는 사람들의 생각들과 견해들에 전적으로 의존하고 있었다.

존은 비록 과도하게 자기-관심에 빠져있고 다른 사람들에 대한 진정한 감정을 결여하고 있었지만, 성숙해 보이는 겉모습을 통해서 그의 청소년기 중간 단계를 살아남았다. 그의 행동은 사회적으로 적응적인 것이었지만, 그것은 내적 발달의 희생을 대가로 얻은 결과였다. 그는 의미 있는 성적 관계나 친구 관계를 갖지 않았고, 암기 위주의 학습과 "한 귀로 듣고 다른 귀로 흘려버리는" 식의 앵무새 같은 기술을 가르치는 교육체계를 거치면서, 스스로 생각하는 능력을 거의 발달시키지 못했다. 이러한 교육방법은 그가 획득한 지식이 그의 인격에 아무런 지속적인 영향을 끼치지 못하는 결과와 함께, 자기 자신에 대해 어떤 지식을 갖고 있다는 확신의 느낌을 그에게 제공하지 못했다. 그는 대체로 관련된 어른들로부터 거의 주목을 끌지 못한 채, 다소 거짓되게 안정된 겉모습을 세상에 제시하고 있는, 고립된 십대 청소년이었다. 그는 그의 나이가, 적어도 교육적으로는, 가족으로부터 분리하기 위한 발걸음을 내디뎌야 할 시점이 되어 심각한 우울증을 드러내기 시작하면서, 비로소 누군가의 주의를 끌기 시작했다. 분리는 그 자신뿐만 아니라(적어도 그의 마음에서는), 그가 스스로를 자유롭게 하기 위해 떼어내야 했던 개인들에게도 외상적이고 손상적인 것으로 느껴졌다. (그는 이 시기에 아버지의 죽음에 대한 생각에 병적으로 몰두했다.) 떨어져나가는 것에 대한 이런 종류의 원시적 느낌에 대한 특징적인 방어는 "이차적-피부" 방어라는 에스터 빅(Esther Bick)의 개념과 유사하다: 내적으로 안전한 정신적 안아주기가 부재할 때 유아기 초기에 발달하는, 근육, 감각, 혹은 소리를 사용해서 외적으로 인격을 하나로 안아주는 수단(4장을 보라). 존의 경우에 그 양태는 근육적인 것으로 보였다. 그는 그의 아버지처럼 뛰어난 운동선수였으나, 삶의 다른 영역에서는 탁월함을 드러내지 못했다. 가장 진부하고 관습적인 것을 넘어서는 어떤 반응의 요구도, 그에게는 강렬한 불안을 자극했다.

다음의 꿈은 그의 곤경을 요약해 보여주고 있고, 그가 분리와 변화의 위험에 수반되는 고통과 함께, 성장의 고통스런 과정에 자신을 노출시키는 것을 회피하는 모습에 초점을 맞추고 있다.

꿈속에서 그는 아이였고, 저녁 하늘의 멋진 색조를 배경으로, 산꼭대기에 서 있는 할리 데이빗슨 오토바이(그의 아버지와 밀접하게 연결된 연상들과 함께)를 바라보고 있었다. 그 자신과 그가 절박하게 도달하게 싶어 했던 오토바이 사이에는 어두운 산 중턱이 놓여 있었다. 그는 정상을 향해 구불구불 나있는 가파르고, 이슬비가 내리는, 불길한 예감이 드는 길을 올라가야만 했다. 그는 자신이 "들어 올려져" 단순히 자전거 "이기를" 바란다는 것을 강하게 느꼈다.

다른 말로, 존은 놀라움과 위험으로 가득한 청소년기의 과정을 제거하고, 그냥 그의 아버지이기를, 아버지처럼 성인이 되기를 갈망했다. 그는 자기 자신이 되기 위해 거쳐야 하는 분리라는 위험한 일을 피하고 싶어 했다. 그의 점착성 양태의 동일시는 어떠한 진정한 성장도 중지시켰다. 그의 무의식적 욕망은 청소년기의 문제들을 건너뛰는 것, 혹은 아마도 유사-성인의 마음 상태가 되기 위해 청소년의 마음 상태를 부인하는 것이었던 것 같다; 즉 빌려온 것이 아닌, 자신의 정체성을 향해 성숙해가는 과정 속에 있는 청소년기의 기능을 부인하는 것(10장을 보라). 그가 꿈속에서 여전히 아이였다는 사실은 그의 학습 과정들의 본성이 초기부터 그의 아버지와 같아보이는 사람이 아닌, 자기 자신이 되는 길을 가로 막는 것이었음을 암시한다. 외적으로는 "성장한" 것처럼 보였지만, 내적으로는 성장 과정을 시작조차 하지 않았다.

둘째 환자인 사이몬은 첫 회기에 그의 삶의 곤경을 완벽하게 서술해주는 꿈을 가져왔다: 그의 외적인 학문적 성공과, 그의 내적인 불행 및 정서적 공허감 사이의 주요한 불일치.

그는 그가 현재 심리학 연수를 받고 있는 병원의 산부인과 복도에서 크고 통통한, 커다란 핑크빛 달팽이와 마주쳤다. 관절로 된 꼬리의 우묵한 곳에는 거대한 공간이 있었는데, 그곳에서 동료 학생들이 벌이는 변태적이고, 신성모독적인, 난교 파티 같은 분위기가 펼쳐지고 있었다. 그들은 그에게 "들어와, 여기 재미있어"라고 소리쳤다, 그는 들어갔지만, 곧 바로 성적 분위기에 압도되었고, 다시 그곳에서 뛰쳐나왔다. 그는 복도를 따라 도망치다가 마침내 강의실 강당으로 들어갔고, 보통 교수들이 서는 자리인, 영사기 뒤쪽에 있는 연단 위에 자리를 잡았다.

이 꿈은 사이몬의 불행감 근저에 있는 것으로 드러난, 무의식적 불안에 대한 신호였다: 여성의 성욕, 동성애, 친밀성과 지적 사기(詐欺)에 대한 불안들. 이러한 불안들을 피하기 위해 그는 한 장소로 숨어들어갔는데, 그곳은 그 자신의 미성숙한 자기의 위험하고 위협적인 인식을 피하기 위해 영리하고, 학문적 및 위계적으로 우월한 교수들과 동일시할 수 있는 "영사기(projector) 뒤의" 장소였다. 그가 고통스런 경험들을 피하기 위해 투사적인 양태를 채택한 것은 외적 성공이라는 측면에서는 그를 지금까지 좋은 위치에 세워주었지만, 내적으로는 진정으로 지지해주는 구조가 전혀 없는 상태에 그를 남겨 두었다.

셋째 환자인, 톰은 오랜 기간의 분석 과정에서, 존이 처해 있던 점착성 종류의 정신 상태로부터 시작해서, 사이몬의 학습과 기능을 특징지었던 과도한-투사적 양태를 거쳐, 다른 사람들과의 친밀하고 사랑하는 관계들을 형성하는 더욱 "성숙한" 능력을 갖는 상태로 이동하기 시작했다. 사이몬의 경우에서처럼, 톰의 분석에서 출현한 첫 번째 꿈은 그의 내적 곤경을 생생하게 서술해 주었다.

그는 한쪽 벽면이 사라지고 없는 실내 구장에서 테니스를 하려고 시도하고 있었다. 그가 서브하려고 공을 위로 던질 때마다, 그것은 이상하게 낮은 천장에 부딪쳤고, 너무 빨리 그에게로 튀는 바람에 경기를 시작하는 것이 불가능했다.

이 꿈은 우울증 어머니와 가졌던 아기의 좌절 경험을 환기시키는 것으로 보였는데, 그 어머니는 그녀의 아들이 두 살이었을 때 정신분열을 겪었던 것으로 나중에 드러났다. 그것은 톰이 초기에 담기는 경험을 갖지 못한 것(사라진 벽)과, 소통하려는 그의 시도들이 희망 없는 것으로 느껴졌던 경험을 암시했다. 그가 어머니에게 투사한 것들은 마치 그녀의 받아들이지 않는 마음의 표면에 부딪쳐 튕겨나듯이, 그에게 때 이르게 밀려오는 것(이상하게 낮은 천장)으로 느껴졌다. 이것은 그가 삶의 게임에서 투사와 내사의 정상적인 과정들을 궤도에 올려놓는 것을 불가능하게 만들었다.

이 환자의 훨씬 이후의 꿈은 논의되고 있는 동일시의 세 번째 종류, 즉 내사적 동일시의 증거를 제공했다. 그것은 그의 초기의 실내-테니스-코트의-자기가 겪었던 좌절 및 불안과는 매우 다른 내적인 상황을 제시했다.

그 꿈은, 톰이 그의 관계들 안에서 생각하고 안아주는 특징을 받아들이고 사용할 수 있게 되는, 그에게 이전에는 불가능했던 과정이 알 수 없는 방식으로 일어나고 있음을 보여주었다. 그는 그의 초기의 점착성 및 투사적 성향들로부터, 투사적 양태와 내사적 양태 사이의 더 안정된 균형을 향해 전진하기 시작했다. 그는 너무 빨리 확실성에 도달하는 그의 예전의 습관들, 또는 그가 몰입하는 경향이 있는 쉽게 사용할 수 있는 생각 없는 형태들로 도망치기보다는, 그 자신의 경험에 참여하고 그에 따른 고통을 겪어내기 시작했다.

꿈속에서, 그는 단단하게 잘-지어진 꽤 아름다운 집 안에 있었다(이전 시기들의 흔들리고 혼돈스런 꿈-구조들과는 달리). 그는 한 무리의 친구들과 함께 있는 것으로 보였는데, 그들은 그의 예전의 술친구들이 아니라, 그가 아직 잘 알지 못하지만 좋아하는, 그리고 자신들이 하고 있는 것에 대해 진지해 보이는 대학 친구들이었다. 그들 중에는 특별한 여성이 있었는데, 그녀는 그의 분석가의 이름과 비슷한 이름을 가지고 있었고, 외모, 태도, 특징의 측면에서 분석가와 동일시되곤 했다. 분위기는 편안했다. 그는 자신이 평소와는 달리 스트레스를 받지 않으면서 이야기할 수 있고, 그 자신일 수 있다는 것을 발견했다. 그는 그 집에서 혼자 밤을 보냈고, 그의 동료들은 다른 곳으로 간 것처럼 보였다. 아침에 그는 그 젊은 여성 역시 그 집에서 밤을 보냈다는 것을 알게 되었다. 그는 그녀가 그곳에 머물렀다는 것을 미리 알았더라면 좋았겠다고 생각했지만, 그것을 알았든 알지 못했든 간에 그녀가 그곳에 그와 함께 있었다는 것이 매우 기분 좋게 느껴졌다.

톰은 그 담아주는 집이 이전의 꿈들 속의 집들보다 훨씬 더 단단해 보였다는 것과 그가 그 안의 인물들에 대해 편하게 느꼈다는 것을 인식했다. 그러나 모든 것 중에 가장 중요한 통찰을 주는 것은, 그가 그녀를 인식했든 아니든, 그와 함께 그곳에 함께 있던 젊은 여성/분석가에 대한 서술이었다; "마음속의" 동반자로서 그리고 자원으로서 내적으로 함께 하는 존재. 그는 그녀를 그가 열망하는 특질들, 즉 성실성, 충성심, 유용함 그리고 우정 등을 가진 사람으로 서술했고, 그런 점에서 그 자신이 겸손해지는 것을 느꼈다. 그 꿈은, 적어도 때로는, 그 자신이 이러한 특질들을 소유하고 있고, 이제 더 단단한 그의 집/마음 안에는 담아주는 존재의 명백한 부재에도 불구하고, 그의 삶을 펼치려 시도했던 이전의 테니스-장과는 매우 다른 구조가 존재하는 것을 느낄 수 있었음을 암시했다.

이 세 개의 꿈들은 논의 중인 동일시의 다른 양태들을 나타내는 것으로서 제시되었다. 비록 그것들 각각은 마음의 한 특별한 상태의 우세를 가리키지만, 거기에는 항상 얼마의 유동성이 있으며, 개인은 항상 하나의 혹은 다른 양태 사이를 오고갈 수 있다. 그것들은 매우 뚜렷한 학습 유형들에 대한 증거를 제공한다: 존과 사이먼에게서는 삶의 초기부터 있었던 것들; 톰에게서는 그의 분석 경험의 과정 안에서 발달시킬 수 있었던 것. 외적 측면에서, 우리는 정서적 요소들이, 가장 일반적인 의미에서든 아니면 특정한 인지적인 방식에서든, 사물들을 받아들이고 배우는 아동의 능력에 불리하게 영향을 끼치는 방식들을 익숙하게 알고 있다. 덜 익숙한 것은 배우는 능력(ability)과 배우는 역량(capacity)이라고 불리는 것 사이의 상호작용의 복잡성, 즉 "머리로만 생각하는 것"과 "골수 뼈 안에서 생각하는 것" 사이의 상호작용의 복잡성이다. 우리가 살펴보았듯이, 한 개인은 숫자들,

단어들, 컴퓨터, 스포츠, 시험-합격 등에서 특별한 기술을 습득하는 능력을 보여줄 수 있지만, 간단히 말해서 이 능력들이 시간을 두고 전체 인격에—"지속되는 노래"를 부르는 데—기여하는 것인지, 아니면 자기의 다른 부분들과는 별개로, 혹은 그 부분들을 희생하는 대가로 발달한 것인지에 대한 어려운 질문은 항상 남아 있다.

잠재기 동안에 자신의 수학적인 능력을 통해서 지위를 얻고 약한 자존감을 떠받쳐주는 것과 관련해서 도움을 받았던 수줍어하는 여자 아동이 청소년기에 들어서면서, 그 특별한 방어 무기 혹은 갑옷이 자신의 정서발달을 제한하기 시작하는 것을 발견할 수 있다. 그녀의 내적-자기가 격렬하게 그리고 상상력과 함께 꽃을 피우는 것이, 다른 사람들에게 인정받고 그녀에게 안전감을 주는 것에 매달리고자 하는 이해할 수 있는 성향에 의해 억제될 수 있다. 실제로, 우리가 보게 되겠지만, 지능이 진정한 사고에 대한 방어로서 너무 일찍 사용되는 정도가 명백히 드러나는 것은 대체로 청소년기 동안뿐이다. 어느 연령대에서나 그런 것처럼, 일은 친밀성을 그리고 고통스럽고 갈등적인 정서적인 현실에 참여하는 것을 피하는 방법이 될 수 있다.

* * *

정신분석가들은 몇몇 진보적인 교육자들과 함께, 편협한 교육적 성취와 사회적으로 가시적인 특질들과는 덜 연관된 반면에, 개인의 창조적인 잠재력을 풍부하게 하는 것과 더 많이 연관된 방식으로, 아동의 학습능력을 정의하고 격려하기 위해 오랫동안 애써왔다. 전통적인 의미의 성공과 내적 발달이 서로 대립할 필요는 없지만, 성공을 어떤 특별한 환호로 환영하기에 앞서, 누구를 위해서 그리고 무엇을 위해서 성공이 추구되는가를 결정하는 것은 중요하다. 역사적으로, 정신분석은 학습과 사고의 문제에 늘 관심을 가져왔지만, 그 관심의 초점은 지난 수십 년 동안 사고 이론(thinking theory)이 개인을 전체 인격으로서 이해하는 우리의 현재 방식에서 중심적인 것이 되는 지점에 이를 정도로 크게 변했다.

프로이트의 경우, 사고 또는 생각하는 능력은, 대략적으로 말해서, 욕구가 느껴지는 순간과 적절한 행동이 그 욕구를 만족시켜주는 지점 사이의 좌절스러운 틈새를 연결시키는 방식으로 간주했다(1911). 이와는 대조적으로, 클라인의 초기 관심들은 훨씬 더 넓고 더 개인적인 아동교육의 문제들에 집중된 것이었다: 학습에 대한 지적 억제와 정서적 방해물. 그녀는 정신분석과 교육이 어떻게 인격을 그것의 모든 차원들에서 꽃피우는 데 함께 기여할 수 있는지에 관심을 가졌다. 그녀와 그녀의 친구이자 동료인 수잔 아이작스(Susan Isaacs: Granchester에서 진보적인 Malting House School을 설립하고, 수년 동안 운영했던)는 지적이고 창조적인 능력들이 불안에 의해 그리고 상당히 구체적으로 성적 호기심의 억압에 의해 억제되는 방식에 대해 저술했다(Klein, 1921, 1923b, 1931; Isaacs, 1948). 그들의 견해는 아동은 오직 그 자신의 실제 경험들로부터만 배울 수 있고, 교육자는 그 경험들을 가로막기보다는 지지해주기 위해 노력해야 한다는 것이었다.

이러한 견해들의 근저에 있는 것은 자기 자신과 세계에 대한 자신의 경험(처음에 어머니의 몸에 의해 표상되는)의 진실을 알고 이해하려는 아동의 욕구는 너무 근본적인 충동이기에, 그것은 거의 "본능"에 해당된다는 생각이었다. 클라인은 그것을 "인식선호적"(epistemophilic) 충동 혹은 본능이라고 불렀다(1928, 1931, p. 262). 그녀는 그것이 어머니의 몸속 내용물을 탐색하려는 유아의 욕구에서 기원하는 것으로 생각했고, 나중에 중요한 차원들을 갖게 된 중심적인 구별을 도입했다; 지배하고 통제하기 위해 "알고 싶은" 관음증적 욕구에 의해 자극된 침범적인 호기심과, 이해하려는 좀 더 계몽적인 욕망 사이의 구별; 지배보다는 성장에 관심이 있는, 지식에 대한 갈증과 비슷한.

이러한 아이디어들은 학습과 발견이 발달하는 자기를 격려하거나 억제하는 정도에 대한 질문들을 발생시켰다; 학습이 마음의 진정한 성장에 봉사할 것인지, 아니면 더 겁먹은 자기를 위한 방어적인 지지대로서 기능할 것인지; 근원적으로, 학습이 정서적 경험인지 아닌지. 그런 질문들은 이러한 문제들을 개념화하는 비온의 방식에서 근본적인 것이 되었다. 그의 사고 이론(1962a)은 정서를 정신분석의 핵심에 위치시켰다. 발달에 적절하게 기여하는(단순한 인지능력의 발달과는 대조되는) 종류의 학습은 일차적으로 경험을 통해서 발생하는 것이지, 저장된 지식의 증가를 통해서 발생하는 것이 아니다. 비온은 어떤 마음 상태들에서는 지식을 "갖는 것"이 학습에 대한 대체물이 될 수 있음을 지적했다. "두뇌"와 더 깊은 종류의 사고 사이의 관계가 도치되는 곳에서는 종종 일종의 "불평등한 발달"의 정신적 법칙이 발생한다; 말하자면, 진실, 의미, 혹은 덕의 개념들을 조작적으로 사용하는 지적 능력과 그런 것들을 진정으로 지지하는 정서적인 능력 사이의 불평등한 발달. 만약 지식이 통찰보다는 힘을 위해 획득된다면, 그것은 정신적 경제 안에서 물질적 소유물처럼 기능할 것이다. 이것이 일어나는 곳마다 지식은 진정한 이해에 대한 어떤 추구와도 적이 될 것이다. 많은 것이 동기에 의존한다—지식을 얻는 과정에서 추구되고 있는 것과 회피되고 있는 것.

비온은 정신적 기능의 이 상이한 양태들을 지식에 대한 갈증인 K와, 경험에서 진정한 의미가 제거되고 지식이 상품으로 취급되는 정신적 상태인 -K로 구별했다. -K는 피상적으로는 매력적이지만, 지속적이거나 변형시키는 영향력을 갖고 있지는 않다. 비온이 학습에 대한 원형으로 사용한 모델은 아기의 기질과 어머니의 마음 상태 혹은 "몽상" 능력 모두에 대한 고려를 포함하는, 어머니와 아기 사이의 수유 관계이다. 이러한 이슈들은 가장 초기의 시기들로 거슬러 올라간다. 그것들은 처음부터 불안이 감지되고 반응되는 방식과 관련되어 있다. 그것들은 확립된 동일시 양태의 종류와 관련되어 있다. 이 양태들의 지배적인 강조들은 이후의 경험이 어떤 것인지에 따라 그리고 일정 범위의 환경적 요인들과의 관계 안에서 중요하게 변경될 수도 있지만, 중요한 패턴들은 즉, 단순한 표현으로 아기와 양육자 사이의 관계의 본성과 특질에 뿌리를 내리고 있는 것으로 정의될 수 있는 패턴들은 이 초기 시절들에 형성된다.

비온은 어머니와 아기 모두가 정서적으로 성장하는 데 필수적인 좋은 상호적 의존관계를 나타내기 위해 "K 연결"이라는 용어를 제안했다. 자신에게 말을 거는 어머니를 가진 아기가 혼잣말을 시작하는 것을 더 잘 할 수 있는 것처럼, 복잡한 정신적인 과정들도 마찬가지이다: 감각 인상들을 받아들이는 아기의 능력은 어머니 안에 있는 동일한 능력과의 관계 안에서 발달하고, 그 능력과 함께 외부 세계의 본성과 그 세계에 대한 자신의 경험의 본성에 대한 인식이 자라난다. "학습은 [성장하는 담는 자가] 통합되어 있으면서도 경직성을 내려놓을 수 있는 역량에 의존한다. 이것이 지식과 경험을 보유할 수 있으면서도 새로운 아이디어를 받아들일 수 있게 해주는 방식으로, 과거 경험들을 재해석할 준비가 되어 있는 개인의 마음 상태의 토대이다"(1962b, p. 93). 비온은 어머니와 아기 사이의 이 "담는 자/담기는 자" 관계를 학습 경험의 정서적 실현을 나타내는 것으로 보았다. 그 학습 경험은 정신적 발달을 이루어가는 과정에서의 계속되는 반복을 통해서, 점진적으로 더 복잡해지고, 마침내 가설들과 과학적 연역체계들의 위계 전체를 포함하는 것이 된다(1962b, p. 86).

우리가 3장에서 보았듯이, 유아가 투사한 공포(담겨진 것)를 담아주는 어머니의 능력은 최초의 불안들을 좀 더 다룰 수 있는 것으로 만들어준다. 어머니와 아기 사이의 이러한 초기의 연결, 혹은 상호적인 소통 능력이 방해받을 때, 거기에는 전혀 다른 과정이 시작되며, 만약 그 방해가 너무 자주 또는 너무 광범위하게 일어난다면, 그것은 궁극적으로 이해보다는 -K에 의해 표현되는 오해를 발생시킨다. 이러한 적극적인 오해는 4장에서 서술된 경험의 산물이다. 경우에 따라, 투사되는 정서가 너무 유독한 것으로 느껴지거나, 투사 자체가 너무 강력하거나, 어머니가, 어떤 이유에서든지, 수용적이지 않을 수도 있다. 이럴 때, 투사된 것은 어머니에 의해 이해되지 않은 것이 되고, 유아에 의해 경험된 그것의 내용은 이해하지-않는 "젖가슴"의 측면과 함께 유아에게로 다시 강제적으로 되돌아간다(Bion 1962b, p. 96).

이러한 "의미의 상실"을 초래하는 정서는 시기심의 원시적인 형태라고 여겨진다. 아기는 자신이 결여한 것을 갖고 있다고 느껴지는 대상/젖가슴을 향해 적대적이고 파괴적인 감정들을 갖는다. 예컨대, 젖가슴은 그 자체를 먹이고 있는 것으로, 그리고 자신을 허기진 상태에 남겨두는 것으로 여겨진다; 혹은 젖가슴은 좋은 느낌들의 원천으로 느껴지지만, 이 느낌들은 마음껏 주어지기보다는 보유되고 있다고 여겨진다(5장을 보라). 이 시기심의 정서는 성장이나 학습과 공존할 수 없다. 그것은 나중에, 예컨대, 우월성의 주장에서, 혹은 모든 것에서 잘못을 발견하는 것에서, 혹은 "마치 새로운 발달이 파괴되어야 할 경쟁자인 것처럼 인격의 새로운 발달"을 모두 증오하는 것에서(특히, 아마도 청소년기 동안에) 드러나는 특별한 문제들의 원천이다(1962b, p. 98). 학습처럼 보일 수도 있는, 이런 정신과정의 효과는 사실상 앎을 촉진시키기보다는 방해한다. 그 과정은 종종 비온이 무학습(unlearning)의 특징들 중의 하나라고 생각한, 도덕적 우월성으로 물들어 있다(1962b, p. 98).

  투사물의 독성과 강도의 정도는 좌절에 대한 아기의 반응과 관련되어 있다―좌절은 아기의 욕구가 즉각적으로 만족되지 않는 모든 상황에서 느끼는 자연적인 현상이다. 만약 아기/배우는 자가 좌절을 견디지 못한다면, 그는 부재, 불확실성, 혹은 알지 못함의 고통을 피하려고 시도할 것이다. 그렇게 하는 하나의 방식은 과도하게 많은 자기의 부분이 타자 안에 있다고 느끼고, 자기와 타자 사이에 실제로 아무 차이가 없다는 환상을 갖는 지점에 이르기까지, 대대적으로 그리고 고집스럽게 투사하는 것이다. 우리가 5장에서 보았듯이, 둘-됨(twoness)의 경험이 없을 때, 분리도 시기심도 느낄 필요가 없지만, 마찬가지로 거기에는 어떤 종류의 학습도 일어날 수 없다. 비온은 좌절의 고통을 회피하는 하나의 대안적인 방식이 있는데, 그것은 사고를 위한 음식에 굶주리는 끔찍스런 경험에 대한 대체물들로서 전지와 전능의 환상들을 추구하는 것이라고 제안한다. 따라서 "앎"(knowing)은 "지식의 어떤 조각"을 "갖는 것"을 구성하게 된다(교육에 대한 정치적 논쟁들에서 자주 듣게 되는, 그리고 교육에 대한 "지도자"(mastermind) 모델에 의해 지지되는 오해에서 볼 수 있는 것). 이것은 무한성에 대한 느낌(알아야 할 더 많은 것이 항상 존재한다는)과 의심의 느낌(즉 알지 못하는 존재가 될 수 있다는) 모두를 견딜 수 있는 것에 의해 지원받는, 어떤 것을 "알아가는" 좀 더 복잡하고 힘든 과정 안에 자리 잡고 있는 능력인, K가 의미하는 것과는 전혀 다른 것이다.

아기와 어머니 사이의 충분히 안아주고 통합하는 경험의 결여에서 오는, 특별한 종류의 전지성의 특징은 진실과 거짓 사이의 복잡한 윤리적인 구별 대신에, 하나가 도덕적으로 옳고 다른 것은 틀리다는 독단적인 확신이 자리를 잡는 경향성이다. 그때 진실에 대한 주장과 도덕적 우월성에 대한 주장 사이에 잠재적인 갈등이 발생한다. 그런 경우, 거기에는 도덕적 갈등과 불확실성을 다루는 고통스런 과제를, 도덕적 확실성을 생각 없이 부과하는 것을 통해서 회피하려는 시도가 발생하는데, 그것은 언제나 진정한 학습을 가로막는 방해물로서 작용한다.

좌절을 견딜 수 있는 유아는 필요한 젖가슴이 부재한 상황에서, 비록 일시적일 뿐이지만, 그 자신의 자원을 사용할 수 있다. 그는 비온이 "젖가슴-없음"이라고 부른 것을 태아적 사고에 해당하는 어떤 것으로 대체한다. 즉, 그는, 비온의 견해에 따르면, 매우 초기 종류의 사고와 학습 장치를 작동시키는 것을 통해서 삶을 헤쳐 나가는 데 그 자신이 가진 자원들을 사용할 수 있다. 이러한 자원들은 아기가 적어도 얼마 동안 불안과 좌절을 견딜 수 있는 어머니를 경험한 데 따른 결과물이다; 즉 처음부터 그녀의 인격의 특별한 기능을 정신 안으로 들일 수 있는 기회를 갖는 데 따른 산물. 만약 아기가 좌절을 견디는 기질적인 능력도, 적절한 모성적 몽상 경험도 갖지 못했다면, 그는 자신의 신체적/정서적 체계가 소화하거나 대사할 수 없는 것으로 느끼는 것이 무엇이든지, 더 강력하게 그것을 제거하려고 시도할 것이다.

이 초기 단계에서 이루어지는 학습에 대한 추가적인 방해는 -K 연결의 특징을 구성하는데, 이것은 힘든 상황에서 아기는 수정되지 않은 자신의 감정들뿐만 아니라 아기의 투사물을 받아들이지 못하는 어머니의 정신적 상태의 부분까지도 되돌려받게 되는 곤경에서 유래한다. 따라서 아기는 이해하는 대상이 아니라,

그가 동일시한 "제멋대로 오해하는 대상"을 그의 내면에 간직하게 된다(1962a, p. 117).

 이러한 초기 상호작용들에 대한 서술은, 비온에 의해, 생각하고 배우는 과정에 대한 "모델들"로서 제공되었다. 그러한 모델들은, 개인이든 집단이든, 인격의 성장에 기여하는 학습과 사고의 종류와, 발달을 가로막는 성격의 측면들—예컨대 우월성, 부정직성, 혹은 도덕주의 등과 같이 발달을 방해하는—을 선호하는 학습과 사고의 종류 사이를 근본적으로 구별할 수 있게 한다. 집단의 측면들에 대해서는 "가족"에 관해 다루는 다음 장에서 논의할 것이고, 여기에서는 몇 가지 광범위한 구별만을 시도할 것이다. "K" 정신성이 우세할 때, 집단은 새로운 아이디어들과 사람들의 등장에 의해 향상되고, 그 분위기는, 비온이 말하듯이, "정신건강에 유익한 것이 된다"(1962b, p. 99). 대조적으로, -K 정신성이 지배할 때, 전혀 다른 종류의 기능이 출현하는데, 이것은 비온이, 시기심에 의해 지배되는 "거짓말하는 집단"이라고 부른 것이다. 그러한 집단에서 새로운 아이디어들과 새로운 사람들은 그것들 또는 그들이 갖는 의미를 박탈당한다. 그 집단은 내부 구성원들로부터 발생되지 않은 관심이나 의미의 어떤 원천에 의해서도 평가 절하되었다고 느낀다. 그 결과, 그것은 더 이상 집단으로서 생존할 수 없게 된다. 많은 집단 과정들의 본질적인 완고성은 변화에 대한 본래적 저항에 기초해 있다. 변화는 집단의 생존을 위협하는 것으로 느껴진다. 변화는 다른 사람이나 다른 집단 안에 두는 것이 훨씬 더 편하게 느껴지는, 성격과 기능의 측면들을 통합하라고 집단에게 압력을 가한다.

 K와 -K는, 개인 안에서든 집단 관계 안에서든, 자기와 타자 사이의 근본적으로 다른 종류의 연결을 나타낸다. 개인의 학습 능력은 이미 논의된 내적 역동성의 종류와, 어느 특정한 시기에 특

정한 가족과 문화 안에서 지배했던 학습 양태의 종류, 두 가지 모두에 의해서 결정된다. 실제로, 어떤 상황에서도 학습의 특질들은 가르치는 집단의 태도에 의해서, 즉 그 집단이 개인 안에서 정직을 촉진하는지 아니면 방해하는지에 의해서 중대한 영향을 받을 것이다. 특히 교육적인 환경 안에서, 창조적 사고는, 열등성과 방어성의 느낌들을 휘저어놓음으로써, 또는 미지의 영역으로 더 들어가는 것을 어렵게 만드는 확실성을 향한 강한 욕구를 불러일으킴으로써, 훼손될 수 있다, 데론다(Daniel Deronda)가 캠브리지(Cambridge)에 처음 갔을 때 경험했던 환멸에 대한 죠지 엘리엇(George Eliot)의 서술에서 우리가 볼 수 있듯이, 이 점에서는 여러 세기가 지났어도 거의 변한 것이 없다는 것은 놀랄 일도 아니다:

> 그러나 여기에서 그의 성장과 함께 자라고 있던 오래된 방해꾼이 찾아왔다. 그는 이해와 철저함을 향한 내적 경향이 검사 표준에 의해 표시된 궤도에서 점점 더 벗어나는 것을 발견했다: 그는 지식의 핵심적인 연결들을 형성하는 원리에 대한 아무런 통찰도 없이, 과도한 기억력과 솜씨 좋음에 대한 요구가 주는 지치게 하는 무익함과 맥 빠지게 하는 스트레스로 인해 불만이 고조되는 것을 느꼈다.
> [Daniel Deronda p. 220]

우리가 살펴보았듯이, 특정 학습-상황에서 지속되게 될 사고의 종류는 어머니/유아 관계가 원형을 제공하는 과정들에 기초되어 있다. 개인이 자신의 사고 능력을 보유할 수 있는 정도는 처음부터 어떤 종류의 학습이 가능했는가에 크게 달려있다. 그것은 정신적 고통, 즉 인생의 어떤 단계나 연령대에서도 피할 수 없는, 고통에 대한 가장 초기의 방어들에 달려있다. 그것은 또한, 이미 제안했듯이, 욕구와 좌절 사이 그리고 궁극적으로 사랑과 증오 사이의 중심적인 갈등을 해결하려는 시도에서 발달하는, 지배적인 동일시 양태들에 달려있다. 우리는 최초의 질문으로 되돌아간다: 고통스런 상황에 처한 아기는 자신의 자기를 담는 대상 안으로 투사하는 것을 통해 그것을 제거하려고, 즉 그 고통을 축출하려고 시도하는가? 아니면 그는 그 고통을 내적으로 완화시켜서 자신에게 돌려주는 어머니의 능력을 내사하는 기회를 갖는가? 동일시의 세 번째 종류인, 점착성 동일시는 서로 다른 학습 과정들을 서술할 때 특별히 눈에 띈다. 우리가 주목했듯이, 존재의 이 양태는 담는 경험의 삼-차원성이 결여되고, 대신에 자기가-이차원적으로-타자에-달라붙는 현상이 발달할 때 발생하는 경향이 있다. 내적 구조가 부재한 가운데, 외적인 구조가 생존에 필수적인 것으로 느껴진다. 그에 따른 결과는, 가능한 한 분리에 따른 고통스런 느낌이 적어지고, 매우 적은 학습이 발생하는 것이다. 그리고 설령 학습이 발생한다고 해도, 그것은 존의 교육적 경험을 특징지었던 기계적인-암기 방식에 기초한 것이기 쉽다.

 인지적 및 정서적 학습과 그것들의 근저에 있는 정신적 상태들 사이의 관계가 얼마나 복잡한 것인지가 더 분명해지고 있다. 중요한 사실은 단순히 정서적 요인들이 생각하고, 배우고, 이해하는 개인의 능력에 영향을 미치는 것이 아니라, 진정으로 사물을 내면으로 들이는 능력과 세계-안에 있는-자기의 더 진실된 그림을 발달시키는 데 그것들을 사용하는 능력이 매우 초기의 경험들에 뿌리를 두고 있다는 것이다.

 발달에 기여하는 학습의 유형들과 그것을 훼손하는 유형들에 대한 이 질문은, 인식 본능에 대한 클라인학파의 그림을, 모든 사람은 자신을 알기 위해 진실한 경험을 추구하고자 하는 무의식적인 욕망을 갖는다는 비온의 확신과 연결시켜준다; 사람들은 근본적으로 진실을-추구한다는 믿음. 비온의 견해에서, 진실한 경험은 마음의 양식이지만, 거짓된 경험은 마음의 독이다. 어떤 점에서, 클라인의 "인식선호 본능"의 긍정적 및 부정적 측면들이 K와 -K라는 비온의 공식화와 매우 비슷해 보인다. 클라인은 초기 지식의 습득, 가학성 그리고 불안 사이의 밀접한 연결을 추적했다. 그녀는 인식선호 본능이 이 초기 시절에 어머니의 몸의 내부에 의해서 표상되는, 그의 직접적인 세계의 본성을 탐구하고 싶은 아동의 불안한 욕망이라는 맥락 안에서 생겨난다고 제안했다. 이 탐구 욕망은 아기가 좌절과 절박함을 느낄 때, 환상 안에서 두려운 경쟁자들을 파괴하고, 통제하며, 소유하고자 하는, 시기심에 찬 부정적 충동들에 의해 작동된다. 주된 자극은 불안에 의해-내몰린(anxiety-driven) 관음증적 호기심의 한 형태로 간주되었다. 그녀의 견해에서, 잠시 후에 아기는 사물들에 "대해 아는" 강박보다는 지식에 대한 갈증에 더욱 가까운 호기심을 갖기 시작한다. 그 욕망은 자기와 타자 모두를 이해하고 싶고, 어머니의 마음 안에 있는 자기를 탐구하고 싶은 욕망이다. 그러한 탐구는 부정하기보다는 이해를 추구하는 종류의 투사적 과정을 통해 발생한다. 발견된 것들은 자기의 지식을 위해 그리고 더 나아가 외부 세계에 대한 이해를 위해 재-내사되고 사용될 수 있다. 첫 번째 종류의 조사는 진정한 학습에 대해 심각하게 적대적이다. 그것은 지식을, 보통 야망에 차있고, 경쟁적이고, 자기에-봉사하는 목적들을 위한, "가져야" 하고, 소유되어야 하는 사물로서 간주하는 정신성을 조장한다. 우리가 사이먼에게서 보았듯이, 그것은 사기(詐欺)에 대한 공포를 불러일으키고, 예컨대, 내적 자격감이 외적 환호에 미치지 못할 것을 두려워하는 현상에서처럼, 성공의 순간에 위기를 촉발시킨다는 점에서, 많은 함정들을 갖고 있다.

***

　나는 몇 개의 짧은 사례들을 통해서 실제로 지속되는 학습의 특징과, 그것의 근저에 있는 동기들 및 목표들과 관련해서 그것이 인격을 위한 갖는 정확한 기능 모두를 분별하는 것이 얼마나 중요한 것인지를 전달하고자 시도할 것이다. 이 사례들 각각은 그 자체의 특수성을 갖고 있지만, 정확하게 연령-특정적이지는 않다. 그것들은 서술된 아동들과 청소년들의 실제 발달적 단계가 어떤 것이든 상관없이, 논의 중인 학습의 다른 종류들의 뚜렷한 측면들을 나타내는 것으로 간주할 수 있을 것이다.

　수전은 두 살 반이었다. 그녀는 어린 남동생 로이의 존재를 받아들이기 위해 분투하고 있었다. 기질적으로 그녀는 로이의 편안하고 느슨한 기질과는 대조적으로, 항상 깨지기 쉽고 신경질적이었다. 그녀의 어머니와의 관계는 로이의 탄생 이후에 불안정한, 정말로 폭풍과 같은 것이 되었고, 그녀는 비교적 학구적인 아버지에게 가까이 다가갔는데, 그의 아버지는 딸의 조숙한 지성과 자신을 좋아하는 그녀의 모습을 발견하고는 기뻐했다. 이 특별한 경우에, 수전은 로이가 하고자 시도하는 것은 무엇이든지 그것을 방해하고 가로막지 않고는 배기지 못하는 어려움을 겪고 있었다. 그녀는 그녀의 우월한 능력들, 특히 그녀의 섬세한 조작능력을 사용해서 그를 끈질기게 "깔보곤" 했다. 로이는 그녀의 경멸하는 말들에 개의치 않고서, 자신이 하던 일을 끈질기게 계속하곤 했다. 로이가 다양한 모양으로 된 나무 조각들을 각각의 구멍에 맞춰 넣으려고 시도하는 동안, 수전이 반복적으로 방해하는 모습을 증가하는 좌절과 함께 바라보고 있던 어머니는 수전을 무섭게 질책했다: 만약 수전이 계속해서 그렇게 행동한다면, 그녀는 차를 마실 때 젤리를 먹지 못할 것이다. 수전은 잠시 풀이 죽었지만, 곧 그녀의 아버지에게로 향했고, "학교 놀이"를 할 수 있느냐고 물었다. 그녀의 아버지가 그녀에게 일련의 질문들을 했고, 그녀는 상상속의-책상 위에 앉아있었다. 무심한 관찰자에게 그 질문들은 그 나이의 어린 아이에게 어울리지 않을 정도로 지나치게 정교한 것으로 보였다: "국무총리 이름이 뭐지?" "영국의 국기는 어떻게 생겼지?" 등등. 수전은 대부분의 질문들을 완벽하게 대답해서 아버지를 기쁘게 해드렸다. 그러나 그녀는 실수라도 하면 과도하게 기분이 상했고, 그의 정직함에 큰소리로 도전했다.

 이 단순한 사건은 수전이 그녀의 매력적인 남동생에 의해 대체되는 느낌과 싸우는 데 필요한 지적 기술들을 획득하는 방식을 아주 명료하게 서술해준다. 그녀는 그녀의 확신을 강화하고, 환상 속에서 아버지를 그의 영리한-어린-딸의 편으로 만들고, 그렇게 함으로써 아버지가 좋아하는 지적 동반자가 되는 것이 "아기" 같은 것들에 대한 어머니의 관심보다 더 나은 것이라고 스스로를 설득하기 위해서, 사실적인 지식에로 향했다. 사실들과 정보에 대한 탐욕스런 수집은 그녀가 어머니의 유일한 아기로서 차지했던 특별한 지위에 대한 그녀의 갈망을 완화하는 데 사용되고 있었다. 궁극적으로, 영리한-아빠를 흡수하는 것은, 비록 일시적으로는 효과적이겠지만, 그녀의 상처받고 대체된 자기의 고통스런 감정들에 대해서는 취약한 보호 기능만을 갖는 것이었다. 거기에는 그녀의 부모들이 수전의 다-큰-소녀-자기로부터 즐거움과 지적인 만족을 이끌어냄으로써, 그녀의 아기-자기가 연기하는 인격(우리가 5장의 닉에게서 보았듯이)으로서가 아니라 진정한 인격으로서의 그녀 자신의 느낌 안에 이 유아기 감정들을 통합하도록 돕는 방식으로 이해되기보다는, 그러한 측면이 간과되고 있는, 식별이 가능한 위험이 도사리고 있었다.

***

 정신적인 연기(performance)는 매우 자주 정신건강으로 오인되고, 인지적 기능 뒤에 숨어 있는 절박한 감정들은 사회적이고 교육적인 환호 속에서 종종 상실된다. 두 명의 우수한 청소년기 소녀들이 정신치료에 의뢰되었다: 산드라는 능력 있고 명석하지만, 식욕부진에 말이 없었다; 클레어는 캠브리지에서 장학금을 얻었지만, 자주 눈물을 흘렸고, 설명할 수 없는 고통을 겪었다. 어려움을 겪고 있는 이 영리한 소녀들은 둘 다 다섯 살 즈음에 심각한 상실의 고통을 겪었던 것으로 드러났다: 산드라의 부모는 헤어졌고, 클레어의 어린 남동생은 뇌막염으로 사망했다. 이 두 소녀의 부모들은 모두 그들이 당시에 얼마나 놀랍게 행동했었는지를, 그리고 그들이 지금 그토록 고통 받는 것처럼 보이는 것이 얼마나 충격적인지를 서술했다. 놀랄 일도 아니게, 산드라와 클레어 모두는 그들의 견딜 수 없는 슬픔과 만나지 않기 위해서, 학문적인 탁월함에로 도피했다는 것이 곧 분명해졌다. 그들 각자는 지적인 성공을 통하여, 그녀 자신의 슬픔을 "관리함으로써" 그녀의 부모들의 고통을 덜어주려고 시도했다. 그들의 무의식적인 분노, 죄책감 그리고 격노, 그리고 어쩌면 승리감은 경쟁과 성취라는 사회적으로 받아들여질 수 있는 영역 안에서 "처리되었다." 이것은 그 당시에, 그들이 견딜 수 없었던 자신들의 측면들을 그들의 인격 안으로 통합하는 과정을 희생하는 대가로 이루어진 것임이 드러났다. 그들 각자는 이 위험한 파괴적인 정서들을 부정하고, 다른 곳으로 옮겨 놓는 것(두 경우 모두 문제 있고 반항하는 동생들에게로)이 필요하다는 사실을 발견했다.

*　*　*

논의 중인 마음의 서로 다른 상태들 사이의 대비는 고정된 정신적인 태도 안에 이기적으로 갇혀 있는 것과, 모든 보통의 인간 존재와의 연결됨의 감각을 형성할 수 있는 것 사이의 차이에 대한, 죠지 엘리엇의 서술에서 잘 포착되고 있다:

> 높은 수준의 교육을 받았으면서도 삶을 즐기지 못하는 존재가 되는 것은 기껏해야 불편한 운명이다: 삶의 위대한 장관 앞에 있으면서도 떨고 있는 작고 허기진 자기로부터 결코 해방되지 못하는 존재—우리가 바라보는 영광에 결코 완전히 참여하지 못하고, 우리의 의식을 사고의 생생함, 열정의 완강함, 행동의 에너지로 황홀하게 변형시키지 못한 채, 항상 학자적이고 감동 없으며, 열망하면서도 겁 많은, 좀스럽고 멀리 보지 못하는 존재. [Middlemarch, p. 314]

인격의 성장에 기여하는 학습의 종류는, 비록 고통스럽지만, 열정적으로 그리고 정직하게 삶에 참여하는 학습이다. 그것은 변화를 격려하는 학습이며, 성장을 고무하고 개인으로 하여금 스스로 생각하도록 고무하는, 그리고 그럼으로써 더 진정되게 자신이 될 수 있도록 지원하는 학습이다.

그러한 학습을 추구하는 능력은 흔들리거나 이따금씩만 가능한 것으로 느껴질 수도 있다. 그것은 가장 초기의 시절들로부터 지배해온 동일시 양태의 본성 안에 뿌리를 두고 있지만, 또한 그 다음에는 내적인 동기와 사회적인 기대 사이의 복잡한 관계들에 의해서도 민감하게 영향을 받는다. 앞의 사례들에서 보았듯이,

"학자적이지만 감동을 느끼지 못하는, 열망하면서도 겁 많은" 상태에 머무르는 학습의 종류와, 열망과 더 많은 노력을 일으키는 학습의 종류 사이에는 끊임없는 변동이 있을 수 있다.

제 8 장
가족

"정신분석적 경험은 성격이 선호된 학습 양태에 의해 깊이 새겨져 있다는 것과, 그 선호된 양태는 다시금 양육하는 가족 집단과 그것의 조직 상태 안에 현존하는 양태에 의해 깊이 영향을 받는다는 것을 보여준다."

Donald Meltzer

앞 장에서 나는 사고(thinking)와 학습(learning)의 특정한 질, 또는 그 경험을 성취하지 못하는 실패의 원형으로서의 어머니/아기 관계의 본성에 상당한 정도로 강조점을 두었다. 아동이 성장하면서, 처음에 어머니에 의해 수행되던 담아주기는 양쪽 부모, 가족, 학교, 동료 관계, 더 넓은 공동체 그리고 결국에는 전문적이고 직업적인 환경들의 역할로 확장될 것이다. 가족 집단이 기능하는 방식은 이제 어머니와 유아 관계에서 논의된 것들과 유사한 측면에서 바라볼 수 있게 되었다: 즉, 어떻게 그 집단은 개별 구성원들의 발달을 촉진 또는 방해하는가?

"가족"은 여기에서 아동이 그 안에서 양육되고 있는 집단 혹은 집단들을 의미하는, 규범적인 범주로서 느슨하게 이해된다. 가족은 한 부모와 아동으로 구성된 두 사람 집단일 수도 있고, 새로운 파트너들, 즉 이복 형제자매들 사이의 다중적인 관계들로 구성된 것일 수도 있다. 문제가 되는 것은, 복잡하든 단순하든, 어느 한 집단에서의 지배적인 관계방식을 어떻게 서술할 것인가이다. 가족 유형의 가능한 범위를 특징지으려는 시도가 가족 구성원들의 정서적 성장을 돕는지, 아니면 방해하는지의 측면에서 이루어질 것이다. 질문은 항상 그 집단이 발달적 잠재력과 분리됨을 향한 아동의 움직임을 지원하는지, 아니면 방해하는지에 초점이 맞추어진다. 자연스럽게, 더 넓은 사회적 및 정치적 환경 안에 있는 계몽 상태나 억압 상태는 어느 한 가족이 어떻게 발달할 것인지에 중요한 영향을 끼친다. 인종, 계층, 경제, 건강, 주거, 독립성, 직업, 친구, 학교 등과 관련된 질문들이, 서로 얽히고 끊임없이-변화하는 구성원들 사이의 상호관계들 안에서 평형을 유지하는 가족의 능력과 관련해서 중요한 역할을 한다. 하지만 외부 환경의 압력이 무엇이든 간에, 가족 구성원들이 서로 관계하는 방식은 가족 자체가 내적으로 어떻게 기능하는가에 따라 결정된다. 그것은, 예컨대, 외부 환경이 어떤 것이든, 그 가족이 고통과 역경을 견디지 못하는 것을 중심으로 자체를 조직하는 경향이 있는가, 아니면 희망과 행복을 즐기고 증진하는 것을 중심으로 자체를 조직하는 경향이 있는가의 문제이다.

이 장의 후반부에서는, 가족의 삶에 대한 사회학적인 그림보다 그것에 대한 정신분석적 그림이 갖고 있는 복잡성에 빛을 준 특정한 개념적 틀을 다룰 것이다. 그리고 가족 관계의 특질에 대해 말해주고 그 특질을 중요하게 결정하는 내적 역동들을 강조할 것이다. 이 역동들은 부모로서의 주된 책임을 지고 있는 사람이나 사람들에 의해 수행되는 지배적인 정서적 기능들에서 나오는 것이다. 그러한 기능들은 "사랑을 발생시키기; 미움을 퍼뜨리기; 희망을 촉진하기; 절망의 씨앗을 뿌리기; 우울한 고통을 담아주기; 박해 불안을 발산하기; 생각하기; 거짓말과 혼란을 만들어내기" 등을 포함한다(Harris and Meltzer, 1977, p. 154).

이러한 정서적 범주들은, 비록 완전한 것은 아니지만, 사변을 위한 유용한 모델들을 제공하며, 그 범주들 안에는 개별 아동이 성장하기 위해 시도하게 될 넓은 범위의 가족 문화의 종류들이 들어있다. 각 범주에 대한 상세한 서술로 들어가지 않고서도, 이미 서술된 학습의 다양한 종류들과 어떤 연결들을 짓는 것이 가능하다. 결정적인 문제들은 이전에 논의되었던 것들과 매우 비슷해 보일 것이다. 그것들은 일차적으로 성인 상태의 마음과 유아 상태의 마음 사이의 관계, 사용 가능한 담아주기의 정도, 그리고 초기 시기들로부터 계속되어온 동일시들의 종류들과 관련되어 있다. 앞에서처럼, 유동성이 항구적인 요소이며, 이러한 삶의 과정들에 대한 어떤 도식적 서술에서도 유동성은 허용되어야 한다.

가족 역동에 대한 일반적인 설명은 정서적 기능들과 학습 양태들 사이의 보다 구체적인 연결들의 집합을 제공할 것이다. 한 개인은 탄생에 의해 가족 제도 안으로 들어간다. 다음에 논의되는 것들은 일차적으로 두-부모 가족에 관한 것이라는 점에서, 두 명의 생물학적인 부모가 탄생 순간에 현존했었는지, 두 부모가 최초로 아기가 임신되는 순간에 정말로 함께 했었는지가 강조되어야 할 것이다. 실제 사건의 복잡성이 어떤 것이든, 어머니는, 외적으로는 아니더라도, 내적으로 그녀의 아기의 기원과 존재 안에 있는 부성적 요소와 계속해서 관계를 맺는다.

전통적인 상황에서 전에는 일차적으로 커플 관계의 역동이었던 것이(비록 그것 자체가 각각의 내적 부모 인물에 의해 영향을 받지만) 외적 현실의 일부가 되는 순간은 탄생 시점이다. 따라서 이 제도는 이미 몇 가지 다른 것들, 곧 어머니와 그녀의 내적 및 외적 가족, 아버지와 그의 내적 및 외적 가족의 복합물이다. 이것은 충분히 단순한 진술이지만, 가족의 형성과 성숙의 측면에서 볼 때, 아기의 탄생은 가족의 미래에 계속될 그리고 매우 특정한 관계 패턴들을 초래하게 될 역동의 시작을 알린다는 점에서, 특별한 종류의 사건으로 보아야만 한다. 탄생과 함께, 혹은 실제로 임신과 함께, 이미 부부 사이의 내적 삼각형이나 공유된 환상의 일부로서의 삼각관계가 생겨난다. 그것은 이제 단순히 내적인 것이라기보다는, 가시적인 삼각관계가 되고, 따라서 부모됨이라는 새롭게-공유된 기쁨들과 유대들 안으로 광범위한 문제들을 끌고 들어온다: 예컨대 배제됨, 주변적인 존재가 되는 것, 질투, 그리고 경쟁의 문제들. 거기에는 측량할 수 없는 획득에 대한 느낌뿐만 아니라, 상실의 느낌도 있을 수 있다.

 커플에서 가족으로의 변화는, 그들이 전에는 경험하지 않았던 부모들 사이의 관계의 측면들을 작동시키게 된다. 그들 각자 안에서 아기의 탄생은 돌보는, 헌신적인, 보호적인, 깊은 사랑의 느낌들뿐만 아니라, 매우 유아적인, 어쩌면 적대적이고 의존적인 감정들 역시 불러일으킬 수 있다. 신체적으로 강한 성인과 연약한 아기 사이의 명백한 비대칭들은 그것들의 겉모습처럼 단순하게 느껴지지 않을 것이다. 유아의 실제적인 무력함과 나란히, 유아는 그의 정서적 상태에 엄청나게 강력한 충격을 준다. 어머니의 성숙하고 민감한 반응성과 나란히, 불확실성과 양가성의 느낌들이 새롭게 활성화된다. 초기의 그리고 매우 복잡한 반응들이 발생하는데, 그것들은 어머니가 그녀 자신의 어머니와 가진 관계 안에 뿌리를 둔 것들일 수 있다. 그러한 정서들은 때로 그녀 자신이 무력한 유아인 것처럼 느끼게 할

정도로 강력하게 경험될 수도 있다.1)

　시간이 지나면서, 부모들 사이 그리고 부모 각자와 아기 사이 모두에서 이러한 상호작용들의 특정한 측면들이 특별한 의미를 갖게 될 수 있다. 예컨대, 유아기 정서들과 행동이 야기하는 불안의 정도는 부모에 따라 다를 것이다. 어머니들은 고통과 불안을 담아내는 능력에서, 그리고 그들 자신의 욕구들과 그들의 아기들의 욕구들 사이의 같은 점과 다른 점을 인식하는 능력에서 차이가 있다. 마찬가지로, 아버지들도 아기의 정신 상태를 담아주는 능력과, 어머니와 아이 사이의 관계가 처음으로 시험받게 될 때 그것의 강도를 지원해주는 능력에서 차이가 있다. 배제되었다는 느낌, 즉 느껴진 것이든 실제적인 것이든, 비록 일시적이기는 하나, 이제 일차적 커플이 되는 데서 혼자 남겨진 것에 대한 증오가 다시 환기될 수 있다. 부모 중 어느 한편에서의 이런 상황에 대한 반응은 그 자신의 가족의 과거 역동에 의해, 진행되고 있는 현재의 역동에 의해, 그리고 나중에 앞으로 출현하게 될 다른 것들, 즉 가족의 삶의 초기 시절들에 확립된 뿌리들에 의해 깊이 영향을 받을 것이다.

　이러한 초기 관계들에서의 해결되지 않은 어려움들이, 보통은 새로운 스트레스의 영향 하에 가족 안에서 그 모습을 드러내기까지는 상당한 시간이, 심지어 여러 해가 걸릴 수 있다. 다음에 제시되는 사례에서, 스트레스의 시작은 청소년기의 도래였다. 윌리스 가족은 그들의 유일한 아이인, 14세 된 앤드류의 난폭한 행동화로 인해 점점 더 힘들어졌다. 그 가족은 앤드류가 그의 어머니에게 과도하게 공격적으로 행동하는 것에 대한 염려들을 의논

---

1) 부록에서 서술된 본래의 오이디푸스 신화는 그것들이 한 세대에서 다음 세대로(수정되지 않은 채로 남겨진다면) 이어지면서 작용하는 가족 역동의 본성을 매우 명료하게 제시하고 있다.

하기 위해 왔다. 거기에는 또한 어머니와 아들 사이의 적대성과, 아버지와 아들 사이의 놀라울 정도로 가깝고 다정한 유대 사이의 불일치에 의해 악화된, 결혼 관계의 갈등들도 있었다.

아기를 임신하고 출산하는 시점에, 윌리스 부인의 자기-이미지와 확신감이 극도로 낮았던 것으로 드러났다. 그녀의 고통은 두 가지 주요 요인들에 의해 악화되었다: 그녀의 남편과의 성관계가 오랜 기간에 걸쳐 신체적으로 고통스러웠을 뿐만 아니라, 그녀가 임신하기 직전에 이상한 형태의 낭종(피부형)을, 즉 머리카락, 임파선(gland), 손톱의 조각들로 구성된 낭종을 제거했는데, 그녀는 그것을 혐오스럽다고 느꼈다. 그녀의 아기가 태어났을 때, 그녀는 아기를 무서운 것과 완벽한 것의 혼합물로서 경험했다. 그녀는 그녀의 아들이, 그녀가 낳을 것이라고 스스로 확신했던 괴물이 아니라, 정말로 보통의 아름다운 남자 아이라는 사실을 믿도록 스스로를 허용할 수 없었다. 그녀는 아기를 "안전하게 지키기" 위해 "착한 아기"를 그녀의 남편에게 주기를 바랐고, 실제로 앤드류를 돌보는 일을 상당 부분 그의 아버지에게 넘겨준 반면에, "못된 아기"는 "그녀 자신이 돌보았다." 놀랄 일도 아니게, 아기와 어머니의 관계는 윌리스 부인의 그녀 자신의 나쁨과 자기-혐오에 대한 공포, 즉 그녀가 자신의 아기에 대한 느낌으로부터 분리시킬 수 없었던 공포에 의해 매우 힘들고 끊임없이 훼손된 것으로 보였다.

윌리스 부인의 불안과 결혼 문제에서 유래한, 나중에 소년의 실제 인격과 행동에서 표현된 괴물/성자 분열의 정도는 매우 심각한 것이었고, 치료 작업의 초점이 되었다. 앤드류의 발달 경로는 가족의 어려움들에, 특히 기형을 가진—앤드류의 장애 입은 행동에서 표현되고 있는—아기를 낳는 것에 대한 어머니의 공포와 공명했고, 또한 그것에 기여했다(2장을 보라).

이 고통스럽고 다소 극적인 사례는 좀 더 일반적인 가족 상호 작용에서 쉽게 볼 수 있는 역동에 대한 극단적인 그림을 제공한다. 즉, 가족 구성원이 스스로를 경험하고 실제로 행동하는 방식은 다른 가족 구성원의 것이든, 부모의 것이든, 아니면 심지어 전체로서의 집단의 것이든, 내적 상태와 복잡하게 관련되어 있다. 때로는, 한 사람은 매우 초기부터 집단 안에서 무의식적으로 할당되고, 고정되며, 공모되는 특정한 성격적 특성들을 받아들이는 것으로 보인다.

가족 자체는, 한 수준에서, 이러한 "할당된 것들"의 표현들을 상당한 정도로 인식하고, 그것들로 인해 힘들어할 것이지만, 그것들의 원천들을 알지는 못할 것이다. 사실상, 치료에서 만나는 가족들의 경우, 이러한 명시적 역할들은, 특히 아이들 중 하나에게 그것이 부과될 때, 이런 또는 저런 형태의 증상들로서 제시되는 것으로 보인다. 달리 말해서, 가족의 "문제"로 느껴지는 것을 제거하거나 치료하기 위해서 치료에 의뢰된다: 예컨대, 성취도가 낮은 아동, 공포증을 가진 청소년, 우는 아기 등등. 그런 가족은 양극화되고 과도하게-단순한 지각들이 지배하기 쉽다: "그녀는 조용하고, 그는 시끄러운 망나니이다." "그는 훌륭하게 행동하고, 그녀는 손가락도 까딱하지 않는다." 이러한 지각들은 종종 아동의 인격에 대한 굳건히 유지되는 견해들을 서술하지만, 실제로는 가족 관계의 기본 조직 안에 숨어있는 차이들과 구분들을 나타내는 것일 수 있다. 개인의 기능과 집단의 기능은 간단히 분리될 수는 없기 때문이다. 가족들과의 정신분석적 작업을 통해 명료해진 것은 개인의 문제 있는 측면들이 가족 집단 안에서 어떤 방식으로 표현되는지, 그리고 가족 집단의 문제 있는 측면들이 개인 구성원 안에서 어떤 방식으로 표현되는지에 관한 것이다. 가족 자체를 정신적 실체의 한 종류로서 취급함으로써, 실연

(enactment)과 귀속(attribution)이라는 복잡한 얽힘의 근저에 있는 무의식적 과정들이 어느 정도 더 명확해질 수 있을 것이다.

우리는 한 사람이 어떻게 가장 이른 시기로부터 불안한 마음의 상태에서 자신과 타자(최초로는 젖을 주는 어머니)를 극단적인 방식으로 매우 좋거나 매우 나쁜 것으로 경험하는지를 살펴보았다. 마음의 초기 상태에서, 이 분열은 자기와 타자에 대한 통일성의 느낌 또는 온전성의 느낌을 보전하는 데 필수적인 것으로 여겨진다. 즉, 어떤 이유에서건, 받아들일 수 없는 것으로 느껴지는 각각의 측면들은 의식적인 앎 바깥에 위치시켜야만 한다. 같은 방식으로, 가족 안에서 통일성의 느낌은 개인의 것이든, 결혼관계의 것이든, 집단의 것이든, 가족의 한 구성원에게는 좋은 특질들을 부여하고 다른 구성원에게는 나쁜 특질들을 부여하는 것을 통해서 보존될 것이다. 그들 자신들을 관대하고 책임 있는 사람으로 경험하기 위해서, 부모 커플 또는 집단은 그들의 화나고 나쁜 충동들을 분열시켜 가족 구성원들 중의 한 사람에게 옮겨놓게 되고, 그때 그 구성원은 문제 있는 사람으로 지정되게 된다. 어떤 경우들에서는 비난의 많은 부분이, 아무리 불쾌하고 잠재적으로 손상을 주는 것이라고 해도, 아주 명백하고 의식적일 수 있다. 그러나 한 아이가 겉으로 표현되지 않는 특정한 부모의 특징들 그리고/또는 가족 갈등들을 몸으로 표현(embodiment)하는 경우도 종종 발생한다; 불운한 아이를 통해서 단지 은밀하게만 그리고 종종 무의식적으로만 표현되는 경우. 이것이 에드워드 알비(Edward Albee)의 연극,「누가 버지니아 울프를 두려워하는가?」(Who's Afraid of Virginia Woolf?)에서 탐구되는 과정이다. 여기에서 커플의 불만, 미움, 괴로움 그리고 부적절함은 분열되어, 존재하지도 않는 아이에게 투사된다. 만약 치료 상황에서 그러한 분열들을 바라보는 것을 통해서, 근저의 불안이, 그것이 분리, 실패, 적대성, 공포, 또는 심지어 광증일지라도, 상대적인 안전감과 함께 진술되고 이해될 수 있다면, 그 투사물들은 인정되고 책임 있게 수용될 수 있을 것이다. 그때 그것들은, 집단이든 개인이든, 타인에게 전가되기보다는 그것들이 마땅히 속해야 하는 것 안에 있게 될 것이다.[2]

　가족 안에서 다소간 호의적이거나 악의적인 전가들이 대체로 무의식적 동일시의 종류에 기초해서 끊임없이 이루어지는 것은 피할 수 없다. 어느 한 가족 안에서 그것들이 행해지는 방식들은 당연히 극도로 복잡하다. 그러나 일반적으로 부모의 투사들이 더욱 고집스럽고 강할수록, 아동이 그의 진정한 정체성을 희생하는 대가로 자신에 대한 부모의 버전을 받아들이고 그것과 내사적으로 동일시하는 위험이 증가한다. 비슷하게, 만약 한 부모, 혹은 부모들이 아동에 의해서, 예컨대, 무지하다거나 부적절하다는 식의 비난을 계속적으로 받는다면, 그들은 그런 비난들과 동일시하고, 그들의 실제 부모로서의 능력들에 대한 믿음을 상실한 채, 무지하고 부적절한 방식들로 행동하기 시작할 수도 있다.

* * *

　이러한 과정들은 매우 직접적이고 단기간에 걸쳐 유지되는 방식들로 기능할 수 있으며, 종종 일시적인 불안, 도전, 그리고 실험을 나타내는 것들일 수 있다. 그러나 그것들은 또한 더 장기간에 걸쳐 붕괴를 가져오는 방식들로 기능할 수도 있다. 그런 과정을 겪는 개인들은 그들의 발달에 심각하게 영향을 미치고 발달

---

2) 이 과정들에 대한 더 상세한 명료화를 위해서는, 다음을 보라. Graham, R.(1998) "In the Heat of the Moment: Psychoanalytic work with families", in Anderson, R. and Dartington, A.(eds), Facing it Out: Clinical perspectives on adolescent disturbance, London: Duckworth.

을 왜곡할 수 있는 특징들의 투사에 의해 발달상의 제한을 갖게 될 수 있다. 예를 들면, 칠턴 가족에서 칠턴 부인은 그녀의 아들 피터와 강렬하게 가깝고 사랑하는 관계를 갖고 있었다. 그러나 피터의 빈번히 퉁명스럽고 비협조적인 행동은 특히 그의 낮은 학교 성적과 관련해서 그의 아버지와의 끊임없는 싸움의 원천이 되고 있었다. 비록 겉으로는 호전적이지만, 피터는 끊임없는 비난의 표적이 되는 것으로 인해 사기가 저하되는 것을 느꼈고, 모든 자존감을 빠르게 상실하고 있었다. 피터와 그의 아버지 사이의 긴장에 대해서 의식적으로 찬성하지 않으면서, 그리고 그 긴장으로 인해 화가 나면서도, 칠턴 부인은 그 긴장에서 어느 정도 만족을 얻고 있는 것으로 드러났다. 그녀의 반항하는 아들을 통해서, 남편과 따지고 싶은 그녀의 좌절된 욕구들이 충족되고 있었고, 그녀의 남편을 통해서, 그녀 자신의 아버지와 가진 문제들이 협상되고 있었다. 왜냐하면 칠턴 부인은 수년 동안 냉담하고 적대적인 관계를 가져왔던 남자에게서 그녀의 아버지와 중요한 측면들에서 비슷한 사람을 발견했기에 그를 남편으로 선택했기 때문이다. 그녀의 아버지와 그녀의 남편 중 그 누구에게도 그녀는 드러내놓고 공격성을 표현할 수 없었다. 문제들이 속한 곳, 즉 결혼 관계에 대해 말하는 것은 무의식적으로 폭발적인 위험이 잠재되어 있는 것으로 느껴졌다.

딘 가족의 경우에, 그 기제들이 같은 세대 안에서 뿐만 아니라, 여러 세대에 걸쳐 작용하는 것을 볼 수 있다. 그 가족 안에서 메리는 매력적이고, 성공적이며, 인기 있고, 친절한 아이인 반면, 크리스토퍼는 힘들고, 사회적으로 고립되어 있고, 성질이 나쁘고, 성취도가 낮은 아이로 인식되고 있었다. 시간이 지나면서, 초기부터 확립되어 왔던 대조들이 은밀한 방식으로 강화되었다: 모든 좋은 특질들은 메리에게 투자되었고, 그 결과 메리는 빛을 발했다; 모든 나쁜 특질들은 크리스토퍼에게 투자되었고, 그 결과 그는 실패자가 되었다. 그 과정은 각각의 아동에게 해로운 것이었다. 왜냐하면 그 어느 경우에도 그 그림의 다른 측면이 인식되지 못했고, 따라서 메리는 그녀의 결핍들을, 그리고 크리스토퍼는 그의 장점들을 인정할 수 없었기 때문이었다.

딘 가족과 칠턴 가족 모두에서, 일종의 불편한 가족 평형을 유지하기 위해 무의식적으로 차용되었던 분열과 투사 기제들이 제 기능을 하는 데 실패하기 시작하면서, 문제들이 발생했다. 파괴적인 감정들과 충동들뿐만 아니라, 더 긍정적인 것들, 사실상 과장되게 좋은 것들 역시 한 개인에게 어떤 특징들이 너무 많거나 너무 적게 부여되는 방식으로, 가족의 개별 구성원들에게 분할되었다. 이 경우에 투사적 동일시의 기능은 분명히 일차적으로 방어적인 것이었고, 부모들 편에서의 극복되지 않은 불안들, 욕구들 그리고 억압된 감정들을 은폐하고 있었다. 여러 해에 걸친, 이 아동들 각자의 자기 자신에 대한 경험은 복잡한 조합을 구성했다: 그들의 부모들이 그들을 지각하고 취급했던 방식들; 아동 각자의 타고난 기질, 충동, 불안, 그리고 부모들의 각기 다른 아동기 환경들.

가족 집단의 내적 문제들이 개인의 내적 상황이 되고 개인의 내적 문제들이 집단 안에서 전개되는 방식들은 메리와 크리스토퍼의 가족 배경과 그들의 초기 경험들에서 분명하게 추적될 수 있었다. 그들의 부모들은 지난 번 전쟁이 막 시작했을 때 결혼했다. 딘 부인은 비참한 아동기를 겪었고, 아마도 그녀 자신의 심각하게 불행한 과거로 인해, 시기하고 괴롭히는 사람이 되었던 그녀의 어머니에 의해 강요된 정서적인 박탈의 희생자가 되었다. 딘 부인은 그녀 자신의 아이들에게 같은 상황을 물려주지 않으려고 헌신적으로 노력했다. 그녀의 남편 역시 재정적으로나 정서적으로 박탈된 아동기를 지냈지만, 공부를 잘하는 소년이 되고, 가족의 친밀성에 대한 기대와 또래 집단의 문화 모두로부터 일찌감치 자신을 분리시키는 것을 통해서, 그리고 좋은 사람들이지만 과도한 일에 파묻힌 그의 부모들에게서 받지 못한 관심을 보상받는 것을 통해서, 그 힘든 시기를 헤쳐 나갈 수 있었다.

크리스토퍼는 그들의 첫째 아이였고 독일군에 의한 런던 대공습 기간 동안에 태어났다. 딘 씨는 당시에 전투에 참여하기 위해 집을 떠나 있었고, 그의 아내는 폭탄들이 런던 중심부에 떨어지는 동안, 아기와 함께 홀로 남겨졌다. 그리고 전쟁의 끝 무렵에 둘째 아이인 메리가 태어났다. 그녀가 해산하는 동안 크리스토퍼는 낯선 보육원으로 보내졌다가 열흘 후에 집으로 돌아왔는데, 그때 그는 여동생이 태어난 것을 결코 용서할 수 없고, 자신을 배신한 그의 부모를, 특히 그의 어머니를 용서할 수 없다는, 맹렬하고 질투에 찬 격노의 덩어리를 가지고 돌아왔다. 그의 분노는 그의 지속되는 비행 시도들을 통제하느라 절망하고, 무언가를 배우고 받아들이지 못하는 그의 무능력을 염려한 그의 부모들이 재정적인 어려움에도 불구하고 일곱 살 난 그를 기숙학교로 보낼 때까지 줄어들지 않았다. 그들은 영국의 교육제도가 그가 필요로 하는 훈육 환경을 제공하리라고 믿었다. 그들은 담아주기와 제한하기, 이해의 구조와 억압의 구조 사이의 관계에 대한 아무런 개념도 갖고 있지 않았다. 또한 그들은 그들의 어린 딸이 학교 휴일 동안에 점점 더 맹렬해지는 공격을 받는다는 사실도 알지 못했다. 그들은 그녀가 공포에 질려 침묵하게 되었고, 그녀 자신과 동료 패거리들에게 속박된 채, 그들의 괴롭히는 행동에 굴복했다는 것을 나중에야 알아차렸다. 그녀의 부모들이 아는 한, 메리는 행복하고, 성취도가 높으며, 친구들에 둘러싸여 있었다; 그녀의 오빠는 불행하고, 고립되어 있으며, 말썽을

일으키고, 잘 하는 것이 아무것도 없다. 두 아이들 모두 괴롭히는 행동과 결합했고, 그 두 결합들은 실패했다.

몇 가지 흥미로운 요소들이 이 개요에서 드러난다. 크리스토퍼의 문제들은 그의 여동생의 탄생과 함께 시작되지 않았다. 그의 어머니는 나중에 그가 처음부터 얼마나 힘든 아기였는지, 그리고 아기에 대한 경험도 어떤 지지도 없었던 그녀 자신이 전쟁에 찢긴 런던에서 홀로 첫 아기를 다루는 데 얼마나 서툴게 느꼈는지를 메리에게 서술했다. 그녀는 그가 심지어 어린 소년으로서 어떤 정서적인 접촉도 추구하지 않았다는 것을 자세히 말했다; 결코 포옹이나 껴안는 것을 원하지 않았다; 그녀를 보고 싶어 하는 것처럼 보이지 않았고, 항상 "맹렬하게 독립적"으로 보였다. 그것은 처음부터 완벽한 아기로 보였던 메리와는 대조되는 모습이었다. 메리는 그녀의 어머니가 자신에게, "그는 작은 외계인이었지만, 나는 너를 본 순간부터 편안함을 느꼈다"고 말했다고 보고했다.

딘 가족에서는, 부모 자신들이 갖고 있는 어려움의 측면들이, 그것들을 억제하려는 엄청난 노력에도 불구하고, 자녀들에 대한 그들의 양극화된 태도에서 표현되었다. 정서적 이유들뿐만 아니라 환경적 이유들로 인해, 두 부모 모두는 그들 자신들의 어려움을 해결하기 위한 별다른 기회를 갖지 못했고, 나중에 그것들의 희화화된 버전들이 크리스토퍼와 메리의 삶에서 표현되었다. 모든 아이 양육에서 처음부터 많은 것들이, 어느 정도 불가피한, 좌절되고, 분노한, 공격적이고, 가학적이며, 겁에 질린 느낌들의 운명에 달려있다. 부모 혹은 부모들이 불안하고 두려운 종류의 정신적 고통을 견뎌낼 수 없거나 그것이 보통 표현되는 방식, 즉 분노를 견뎌낼 수 없는 가족 안에서, 유아나 아이는 완화되지 않은 자신의 느낌들과 씨름해야 할 뿐만 아니라, 겁에 질린 어린 아이에게 전가된 부모들의 격노와 부적절감도 다루어야 만 하는 상태에 처하게 된다(4장을 보라).

이러한 상황에서 아이는 온갖 종류의 선택을 하게 된다: 필요한 반응들을 추구하는 것이 너무 두려운 나머지 그것들을 발견하는 것을 포기한 채, 관계들을 끊고, 유사-독립성을 발달시키기; 마치 정신적인 벽으로 느껴지는 것에 머리를 부딪치기라도 하듯이, 더 강력한 투사를 시도하기; 혹은 그의 느낌들을 분열시켜 좋은 것들은 한 관계에 두고 나쁜 것들을 다른 관계에 두기. 이 후자의 과정은, 예컨대, 집에서 "아주 착한" 아이가 학교에서 공포의 대상이 되거나, 메리와 크리스토퍼의 경우에서처럼, 한 아이가 "나쁜 아이"가 되는 대가로 다른 아이가 "좋은 아이"로 남는 모습에서 찾아볼 수 있다. 나쁘고 파괴적인 감정들을 담아주지 못하고 그래서 수정해주지 못하는 어른(그것이 부모이든 혹은 나중에 선생님이든)을 향해 혹은 어른 안으로 그런 감정들을 일관되게 투사하는 아이는, 종종 공격적 충동들이 사람 안에서 구체화되는 것을 믿는 경향이 있다. 이어서 그 아이는 박해적이고 죄책감을 발생시키는 인물을 내재화하는데, 그것은 어떤 좋은 의도들이나 더 좋은 감정들에 대해서도 끊임없이 도발하고 손상시키는 존재로 느껴진다. 그때 아이는 다른 누군가가 그것을 간직하게 만들려고 시도하거나, 그것과 함께 남겨지는 것이 어떤 것인지를 느끼려고 시도하는 것을 통해서, 이 인물을 다시 제거하려고 할 것이다. 이것이 다른 아이들을 괴롭히려는 충동의 원천이다.[3]

가족 안에서 부모가 떠맡는 역할의 내적 및 외적 모델들의 특질에 따라, 방금 서술된 분열과 투사의 종류들이 정신적 상태들

---

[3] 이 과정들에 대한 더 상세한 명료화를 위해서는, 다음을 보라. Waddell, M. (1998) "The Scapegoat", in Anderson, R. and Dartington, op. cit.

을 안아주고, 고통을 소화해내며, 힘든 감정들을 아이가 좀 더 다룰 수 있는 것으로 만들어주는 부모의 능력을 유지해주는 과정들과 균형을 이룰 것인지가 결정될 것이다. 부모의 기능은, 진화하는 가족 단위의 어느 단계에서든지, "몽상하는" 어머니의 초기 마음 상태를 특징짓는 것으로 남는다: 자신의 유아적 감정들을 "자제하고 인지하는" 능력과, 특별한 맥락 안에 있는 특별한 아이와 관계하는 능력을 포함하는, 의식적일 뿐만 아니라 무의식적인 수용성이라는 특질(3장을 보라).

부모 커플이 세대 간의 경계들을 안아주고, 아이들뿐만 아니라 서로 간의 필요와 의존적 측면들을 안아줄 수 있을 때, 그들은 아이들이 동일한 힘들을 획득하도록 촉진시키는 공동의 능력을 발달시킬 것이다. 이런 종류의 성숙한 부모 기능들을 내재화하는 기회와 함께, 아이들 역시 다른 사람들의 열망들과 불안들에 의해 과도하게 침범당하지 않고서 그들 자신들이 되는 자유를 발견할 수 있다. 따라서 그들은 "성장" 과정을 방해하는 투사된 사고들과 감정들의 수용자들이 되기보다는, 그들 자신들의 경험을 할 수 있고, 그 경험으로부터 배울 수 있는 사람이 될 수 있다. 부모 혹은 부모들 편에서의 너그러움과 억제의 능력들은 보통의 의사소통적인 정신적 및 정서적 상태들의 투사들이, 여기에서 서술된 가족들을 그토록 힘들게 만들었던 것과 같은 너무 해로운 힘을 얻는 것으로부터 그들을 지켜줄 것이다.

구성원들의 정서적 성장과 발달을 지탱해주고 지원해줄 수 있는 가족의 종류를 탐구함에 있어서, 강조점은 틀에 박힌 역할들보다는 가족의 특질들, 속성들 그리고 기능들에 주어졌다. 이 점에서 한 부모 역시 마찬가지로 자기(self) 안에서 건강하게 기능하는 가족 커플의 기풍을 지닌 성격, 탄력성, 힘과 온전성 등의 다양한 측면들을 포괄하고 결합해낼 수 있다. 정서적인 것이든

인지적인 것이든, 내적 및 외적 요구들을 가장 잘 만족시킬 수 있는 종류의 학습 과정들을 격려하는 데 가장 유용한 것은, 부모들 사이에 공유된 것이든 한 부모 안에 간직된 것이든, 그러한 특질들이 결합된 것이다. 이러한 종류의 학습은, 우리가 살펴보았듯이, 부모 혹은 부모들이 사랑을 만들어내고, 희망을 촉진시키며, 고통을 담아주고, 생각할 수 있는 가족 문화에 뿌리를 두고 있다. 그러한 문화는, 두 부모들 모두가 실제로 현존하든 아니든, 모성적인 내적 기능들과 부성적인 내적 기능들 모두가 연합된 창조적 능력들을 아이에게 제공한다.

외적으로 가시적인 측면에서 볼 때, 아이의 발달을 분명히 촉진시키는 이러한 존재방식과 "인형의 집 가족"이라고 불릴 수 있는 존재방식 사이를 구별하는 것은 어려울 수 있다. 후자의 경우, 희화화된 용어로 존중능력, 안전 그리고 순응성 등의 목표들이 부모들에 의해 지나치게 높은 값이 매겨질 것이다. 그러한 목표들은 종종 진정한 부모됨의 책임을 감당할 수 있는 내적 준비를 갖추기 전에 행해진, 부모 역할에 대한 관찰과 모방으로부터 온 것이다. 아마도 모든 부모들이 사회적 지위, 성취 등의 외적 압력에 대해 어느 정도 관심을 갖고 있을 것이다. 실제 문제는 그 문제들이 중요하다고 느껴지는 유일한 것들일 때, 또는 그것들이 중요하다는 사실이 부인될 때 발생한다. 그 둘 중 어떤 경우이든, 부모들은 그들의 아이가 실제로 누구인지에 대해 눈이 멀 것이다. 그들의 아이들이 자신들에 대한 부모의 열망들과 실제로 다를 수 있는 정도를 견디는 것은 항상 힘든 일이기 때문이다. 아이들의 독립된 욕구들과 희망들에 민감할 수 있는 가능성은 "부모 역할"로 간주되는 것을 모방하는 것에 갇히기보다는 상실과 분리를 견디는 성숙한 능력에 기초해 있다.

사회적 지위와 소위 "잘 나가는 것"이 과도하게 높이 평가되는 가족들은 종종 상당한 정도의 경제적 및 사회적인 성공을 획득하는 경향이 있다. 그러나 거기에는 아이들의 드러나지 않은 인격적 희생을 대가로 지불해야 하는 경우들이 있다. 예컨대, 가족 기풍에 맞추어 잘하고, 착하며, 성취하고, 문제를 일으키지 말아야 한다는 과도한 압력이 그들을 짓누를 수 있다. 거기에는 결함들이 파국들로서 경험될 것이라는, 즉 작은 실패가 재앙을 의미할 것이라는 끊임없는 위협이 숨어있을 수 있다. 이런 가족의 아이들에게는 상황들의 세계에 적절하게 참여하는 것이, 그들이 그들을 속박하고 있는 것들에서 자유로워지고 그들의 부모들의 방식이 아니라 그들 자신의 방식으로 살아가는 일을 시도하도록 도와줄 어떤 외적인 지원을 발견하지 않는 한, 결코 쉬운 선택이 아니다.

앞에서 서술한 분열과 투사가 지배적인 양태가 되는 경향이 있는 가족 문화의 근저에는 다른 광범위한 그리고 더 부정적인 정서적 기능들(절망의 씨앗을 뿌리고, 미움을 공표하며, 불안을 유발하고, 거짓들과 혼란을 창조하는) 중의 하나가 놓여있을 가능성이 높다. 여기에서 "구조적" 분열의 많은 가능한 유형들 중 몇 가지가 간략하게 요약될 수 있다: 성 역할에서의 판에 박힌 분열들은 모성적 집단 또는 부성적 집단의 우세를 가져올 수 있는데, 그것들은 각각 다른 쪽 부모를 희생하는 대가로 한쪽 부모의 권위와 한 패가 되거나 그 권위에 복종하도록 초대장을 보내는 결과를 발생시킨다. 그와는 달리, 분열은 세대들 사이에서 발생할 수도 있는데, 그것의 예는 아이의 양육이 부모들 자신의 부모들에 대한 비판과 거절에 근거해서 이루어지는 경우에서 찾아볼 수 있다. 이런 상황에서 부모의 양육은 아이 각자의 특수한 욕구들과 불안들에 대한 이해보다는, 아이들을 어떻게 양육해야 하는가에 대한 일반적인 아이디어들에 기초해서 이루어지는 경향이 있다.

　분열은 또한 가족과 외부 세계 사이에서 일어날 수도 있다. 이 분열에서 가족은 도착, 박해 혹은 불평 등의 이유로 이웃들이나 공동체에 적대적이 되어, 약탈적이고, 박탈적이며, 약점을 이용하고, 타인들을 승리자처럼 대하는 태도를 갖는다. 거기에는 종종 다른 사람들의 동기들, 특히 복지 서비스나 교육을 제공하는 일과 관련된 소위 돌보는 직업에 종사하는 사람들의 동기들에 대해 깊은 의심을 갖는 경우들이 있다. 이런 종류의 가족 안에서는 생각하고, 계획하며, 양육하는 그리고 고통을 담아주는 내사적 기능들은 최소 수준에서 작동하는 경향이 있다. 투사적 방법들을 사용해서 증오를 자극하고 절망의 씨앗을 뿌리는 것이 종종 이 가족이 기능하는 방식을 특징짓고, 그 결과 행동이 생각보다 앞서는 경향을 갖게 된다. 행동은 일차적으로 가족과 외부 세계 사이에서 발생하지만, 그것은 가족 안에서도 상당한 정도로 해를 끼친다. 서열 계급에서 바로 아래에 있는 구성원은 그의 바로 위에 있는 구성원에 의해 박해를 받는다.

　이러한 적대적 시나리오들 중 어느 것 하나에서도, 문제는 대체로 부모들의 의식적인 의도들 중의 하나가 아니라, 그들의 무의식적인 내적 능력의 취약성과 관련되어 있다. "최상의-의도를-가진" 부모들 역시 그들의 아이들이 그들 자신들의 과거 또는 숨겨진 자기들의 측면들을 재연하거나, 그들 경험의 거의 알려지지 않은 그러나 인식될 수 있는 유형들과 신비하게 연결되어 있는 방식들로 고통을 받고 있다는 것을 발견하고는 충격을 받고 힘들어할 수 있다. 이것들은 그것들로부터 도망치거나 바꾸는 것이 불가능해 보이는 것들일 수 있다.

　이것들은 어느 정도 압도하는 특징들을 갖고 있지만, 그것들은 이러한 가족 문화들이 아동의 창조적 잠재력을 촉진시키기보다 제한하는 존재방식에 아동을 묶어놓는 힘을 갖고 있다는 느낌을 전달할 수 있을 것이다. 거기에는 더 많은 유형들이 있다: 원칙에 대한 질문보다 "이웃들이 뭐라고 말할 것인가"에 관심이 더 우세한, 또는 즐거움이나 고통에 대해 충분히 민감하게 느끼는 능력이 막혀 있는 가족; "네가 행복한 한 나는 괜찮아"라는 태도가 아이들의 은밀한 경쟁성과 야망에 대한 관심을 속이고 있는 가족; 항상 최선의 것을 알고 있는, 겉으로는 굴하지 않고 흠잡을 수 없는 우월성의 가면을 쓰고 있지만, 부적절 감에 대한 공포에 젖어 있는 가족; 경제적 혹은 신체적 좌절들로부터 회복하지 못하고 만성적으로 패배하고 손상된 상태로 남는 가족.

대부분의 가족들은, 때때로, 위의 방식들 중의 어느 하나로 혹은 그 모두로 기능할 것이다. 여기에서 강조점은 일시적인 특징들보다 해리스(Harris)와 멜처(Meltzer)에 의해 서술된 바 있는, 근저의 지배적인 유형들에 있다. 가족 태도의 각각의 유형은, 좋은 것과 나쁜 것 모두와 관련해서 경험의 서로 다른 측면들을 통합하는 과제에서, 집단 안에서와 집단 바깥 모두에서 대체로 정직하고 성실한 관계들을 통해 그것들을 견디고 처리하는 과제에서 공통적으로 만나는 어려움을 증언해준다. 힘든 가족 상황들은 어느 정도 아이의 발달을 억제할 것이지만, 반드시 한 아이의 발달을 결정하지는 않을 것이다. 왜냐하면 아동 자신의 탄력성과 기질이, 특별히 외부의 지원과 함께, 그로 하여금 가족의 역경을 살아남을 수 있게 해주고, 필요할 경우 더 해로운 가족의 영향들을 거부하는 것이 아니라 그것들과 거리를 유지할 수 있게 해주는 자기 안의 특질들이 살아 있도록 유지하는 방법을 찾을 수 있기 때문이다.

부모들이 건설적이고 파괴적인 힘들을 인식하고 그것들 사이의 균형을 유지하는 능력을 갖고 있는 가족에 속한 사람들은 운

이 좋은 사람들이다: 희망을 지탱해주고, 아동이 그들의 능력 범위 안에서 고통을 겪도록 허용하며, 어느 정도의 불안이 성장에 필수적인 자극임을 알고 있는 가족. 그때 아이들은 용기, 자신감 그리고 그들 자신들과 그들의 부모들에 대한 존경을 발달시킬 것이고, 이러한 특질들로부터 생명력과, 지식, 진실성 그리고 이해에 대한 갈증을 이끌어낼 것이다.

제9장
사춘기와 청소년 초기

"머지않아, 누가 아는가,
경험 없음의 동요가 지나가리니 ..."

Pushkin

    사춘기는 자궁 내에서의 시기를 제외하고는 신체적 변화들이 삶의 어느 시기보다 빠르게 발생하는 시기이다. 이 변화의 속도는 자연히 엄청난 심리적 격변을 수반한다. 그리고 잠재기 말기(10-11세)와 관련된 마음의 상태들과, 사춘기 초기(12-13세)와 관련된 마음의 상태들 사이를 구별하는 것은 단순하지 않다; 때때로 가정되듯이, 그것은 생물학적 변화들과 반드시 밀접하게 연결되어 있지 않다. 사춘기의 생리학적 변화들은, 특히 소녀들의 경우, 정서적 변화들보다 더 일찍 발생하는 경향이 있다. 많은 소녀들이 10세 혹은 심지어 9세 즈음에 월경과 이차 성징들을 발달시키기 시작한다. 전통적으로는 생리학적인 변화와 정서적인 변화가 일치하는 것으로 여겨졌으나, 지금은 사춘기의 시작을 알리는 신체적 변화의 종류들과, 삶의 한 단계로부터 다른 단계로의 전환을 나타내는 마음의 상태들에서의 정신적이고 정서적인 변화들 사이를 구별하고 있다. 아기를 가질 수 있는 신체적인 능력은 남자친구를 사귀기 위한 정서적 준비와는 전혀 다른 것이다. 따라서 비록 통계적으로 그리고 연대기적으로 사춘기로 인식되는 시기들이 일반적으로 대략 12세와 14세 혹은 15세 사이에 해당되기는 하지만, 인격의 전체적인 발달의 어디에서 이 심리-성적 변화의 "심리적" 부분이 그것의 위치를 발견하는지, 혹은 발견하는 데 실패하는지를 이해하는 것은 전혀 다른 문제이다. 왜냐하면, 보통 그렇듯이, 그것은 발달 단계뿐만 아니라 마음의 상태의 문제이기 때문이다.

사춘기와 진정한 의미에서의 청소년기를 명확하게 또는 일반적으로 구별하는 것은 훨씬 더 어렵다. 왜냐하면 그것들은 본질적으로 뗄 수 없이 서로 얽혀 있기 때문이다—청소년기의 본성과 그것의 경로는 사춘기의 격변에 대한 반응들을 중심으로 조직된다. 좁은 의미에서의 청소년기는 이러한 주요한 신체적이고 정서적인 변화들에 대한 아동 편에서의 복잡한 적응으로 서술될 수 있다. 이 적응은 혼란스런 잠재기 태도들과 기능 방식들의 여파 안에서, 새로운 그리고 종종 힘들게 획득한 세계-안의-자기에 대한 느낌을 발견하는 것을 포함한다. 자기에 대한 이 변경된 관계를 성취하는 수단들은 "순응", "유사-성인", "착한" 소년이나 소녀가 되는 것으로부터 "냉혹한 인간", "마약-중독자", "자살-취약자", "나쁜" 소년이나 소녀가 되는 것에 이르기까지 행동, 방어와 적응의 다양한 양태들로 드러난다. 소동이 가라앉는 데는 수년 혹은 심지어 수십 년이 걸릴 수도 있다. 청소년들에게 심리적인 문제는 다루기에 벅찬 것이다: 성인의 구조들과 유아적 구조들 사이의 관계를 협상하기; 가족 안의 삶으로부터 세계 안의 삶으로 전환하기; 특히 성적 측면에서 정체성을 찾고 확립하기; 요약하면, 분리, 상실, 선택, 독립 그리고 아마도 바깥세상의 삶에서 겪는 환멸을 다루는 능력.

이 장은 사춘기의 생리학적 사실들과 그것에 대한 정서적 반응들에 초점이 맞춰져 있다. 청소년기는 보통 십대라고 불리는 시기로 요약되면서도 결코 그 시기에 국한되지 않는, 삶에 대한 특별한 정신적 및 정서적인 방향성을 포함한다. 왜냐하면, 내가 이미 말했듯이(1장을 보라), 청소년의 마음 상태들은 8세, 18세, 혹은 80세에서도 발견될 수 있기 때문이다. 아동기와 성숙기 사이에 존재하는 정신적 혹은 심리적 기간은 반드시 전통적으로 "청소년기"라고 정의된 시기에 발생하지 않는다.

청소년들은 "잠재기 동안에 '해결하지 못한 것들'과 성인의 삶에서 필요한 '해결해야 할 것' 사이에 사로잡힌 행복한/불행한 집단"으로서 서술되어왔다(Meltzer, 1973, p. 51). 청소년기를 협상한다는 것이 개인의 삶의 주기 안에서 갖는 의미는 무엇인가? 그것의 기능은 무엇인가? 성숙의 심리-사회적인 과정 안에서, 청소년기가 갖는 위치 또는 과제는 무엇인가?

일반적인 용어로, 오늘날 청소년기는 개인의 발달에서 매우 중요한 시기로서, 즉 인격의 본질적인 측면들이 형태를 갖추게 되고, 마침내 보다 일관되고 안정된 자기에 대한 느낌으로 조직되는 결정적인 시기로서 간주되고 있다. 청소년기를 인격의 재-구조화를 위해 필요한 기간으로 보는 관점은 이 문제 많고 흥분되는 시기를 이해하는 비교적 최근의 방식이다. 그 견해는 대체로 개인이 제시하는 증상들뿐만 아니라, 개인의 정서적 및 지적 잠재력에 항상 관심을 갖고 있던 클라인의 연구로부터 왔다. 프로이트 이전에, 청소년기는 개인의 성적 삶의 시작을 구성한다고 믿어졌다는 단순한 이유로 인해 특별한 의미를 갖고 있었다. 그러나 프로이트가 유아기 성을 발견했다고 주장한 이후에, 청소년기의 위치는 어떤 점에서 강등되었다. "성욕에 대한 세 편의 에세이들"(1905)이라는 프로이트의 고전적 논문에서, 청소년기는 유아기의 성적 충동들이 성적 관계의 더 친밀하고 사랑하는 측면들로 통합될 수 있도록 그것들을 재-작업하는 것을 포함하는 특별한 변화들이 발생하는 시간으로 정의되었다. 프로이트는 이 통합이 본질적으로 세 가지를 포함한다고 보았다: 성적 정체성의 공고화; 성적 상대자를 찾기; 그리고 성욕의 두 주요 줄기들인, 관능성과 부드러움을 결합하기. 정신분석의 이 초기 시절에는 전반적으로 인격의 정서적 성장에 대한 언급은 거의 없었고, 5세 즈음에(구강기의, 항문기의 그리고 남근기의 단계들) 어느 정도 완성되는 것으로 여겨지는 아동기의 초기 발달 단계들에 엄청난 중요성이 부여되었다. 안나 프로이트(Anna Freud 1958)는 청소년기를 "간과된 시기", "분석적 사고라는 측면에서 서자 취급을 받는 시기"라고 서술했다(p. 255).

그러나 지금, 청소년기의 도전들과 그것의 해결은 일반적으로 개인의 성격과 인격의 성장이라는 측면에서, 개인의 미래 삶에 중심적인 기여를 하는 것으로서 간주되고 있다. 비록 청소년기 초기에 종종 분출하는 압력들과 혼란들의 버전들은 수년 동안 지속될 수 있지만, 그것들의 순수하고 극단적인 표현은 보통 사춘기와 함께 시작될 것이다. 이 시점에서, 일반적인 의미로 잠재기 동안에 중지되었거나 "숨어있던" 정서적 및 충동적인 상태들이 다시 활성화된다. 잠재기 아동이 성적으로 성숙하기 시작하면서, 그의 반응들, 환상들, 생각들 그리고 열정적인 충동들은 해결되지 않은 그리고 종종 해결될 수 없는 것으로 보이는 갈등들의 소용돌이에 휘말리게 된다. 해부학적, 생리학적 그리고 내분비학적 변화들이 발생한다. 성적 및 성장 호르몬의 증가는 성적 기관들과 이차 성징들의 발달뿐만 아니라, 비록 개인에 따라 차이는 크지만, 종종 강력한 환상들을 수반한 채, 성적 및 공격적 욕동들의 커다란 증가로 인도한다. 이미 언급된 신체적 변화들은 자기 인식의 근본적인 변경들, 즉 겉모습, 냄새, 결, 크기의 변경들을 수반한다. 그리고 월경이 시작되고, 정자가 생산된다. 신체와 얼굴에 털이 나고, 목소리가 변하기 시작한다. 성기의 흥분 가능성이 종종 뚜렷이 드러난다. 의식적 사고들과 이러한 새로운 신체적 감각들에 부착된 무의식적인 충동들 사이에, 새로운 갈등이 떠오른다. 이 갈등의 일부는 정서적으로 그리고 다른 일부는 화학적으로 연료를 공급받는다.

그러한 혼란들이 다룰 수 있는 것으로 느껴지는지, 그리고 그것들이 생각될 수 있는 것인지는 몇 가지 사실에 의존할 것이다: 예컨대, 유아기 충동들과 느낌들을 최초로 담아주었던 그 담기의 특질; 잠재기 동안에 성취한 안정성의 정도와 그가 씨름해야만 하는 내적 및 외적 압력들. 매우 종종 그 갈등들은 제거되어야 할 정도로 또는 의식적인 인식에서 축출해야 할 정도로 "너무 많은" 것으로 경험된다. 비행 행동은, 통계에 따르면, 14세에 절정을 이루는, "압력을 낮추는" 방식으로 여겨진다. 그러한 행동은 빈번히 공격적 및 성적 충동들의 긴장을 풀어주는 것으로 간주된다. 게다가, 그러한 행동이 징벌을 초래하기 쉽다는 점에서, 그것은 또한, 비록 일시적이기는 하지만, 내적인 무의식적 죄책감을 누그러뜨리는 수단일 수 있다. 그들은 비행 행동들을 통해서 실제의 부모의 권위이든, 아니면 그들을 나타낸다고 느껴지는 것의 권위이든, 즉 교사들의 권위이든, 경찰의 권위이든 상관없이, 외적 권위의 한계들을 시험한다. 그들은 또한 실제 부모들보다 훨씬 더 가혹하고 비판적인 것으로 느껴지는 부모들에 대한 내적 버전들을 시험한다. 우리가 살펴보았듯이(5장), 이 인물들은 외적 "현실"과 전혀 어울리지 않는 괴물 같은 힘들을 갖고 있지만, 그것은 내적 현실과 관련된 무의식적인 공포들에 대한 정직한 반영이다—소망 안에서든, 행동에서든, 환상화된 파괴성에 대한 공포들. 그런 인물들은 청소년의 초자아의 측면들로서 달래질 필요가 있는 것이고, 외적인 행동들에 대한 징벌을 추구하는 것은 종종 내적 상황의 압력을 덜기 위한 것으로 간주된다.

존스(Ernest Jones, 1922)는 그의 고전적 논문 "청소년기의 몇몇 문제들"에서 사춘기 동안에 일어나는 일에 대해 다음과 같이 서술했다.

> 유아기 상태로 되돌아가는 퇴행이 일어난다 ... 그리고 개인은, 비록 다른 수준에서이기는 하지만, 그가 삶의 첫 5년 동안에 통과했던 발달을 다시 살아낸다 ... 그것은 개인이 삶의 첫 5년 동안에 통과한 발달을 두 번째로 반복하고 확장한다는 것을 의미한다. [p. 39-40]

달리 말해서, 옛 갈등들, 특히 유아기 갈등들과 오이디푸스 분투와 관련된 갈등들이 재작업되는데(새로운 성기적 욕동들의 맥락에서), 이 갈등들은 초기의 담아주기와 내재화의 특질이 어떤 것이었는지를 보여준다.

보다 초기의 오이디푸스적 느낌들을 특징지었던 성적 및 공격적 충동들의 재-출현은 잠재기 아동이 그 시기 동안에 더 혹은 덜 성공적으로 방어하고자 노력해왔던 충동들과 욕구들을 자극해낸다. 중요한 차이는 사춘기의 성기의 변화들로 인해 이러한 욕망들이 실제로 실행될 수 있다는 것이다. 자신의 어머니를 임신시키려는 소년의 소망과, 자신의 아버지의 아기를 임신하려는 소녀의 소망은 이제 더 이상 환상의 영역에 머물 필요가 없이 신체적으로 가능한 더 두려운 영역으로 옮겨갈 수 있다. 게다가, 아동의 증가된 신체적 힘 또한 아동 자신뿐만 아니라, 그의 부모에게도 새로운 위협을 부과한다. 아동은 걱정스러운 상황에 직면한다: 그는 의식적이든 무의식적이든, 단지 환상 속에서 욕정들과 증오들을 만족시키려고 추구하기보다는 그의 성기적 욕망들과 파괴적 느낌들을 실제로 실연할 수 있다.

신체적 능력 자체는 새로운 분열과 억압이 시작될 정도로 심각한 불안을 자극할 수 있다. 초기 청소년기 동안에, 성적 불안은 자연스럽게 그들을 동성 친구들에 대한 선호로 내모는데, 그 경향성은 근저에 있는 오이디푸스적 공포들과 위험한 가능성들에 의해 크게 강화될 수 있다. 이 단계에서 아주 흔하게 발견되는, 동성애적 끌림들과 상호 탐색들은 보통 의미 있는 성적 성향을 가리키는 것이라기보다는 안도감을 얻고자 하는 시도이다. 초기 청소년들이 부모들로부터 거리를 두고 그들에 대해 적대감을 갖는 것은 많은 원천들로부터 생겨나는 것이지만, 중요한 한 가지는 종종 부모들과의 계속되는 친밀성이 오이디푸스적 위안을 얻기 어려울 정도로 부모와 아동을 서로에게 너무 가깝게 만드는 것에 대한 무의식적인 공포이다.

이 걱정스런 상황에 대한 암시들은 죠와 애니의 공포들과 곤란들로부터 추론될 수 있다(6장을 보라.). 이들 각각은 사춘기에 다가가면서 불안들을 드러냈는데, 그것들은, 만약 그때 이해되지 않았더라면, 나중에 더 심각한 방해 세력으로 분출했을 수 있는 것이었다. 각각의 아동에서 죽음의 공포는 그들 자신의 무의식적인 살인적 소망들과, 분리에 대한 불안과 버림받는 느낌들과 관련되어 있는 것으로 보였다. 이러한 느낌들을 느끼지 못하는, 또는 심지어 그것들을 갖고 있음을 인식하지 못하는 죠의 무능력은 정서적인 갈등의 특정한 영역들을, 특별히 그의 경우에 그의 아버지를 향한 살인적인 충동들을 완전히 의식 바깥에 두어야 할 필요성이 있었음을 암시한다. 잠재기 동안에, 죠는 증가하는 강박적 방어들을 수단으로 사용해서 이 불안들을 저지하려고 분투하고 있었다. 이미 강력한 욕구들과 공포들이 사춘기의 생물학적 변화에 의해 강화될 때, 죠와 같은 아동은, 만약 그가 어떤 도움이나 지원을 받지 못한다면, 감당할 수 없는 느낌들과 싸워야만 하는 자신을 발견하게 될 것이다. 죽음의 대상 그리고/혹은 관-같은 대상 안에 갇히는 것에 대한 그의 공포는 그가 가장 간절하게 원했던 것, 즉 그의 어머니 안으로 들어가 어머니를 소유하려고 했던 것으로 인한 죄책감과, 징벌에 대한 불안의 증거로서 해석될 수 있다. 그는, 과거에 한번 내면에서 그랬듯이, 산 죽음(living death)에 갇히고 맡겨지는 것을 두려워했다. 사실 이것은 죠가 그의 마음 상태라고 느낀 것과, 다른 사람들에 의해서 그가 어떻게 경험되었는지 모두에 대한 상당히 정확한 표현이었다.

비슷하게, 애니의 자기-파괴적인 곤경은 무의식에 대한, 또는 아직 알려지지 않은 소망에 대한, 즉 분리하고 싶은 욕망이 실제로 일어나기를 바라는 소망에 대해 앞에서 진술한 공포(그녀가 없는 동안에 부모들을 떼어놓음으로써, 자기 자신을 버려진 상태로 두지 않으려는) 만큼은 아닐지라도, 강렬한 불안을 암시했다. 부모 커플에 의해 배제되는 것에 대한 그녀의 원시적 공포와 격노는 원래 부모를 대체하고 소유하고 싶은 특별히 강렬한 욕구를 그녀 안에서 불러일으켰을 수 있다. 그녀가 그녀의 분노를 서술한 방식 안에는, 그리고 더욱 심각하게는 그녀가 다른 사람에게 하고자 했던 것을 그녀 자신에게 하려는 그녀의 충동(죽는 것을 통해서) 안에는 그녀의 파괴성과 그것을 극복하려는 그녀의 분투의 정도에 대한 암시들이 있었다. 그녀의 주된 염려는 그녀의 어머니를 잃는 것과 관련되어 있었는데, 그 염려는 또한 어머니를 쫓아내고 싶다는 소망을 포함하고 있는 것이었다. 그러한 소망은 그녀의 부모들을 떼어놓으려는 욕망과 그들로부터 분리되고 싶은 욕망 모두에 실제로 따라올 수 있는 결과에 대한 공포와 불안을 동반했다.

아동이 발달하면서, 이제 그들의 나이에 적절한 종류의 분리에 대한 불안은 자연스럽게 더 초기의 공포들을 다시 불러낸다. 그러한 공포들은, 만약 그것들이 그때 충분히 담겨지고 이해되지 않으면, 극단적인 수단들에 의해 통제될 것이다. 죠와 애니의 근저에 놓인 비슷한 종류의 충동들은, 우리가 살펴보았듯이, 그들 각각에 의해서 매우 다르게 표현되었고 전혀 다른 방어적 전략에 의해 다루어졌다. 애니의 불안은 잠재기를 관통하는, 명백히 성공적이고 적응적인 경로 전반에 걸쳐서 외상적으로 폭발했다. 죠의 불안은 그에게서 이전의 활기차고 지적인 자기를 고갈시키면서, 자신에 대한 그리고 다른 사람들과의 관계에 대한 그의 확신과 믿음을 더 은밀하게 침식하기 시작했다. 각각의 경우에, 초기의 담겨지지 않은 불안들은 잠재기에 특징적인 경직된 분열, 투사 그리고 억압에 의해서조차도 충분히 안겨지거나 적절히 조절될 수 없었음이 분명했다.

해결되지 않은 오이디푸스기 문제들을 갖고 있는 죠와 애니 같은 아동들의 경우, 지금 생물학적 변화들에 의해 강화된 원래의 감정들의 재활성화가 어떻게 초기 청소년기 동안에 훨씬 더 급진적인 형태의 정신적 방어들을 요구할 수 있는지를 보는 것은 어렵지 않다. 그러나 이전 시기의 삶이 상당히 안정되었던 경우조차도, 사춘기의 변화들은 종종 아동 자신뿐만 아니라 모든 사람들을 놀라게 할 정도로 주요한 인격의 변동들처럼 보이는 연쇄작용을 발생시킬 수 있다. 이것들은 초기 내재화들의 특질을 시험한다. 그것들은 아동이 자신의 정서들을 얼마나 잘 담아낼 수 있는지를 시험한다. 그것들은 호르몬 변화와 사회 및 가족의 압력들의 강도와 관련해서, 매우 다양할 수 있다. 왜냐하면 내적 구조들의 강도가 그토록 심각하게 도전받을 때, 외부의 환경적인 요소들이 엄청난 중요성을 획득하기 때문이다. 환경적 요소들은 지지적인가? 아니면 더 많이 손상시키는가? 또래 집단, 학교생활 혹은 가족 안에서의 일관성과 조화의 정도는 이 혼동스럽고 힘든 역동들이 직면될 수 있고, 생각될 수 있는, 더 넓은 담아주는 구조의 사용가능성, 또는 그런 구조의 부재와 관련해서 결정적인 요소이다. 청소년기는 순응적이거나 반항적일 수 있다—그것은 하나의 상태가 아니라, 하나의 과정이다.

일반적인 용어로, 이 과정은 처음에 신체적인 변화들에 의해 자극되어 발생하는 정신적인 고통, 혼동 그리고 갈등을 처리하는, 특별한 범위의 다양한 방식들을 나타낸다고 말할 수 있다. 내적 갈등을 해결하려고 시도하기보다는 그것을 실연하거나 "행동화" 하려는 청소년의 경향성에서 명백히 볼 수 있듯이, 거기에는 종종 고통을 담아내기보다는 축출하고자 하는 성향이 존재한다. 사실, 엄격히 말해서, "행동화"는 정확히 내적 갈등을 줄이기 위해 사고를 행동으로 대체하는 것을 의미한다. 기능의 양태로서 내사적인 것들보다는 극단적인 투사적 기제들에 의존하는 일반적인 경향성은, 그리고 그 둘 사이의 지속적인 긴장은 청소년이 자신의 어려움들에 접근하는 전형적인 방식이라고 말할 수 있다.

이런 종류의 행동의 많은 측면들은 젊은 청소년이 그의 실제 상황에서 자신의 실제 느낌들을 피하거나 멀리하려는 시도를 통해 생각하지-않게 되는 과정의 다양한 버전들을 구성한다. 이것의 목표는 과도하게 방해하고, 혼동스러우며 혹은 파괴적인 마음의 상태들로 느껴지는 것으로부터 자기를 보호하기 위해 방어적인 수단들을 차용함으로써, 가능한 한 내적 갈등을 피하는 것이다. 충동은 생각하기보다는 행동하는 경향이 있다; 개인으로서 존재하기보다는 집단들, 때로는 패거리의 일원이 되기; 정서적으로 고통 받기보다는 신체적으로 아프기("신체화하기"); 세상, 자기, 그리고 다른 사람들을 좋고 나쁜 이라는 극단적인 측면에서 경험하기("분열"); 문자적으로 생각 없는 상태가 되려는 시도로서 마약, 알코올, 또는 물질남용에 빠지기. 이 시기의 급류를 피하기 위한 또 다른 덜 쉽게 발견될 수 있는 방식은 유사-성숙을 통해 겉으로만 생각하는 사람이 되는 것이다. 그런 개인은 아이디어들과 정보를 앎에 대한 애정을 위해서라기보다는 자기-보호의 목적을 위해 획득한다(7장을 보라). 왜냐하면 이 연령 집단에 속한 많은 청소년들은 실제 사고에 대한 방어로서, 혹은 친밀성을 그리고 정서적인 현실에 의해 동요되는 위험을 피하는 방식으로서 지능 자체를 사용하기 때문이다.

특징적으로, 청소년은 불편한 감정들을 제거하려는 욕망 때문에 투사적 기제들을 사용한다. 자기의 실제적인 측면들을 다른 사람들에게 전가하는 이 무의식적인 과정은, 만약 투사되고 있는 것이 "나쁜" 부분들이라면, 다른 누군가가 문제 인간이 될 수 있고, 또는 만약 그것이 자기 안이 아니라 다른 사람 안에 있는 것으로 느껴지는 "좋은" 부분들이라면, 그 사람이 정말로 선호되는 사람이 될 수 있다는 것을 의미한다. 활기 있고 상상력 있는 특질들이 고갈되고, 둔감하고 평범한 특질들만을 지닌 사람으로 남는 이 후자의 경험은 자기-의심, 우울 그리고 확신의 결여를 발생시키는 토대가 될 수 있다.

하지만 우울, 고독, 어딘가에 걸려 꼼짝 못하는 느낌, 또는 다른 모든 사람들과 다르다는 느낌을 갖는 이 연령 집단의 경향성은 부분적으로 투사의 실패—고통과 혼동에도 불구하고 이 시점에서 포용될 필요가 있는 탐색과 실험의 부재—를 나타낼 수 있다. 철수되거나 고립된 젊은 청소년은, 비록 자기 자신에 대한 주의를 이끌어낼 가능성은 적어보이지만, 내적인 곤경을 겪고 있을 수 있다. 그러한 곤경은 종종 어느 연령에서나, 특별히 불안정한 유동성이 지배하는 초기 청소년기 동안에, 자기에 대한 느낌을 확립하는 데 필수적인 요소인 투사와 재-내사를 오가는 데 참여하지 못하는 것과 관련되어 있다.

따라서 어떤 점에서, 청소년기 동안에 투사적인 경향성들은, 만약 경미하다면, 갈등들을 좀 더 긍정적인 방식으로 완화할 수 있다. 왜냐하면 만약 투사되고, 그런 다음에 재-내사되는 자기의 측면들이 어느 정도 유연성과 유동성을 갖고 있다면, 어느 정도의 자기-탐구가 발생할 수 있기 때문이다. 주체는 다른 사람 안에서 자기의 부분들과 관계할 수 있고, 그 부분들은 주체에 의해서 소유되거나 거절될 수 있다. 너무 극단적이지 않다면, 투사적인 양태는 이 단계에서 불안뿐만 아니라 자기 자신에 대한 호기심에서도 나올 수 있고, 따라서 개인으로 하여금 자신이 누구인지에 대한 느낌 안으로 아직 통합되지 않은 정서적 가능성들을 조사하고 그것들에 참여할 수 있게 해준다. 청소년들, 특히 초기 십대 청소년들의 의상 스타일, 음악 그리고 입맛이 자주 변하는 것은 정확히 이 탐색의 불확실성—"그 모자가 자신에게 맞는지"를 알아보기 위해서 일시적으로 누군가가 "될" 필요성—을 나타내는 것일 수 있다.

가장 일반적인 용어로, 청소년기 동안이 기대될 수 있는 발달적인 진전은, 만약 순조롭게 진행된다면, 삶의 노력의 근본적인 측면을 요약하는 것으로 특징지어질 수 있다: 이기적이고 자기애적인 관심들에 의해 지배되는 마음 상태로부터, 다른 사람들의 감정들과 경험들에 대한 진정한 관심을 갖는 마음 상태, 즉 마음의 좀 더 "대상-관계적인" 상태로의 이동. 우리가 살펴보았듯이, 죠지 엘리엇은 세상을 "우리의 최상의 자기들을 먹여주는 젖통"으로 경험하는 경향성과, "항상 빛과 그림자를 발산하는" 분리된 자기의 중심을 갖고 있는 존재로서 관계하는 경향성 사이의 차이를 서술하는 것을 통해서, 그러한 이동을 훨씬 더 생생하게 보여주었다. 좀 더 이론적으로 표현해서, 청소년기는 새로워진 편집-분열적 분열들에 직면해서 생의 초기 우울적 자리에서 획득한 정서들을 재-작업하고 재-확립할 것을, 그것이 아무리 꺼려지더라도, 요구하는 시기라고 생각될 수 있다. 그 거리낌은 청소년이 우울 불안들을 극복하는 복잡하고 고통스런 과제를 회피하기 위해 특징적으로 시도하는 방식에서 명백히 드러난다. 왜냐하면 그렇게 하는 것은, 어느 나이에서든지, "극복과정"(working through)이 의미하는 것이 상실의 공포들과, 다른 사람들에 대한 감사와 민감성과 함께, 손상이 발생한 것에 대한 죄책감과 책임감을 다시 다루는 일을 포함한다는 점에서, 쉬운 과제가 아니다. 그러한 과정은 힘과 응집성을 지닌 자기에 대한 내적 감각을 위한 전제조건이다.

초기 청소년기는 격랑과 혼동된 정체성을 겪을 수밖에 없는 결정적인 시간이다. 여기에서 강조점은 "결정적"이라는 표현에 있는데, 그것은 격랑과 혼동을 겪는 것이 청소년기 과정의 중요하고 필수적인 측면이기 때문이다. 이런 정도의 정신적 붕괴와 변동을 겪는 데 따른 스트레스 자체가 종종 청소년을 다른 사람들을 불편하게 만들고 걱정하도록 만들 수 있는 다양한 행동 및 정서적 상태들로 내몬다는 것 역시 사실이다. 왜냐하면 청소년기 혼동들의 많은 "정상적인" 표현들은 극적으로 또는 드러나지 않게 "병리적인" 것이 되는 것들과 구분하기가 어렵기 때문이다.

염려를 야기하는 종류의 태도와 행동들은 종종 코플리(Beta Copley, 1993)가 "무경험의 동요"(p. 57)에서 탐구한 문제인, 실제로 일어나고 있는 것에 참여하는 것을 "거부하는 것을 통해서"

고통을 회피하려는 시도들이다. 회피하고자 하는 이 후자의 경향성은 종종 혼동되고 고통스런 느낌의 충격을 줄여주는 방어로서, 즉 비록 연약하지만, 인격의 좀 더 취약한 부분들이 당분간 그 안에서 머물 수 있도록 허용하는 보호용 갑옷으로서 기능한다. (15세 된 청소년이 "나는 내가 왜 내 손목을 칼로 그었는지 모르겠어요"라고 말했다. "아마도 나는 단순히 그 음악을 직면할 수가 없었던 것 같아요. 나 자신의 음악 말이에요.") 그러나 그러한 갑옷은 너무 쉽게 균열되거나 파괴되는 경향이 있다. 그 균열을 촉발시키는 세력들은 외부 환경들로부터 오는 것일 수 있다: 사별, 우정들과 관계들의 깨어짐, 건강의 악화, 시험 스트레스, 집을 떠나는 것, 심지어 자격이 없다고 느껴지는 성공의 충격. 또는 그것들은 내적 환경들의 결과로서 발생할 수도 있다: 묻혀있던 충동들의 분출, 집요하게 괴롭히는 생각들, 설명할 수 없는 강박들, 왜곡된 욕망들, 공격성, 소외, 절망. 청소년기 동안에 외적인 것과 내적인 것이 혼동되는 것은 보통 있는 일이다. 우리가 종종 위기들과 소란들에서 목격하는 것은 대체로 그 당시까지는 기능해오던, 방어 체계들 또는 기능 양태들의 실패이다. 인격 안에 있는 더 힘들게 하는 요소들을 일시적으로 덮어주거나 그것들로부터의 피난처를 제공해오던 잠재기의 보호적 기제들은 더 이상 충분하지 않다. 많은 청소년들은 가족생활과 학교생활의 담아주는 구조(제한하는 구조뿐만 아니라)가, 당시에 그 둘 모두 혹은 그 중 하나와의 관계에서 폭풍 같은 것으로 서술되었던 것보다 훨씬 더 많은 안전감을 제공했었다는 사실을 뒤늦게 발견한다.

비록 낙관론의 원천들은 종종 너무 멀리 있다고 느껴지긴 하지만, 사용되는 다양한 방어적 전략들에는 나쁜 측면뿐만 아니라 좋은 측면도 있을 수 있다. 예컨대, 마약과 술을 먹는 것은 생각 없는 상태들, 즉 제한 수단을 적절히 사용할 수 있고 자신이

하고 있는 것을 의미 있는 것으로 만들 수 있는 제대로 된 "생각하는" 자기에 참여할 수 있는 능력이 거의 없는 상태나 분별 없는 상태들에 대한 집요한 선호를 나타낼 수 있다. 그러나 그러한 활동들은 또한, 이미 제안했듯이, 어느 정도의 자기-탐구를 포함할 수 있다. 아무리 위험하다고 해도, 이러한 종류의 행동은, 우리가 몇몇 투사적 경향성들에서 보았듯이, 자기의 다른 측면들을 발견하는 데 유용할 수 있다. 주된 문제는 그것이 "너무 많거나" "너무 적다는" 데 있다. 자기-탐구가 언제 남용이나 중독이 되는가?; 돌봄과 제한이 언제 강박이 되는가?; 피학증의 한 수준이 언제 자해-행동이 되는가? ("나는 정신적 고통을 견딜 수가 없어요"가 부랑자처럼 보이는 청소년이 첫 번째 면담에서 자신을 제시하기 위해 했던 첫 말이었는데, 그녀의 팔은 꿰맨 흉터들로 가득했다.) 지지해주는 집단이 언제 개인의 인격을 건설적인 종류가 아니라 파괴적인 집단적 가치에 굴복하게 만드는 반항적인 패거리가 되는가? 언제 청소년기의 특징적인 혼란으로부터의 철수가 걱정스러운 수준의 지루함, 무기력함 그리고 무감각으로 변하는가? 성적 정체성에 대한 불안이 언제 동성애에 대한 공포와 증오가 되는가? 음식을 통제하는 약간의 변덕들이 언제, 특별히 신체 이미지를 둘러싼, 심각한 섭식장애들이 되는가? 열심히 일하는 경향성이 언제 스스로를 즐기지 못하는 무능으로 변하는가? 활기찬 삶이 언제 광증이 되고, 조심스러움이 언제 우울이 되는가? 각각의 경우에, 보통의 청소년기 과정들과 걱정스러운 병리의 지시물들 사이에 섬세한 선들이 있을 수 있다. 그 둘을 구별하는 것은 청소년의 행복에 관심을 갖는 사람들만큼이나 청소년 자신에게도 중요한 문제이다.

분명히, 성적 발달과 성격 형성의 이 지점에서, 상호관계 자체가 청소년이 실험하고 있는 다른 동일시들과 연결하는 다양한 방식들은 풀 수 없을 정도로 서로 얽혀있다. 사춘기로 들어서면서 잠재기 동안에 성욕에 부과되어 있던 억제들을 깨뜨리려는 시도가 행해진다. 아동은 이제 성적 능력을 성취하려고 추구한다. 초기에 이 시도는 강제적이면서도 놀라운 것으로 느껴질 수 있다. 그것은 온갖 다양한 방식들로 표현되는 성적 능력에 대한 불안들을 발생시킬 수 있다: 예컨대, "남근의 뽐내기"라고 부를 수 있는 전형적인 행동; 혹은 모든 것을 아는 유사-성숙; 혹은 친밀성의 위협으로부터 완전히 철수하기. 그러한 철수는 잠재기에 특징적인 신중함과 모험심 없음을 강화하는 것—종종 강박적인 행동에 가까운—을 포함할 수 있다. 이 시기의 분열은 이전에 만났던 것과는 다른 종류의 것이다. 사춘기에는, 분열이 자기의 다른 부분들 사이에서 발생한다. 그것은 이전 단계의 구조화된 게임들과 위계적인 계층 질서에서 그랬던 것처럼, 전체로서의 내적 세계가 외재화되고 실연되는 것이라고 보기 어렵다. 그것은 이전 시기에 이루어진 일반적인 확실성이, 아무리 불안정하게 세워진 것이라고 해도, 좋음과 나쁨, 성인과 유아, 남성과 여성 등에 대한 혼동 속으로 용해되고 있음을 보여준다.

그로 인해 발생하는 자기의 훨씬 더 집요하고 혼란스러운 분열은, 우리가 살펴보았듯이, 마음의 편집-분열적 상태의 특징들을 갖는다: 다른 사람이 극도의 사랑과 증오의 측면에서, 즉 화해될 수 없는 양극들의 측면에서 경험될 뿐만 아니라, 자기 역시 마찬가지로 극단적인 측면들에서 경험된다. "십대 청소년"은 한 순간에는 협조적이었다가, 다음 순간에는 반항적일 수 있고, 그 과제를 떠맡은 그와 그것을 해내는 데 실패한 그가 똑같은 사람, 즉 그 자신이라는 사실을 쉽게 인정할 수 없다. 이 모든 것은 전과 같은 방식으로 "안아주는" 것으로 느껴지지 않는, 돌보는 환경에서 일어난다. 그 결과는, 종종 전에는 가족 안에서 삶의 안전한 경계들로 느껴졌던 것이 과도하게 분열되고, 그럼으로써 실제로 그것을 위협하는 것이다. 아마도 결코 그 명칭이 암시하는 것만큼 안정적이지 않은 잠재기는 결정적으로 불안정한 시기이며, 이 시기에 어린 청소년은 또래 관계들이 커다란 중요성을 획득하는 집단-지향적인 하위문화에 끌리게 된다. 왜냐하면 이 스트레스와 변화의 시기에, 청소년 집단이 종종 극도로 중요한 안아주기 기능을 수행하기 때문이다. 가족 유대들이 느슨해지고, 사회적 삶이 확장되며, 불확실성과 혼동스런 느낌들이 강화되기 시작하면서, 어린 청소년은 그의 인격의 다른 측면들과의 관계들을 유지하기 위해 친구들과 어울리고 싶어 할 것이다. 그는 이러한 다른 측면들을 그의 이전에 알려져 있던 아동기의 자기 안으로 통합하는 데 일시적인 어려움을 겪을 수 있다—희미하게 인식할 수는 있지만, 동시에 두려울 정도로 낯설게 느껴지는 감정들, 공포들 그리고 충동들.

집단의 구성원들은 종종, 선망되는 것이든 혐오되는 것이든, 서로의 인격들의 다른 측면들을 나타내는 다양한 개인들의 유동적이고 변화하는 조합들로서 이루어진다. 자기의 이러한 다른 측면들이 집단 안에 위치할 때, 청소년은 그것들이 어떤 식으로든 자신에게 속한 것이라는 사실을 인식하면서도, 그것들로 인해 지나치게 힘들어하지 않는 상태에서 그것들과 접촉할 수 있다. 따라서 집단들은 인격의 다른 부분들이 스스로를 드러낼 수 있는 안전한 장소들이 될 수 있는데, 특히 어떤 이유로 인해, 알려진-자기에게 속하는 것으로서 경험하기 힘든, 혹은 알려진-자기를 강화하는 것으로 경험하기 힘든 부분들이 드러나는 장소일 수 있다. 집단의 삶은, 건강한 것일 때, 이 젊은이들에게 그들이 누구인지를 분별하는 사회적인 방식들을 제공해줄 수 있다. 서로의 감정들, 반응들 그리고 행동들에 대해 대화하고 싶어 하는

(특히 전화로) 겉보기에 끝 모르는 욕망은 그들 자신들의 다양한 버전들과 그것들에 대한 타인들의 반응들을 "시험해보는" 또는 실험해보는 가능성들을 제공한다. 따라서 그러한 버전들은 끝없이 매혹적인 것으로 느껴지고, 종종 그것들은 그들 자신들을 너무 심각하게 받아들이는 것에 대한 방어벽으로서의 유머라는 소중한 요소도 포함한다.

감정들이 특별히 강렬할 때, 청소년 집단들은 서로에 대한 열정과 애착이라는 측면에서 그리고 성인들이나 다른 집단들에 대한 적대감과 무관심이라는 측면에서, 거의 부족의 의미를 갖는다. 그것의 부정성은 종종 부모들이 이해하거나 감당하기가 어려운 것으로 드러난다. 하지만 이러한 때로는 변덕스럽고, 때로는 신뢰하는, 이 강력하고 유동적인 관계들은 종종 아직도 사용 가능하거나 적절한 가족 친밀성으로부터의 도피를 나타낸다. 이 시기에 커플의 친밀성에 대해서 말하기에는 너무 이르다. 집단은 담아주기의 한 형태를 제공함으로써, 청소년이 정체성에 대한 이러한 더 깊은 질문들의 일부와 씨름할 수 있게 해준다. 개인적인 고통과 불안의 감정들은 집단 구성원의 일상에서의 즐거움들과 위기들에 의해 은폐될 수 있다. 따라서 종종 성인들에게 골칫거리로 느껴지는 청소년 집단의 삶은, 혼동스런 청소년에게, 그가 서로 다른 감정들을 하나의 자기 안에 함께 담아낼 수 있을 때까지, 도전과 휴식 모두를 포함하는 것으로 확장되는. 일종의 쉼터를 제공할 것이다, 이것은 정체성의 감각이 점점 더 응집된 것이 되어갈 때에만 가능하다. 만약 집단이 비교적 유동적이고 좋은 의도를 갖고 있다면, 그것은 이러한 격동의 청소년기 시절 동안에 발달하는 인격을 지원해줄 수 있을 것이다.

그러나 만약 건전한 집단이 아니라면, 그 집단은 인격의 보다 부정적이고 파괴적인 측면들과 결탁해서 범죄자의 일원이 되는 역할을 받아들임으로써 다소 불길하고, 패거리-같은 특징들을 띨 수 있다. 모든 집단들은 때로 구성원들에게, 그들이 개인들로서는 감히 시도하지 않았을 일들을 하도록 압력을 행사한다. 그러나 이런 종류의 집단행동은 다른 사람들이 자신들의 인격의 좀 더 수줍어하거나 악한 부분들을 나타내는 것으로 보이기 때문에 그들에게 빠져드는 것과는 다른 문제이다. 그것은 한 사람이 위협받고 억압받았기 때문에 그에게 매력적으로 느껴지는 공포와 억압의 분위기를 재생하기 위해서, 집단 구성원들의 그런 행동에 참여하는 것과는 다른 문제이다. 아기가 담겨지지 않는다고 느낄 때 충족되지 않은 욕구와 관련된 증오와 격노를 폭발시킬 수 있다고 느낄 수 있는 것과 마찬가지로, 청소년 역시 자신의 유아기 분투들의 버전들과 씨름하고 있는 것이다. 패거리 정신성은 개인적으로 억제될 수 없는 파괴적인 감정들과 태도들을 표현하는 데 대한 일종의 집단적 재가를 초대한다.

이러한 초기 청소년의 집단구성 또는 패거리 만들기의 역동은 사고의 묶는 효과와 행동의 비워내기의 중요성 사이의 관계를 특별히 분명하게 예시해준다. 실제로 청소년기는 그 무엇보다도 그 둘 사이의 차이를 정의하는 시기이다. 이것은 특별히 사춘기에 대한 정서적 반응들이 너무 날것이고, 너무 예상치 못한 것이며, 너무 시도되지 않은 것들로 느껴지는 청소년기 초기 단계에서 그러하다. 그러나 그것들은 내적 혹은 외적 압력들이 개인을, 생각하기보다는 행동하기 양태들로, 충성과 헌신보다는 불법적인 성적 만족의 추구에로, 책임을 지기보다는 회피하는 것으로, 좀 더 부모의 위치에서 유아적 상태들을 담아주기 위해 애쓰기보다는 그것들과 동일시하는 것으로 다시금 내몰 때, 삶의 전체 주기 어느 시점에서도 다시 출현할 수 있다.

* * *

    14세인 크리스틴의 난관들과 어려움들은 그녀의 연령 집단이 직면하는 전형적인 갈등들을 다루고 처리하는 문제에 대한 감각을 제공할 것이다. 크리스틴은 사회적 지원 서비스, 그녀의 학교, 그리고 그녀의 어머니(그녀의 아버지는 그녀가 아기였을 때 떠났다.)의 요청으로 평가에 의뢰되었다. 그녀는 물건을 훔치는 문제를 갖고 있었다. 훔친 물건들은 가족, 즉 그녀의 어머니와 할머니에게 속한 것들이었다: 결혼반지, 귀걸이, 시계, 그리고 최근 사건에서는, 많은 액수의 돈. 크리스틴은 자신을 봐달라는 명백한 초청처럼 보이는, 성적으로-유혹적인 성인의 옷들을 사는 데 그 돈을 썼다.

    대기실에서의 첫 만남에서, 크리스틴은 그녀와 함께 온 여섯 명의 친구들과 구별되지 않았다. 그들은 모두 유행하는 검은 색 진 501을 입고 있었고, 무거운 독 마르텐(Doc Marten) 부츠를 신고 있었다. 그녀는 수줍게 그리고 미소 지으며 자신을 밝힌 다음에, 주저하면서 복도로 나와, "내 친구들은 어디든지 같이 가요"라고 말했는데, 그것이 그녀가 상담실에서 한 첫 언급이었다. 그녀의 두 번째 언급은 자신이 여기에 온 이유는 경찰이 개입해야 할지도 모른다는 걱정 때문이라는 말이었다. 그녀는 자신이 훔치는 행동을 그만 두었기 때문에, 정말로 더 이상 아무런 문제도 없다고 말했다. 다시 그녀는 애교 있게 미소 지었다.

    그 다음에 이어진 설명은 훔치기에 의해 "행동화"되고 있는 것이 특징적으로 초기 청소년기의 이슈들이 한데 모여 만들어낸 것이었음을 분명히 보여주었다. 크리스틴은 자신이 어떻게 그녀의 어머니와, 최근에 예상치 않게 이사해온 그녀의 어머니의 3년 된 남자 친구 폴 사이에서, 논쟁들을 불러일으킨 장본인으로 비난 받았는지를 서술했다. 그 논쟁들은 집 안에서의 크리스틴의 습관들, 특히 그녀의 어머니가 반대하는, 반쯤 벌거벗은 채로 돌아다니는 그녀의 경향성에 대한 것이었다; 크리스틴은 "전혀 비합리적으로", 자신의 어머니가 "뚱뚱한 노파가 되고 있는 것 때문에 자신을 질투한다"고 생각했다. (그녀의 어머니는 당시에 34세였고, 날씬한 몸매를 갖고 있었다.) 크리스틴은 자신이 집을 나가서 그녀 자신의 아파트를 얻은 다음, 방을 꾸미고 아기를 가질 거라는 대략적인 계획들에 대해 말했다. 그러나 그녀는 갑자기 눈물을 글썽이면서, 자신이 그렇게 하려면, 그녀 뒤에 자신의 어머니가 있어야 한다면서, "나는 혼자서는 그것을 할 수 없어요"라는 말을 덧붙였다. 그것은 마치 그녀가 그녀의 계획들이 얼마나 실제적으로 그리고 정서적으로 비현실적인 것인지를 갑자기 인식한 것 같았다.

그녀의 어머니는 "내 딸, 내 어린 것을 잃는 것"에 대해 눈물을 흘리다가, 갑자기 딸의 규율 없음과 변덕스러움에 대해 분노하는 사람으로 서술되었다. 폴이 이사해 들어온 일로 인해 처음으로 뚜렷이 나타났던 것으로 보이는, 오이디푸스적 이슈들이 충분히 명백했다. 가족의 각 구성원은 새로운 상황에 적응하는 문제에서 그리고 무엇이 실제로 일어나고 있고 왜 그런 일이 일어나는지를 인식하는 문제에서 어려움을 겪고 있었다. 그 분투들은 크리스틴에게 있어서 특히 성장, 분리, 여성됨, 직업 찾기, 파트너를 갖는 것 등에 대한 공포로 인해 더욱 힘든 것이 되었다. 그녀는 그녀가 그토록 여러 해 동안 누려왔던 그녀의 어머니와의 배타적인 관계를 갑자기 포기해야 하는 시점에, 그녀의 아동기를 남겨두고 떠나가야 하는 것에 대해 분명히 걱정하고 있었다. 가족의 담아주는 기능뿐만 아니라, 보다 느슨하게 담아주는 집단의 구조 역시 위협받고 있었는데, 그것은 대기실까지 크리스틴과 함께 와주었던 친구들이 그녀보다 한 살 위였고, 이제 곧 학교를 떠날 때가 되었기 때문이었다.

크리스틴은 그녀 자신이 문제라고 느끼지 않았고("나는 무엇 때문에 소란을 피우는지 모르겠어요"), 그보다는 자신이 그녀의 어머니의 불행과 폴의 분노 때문에 문제아로 내몰렸다고 느끼고 있었다: 폴이 "이런 식으로 계속하면, 우리는 너를 내쫓을지도 몰라"라고 말했다고 하면서 그를 비난했다.

이러한 선택적인 일련의 사건들과 언급들은 겨우 50분 회기의 일부일 뿐이었다. 표면적으로, 그 대화는 다소 호감이 가지만 문제 있는 어린 청소년과의 보통 종류의 대화였다. 하지만 그 내용은 그 나이에 매우 특징적인 문제들, 몰두들, 반응들 그리고 방어들의 많은 것들을 나타낸다. 그것은, 예컨대, 질투, 배제 그리고 경쟁을 중심으로 한 새롭게 나타나는 오이디푸스 불안의 경험을 포함한다. 그것은 특별히 제시되는 증상인, "비행"(delinquency)에 초점이 맞추어져 있다. 그것은 분리에 대한 걱정들과 관련되어 있다. 그것은 비행의 계획들과 함께 했던, 그러면서도 여전히 많이-필요했던 지지-구조를 제공한 것으로 보였던, 소녀들만의 집단에 그녀가 참여한 이유를 명료화한다. 그것은 유아적인 태도와 성인의 태도 사이의 동요들을 강조한다. 그것은 동일한 인물(어머니)이 좋은 것과 나쁜 것으로 분열되는 것을 가리킨다. 그것은 전형적으로 비현실적인 환상들을 드러낸다("나는 나 자신의 아파트를 사서 장식하고 아기를 갖고 싶다"). 그것은 성에 대한 불안을 강조한다 등등.

크리스틴이 그녀의 어머니의 남자 친구가 이사해 온지 얼마 되지 않았을 때 훔치기를 시작했다는 사실이 놀랍다. 사춘기 동안에 훔치기는 "행동화"의 가장 흔한 표현들 중의 하나이다. 그것은 다양한 의미들 중의 하나를 나타낼 수 있다: 아마도 상실했다고 느껴진 것, 여기에서는 어머니/딸의 관계를 회복하는 것. 그것은 공격적인 것, 즉 원시적인 시기심과 분노로 인해 다른 누군가의 소중한 소유물을 빼앗는 것과 같이 공격적인 것일 수 있고; 혹은 그 자신이 소중한 물건들(그녀의 어머니?)을 박탈되었다고 느끼는, 그래서 황폐한 상태에 처했다고 느끼는 것일 수도 있다. 크리스틴의 경우, 폴에 대한 그녀의 태도와 관련해서 죄책감의 감정들과 징벌에 대한 욕망이 있었을 수도 있다. 달리 말해서, 그것은 항의였을까? 혹은 그것은 그녀가 권리를 갖고 있는, 무언가를 그녀가 도둑맞았다는 것(결혼반지에 의해 상징되는 헌신이 그녀가 지금 그녀의 어머니가 결여하고 있다고 느끼고 있는 것인)에 대한 진술이었을까? 문제는 그녀 자신의 매력(훔친 것들은 여성이 사용하는 물건들이었다-반지, 목걸이, 지갑, 옷들, 시계)에 대한 불안들 중의 하나였을까? 거기에는 또한 그녀의 어머니를 질투에 차서 공격하고 그녀로부터 그녀의 파트너를 빼앗으려는 욕망, 즉 그녀 자신의 성의 과시에 의해 실연된 욕망이 있었을까? 구체적인 이유들이 무엇이든 간에, 거기에는 분명히 변화와 성장에 대한, 그리고 그녀가 현재 의지하고 있는 관계들을 상실하는 것에 대한 일반적인 불안이 있었다.

크리스틴은 새로 형성된 가족으로부터 배제되는 것에 대해 그리고 학교의 안전함을 떠나야 하는 것에 대해 걱정하고 있었다(그녀의 경우, 아직 1년이 더 남아있었음에도 불구하고). 그녀는 군에 입대하는 것이, 그녀에게 엄격하고, 훈련된 조직을 제공한다는 점에서, 그리고 그것이 "항상 해야 할 흥미로운 어떤 것"을 포함한다는 점에서, 자신에게 상당히 좋은 선택으로 보인다고 그녀의 치료사에게 말했다. 그녀가 대안적인 그리고 똑같이 비현실적인 목표, 즉 그녀 자신의 아파트와 가족을 갖는 것을 이상화했듯이, 그녀가 이 잠재적 구조를 이상화했다는 것이 분명했다. 아마도 이 후자의 계획 배후에 있는 무의식적인 아이디어는 그녀가 그녀 자신의 아기(자기)를 그녀의 어머니에게 맡김으로써 계속해서 그녀의 유아기 욕구들을 충족시키려는 것이었을 것이다. 그녀는 그녀의 어머니가 자신의 어머니로 남아 있기를, 그리고 폴의 성적인 상대자가 되지 않기를 원했다. 따라서 그녀는 경쟁에 나섰다(운동복 아래에 속옷을 입지 않은 채 집안을 돌아다님으로써). 크리스틴은 거절 받는 것을 두려워했고, 그래서 거절을 자극하는 방식으로 행동했다("우리는 너를 보호기관에 맡겨야 할지 몰라"). 그녀는 맹렬하게 독립적이었고("나는 집을 떠나고 나 자신의 아파트를 갖고 싶어요"), 동시에 아이처럼 의존적이었다("나는 나의 어머니가 내 뒤에 있고, 나의 아기를 집에서 키워주기를 원해요").

크리스틴은 초기 청소년기 동안에 자신 안에서 불러일으켜진 여러 문제들, 즉 버림받음, 배제됨, 분리되는 것에 대한 그리고 자신이 추월당하고 이등의 위치로 떨어지는 것에 대한 느낌들과 불안들에 대처하려고 시도하고 있었다(비록 의식적으로는 아니지만). 그녀는 그녀의 현재의 곤경이 함축하는 것들과 위협들 또는 그런 위협들이 불러내는 과거의 반향들을 담아낼 수 없었다. 그녀는 그녀의 감정들이 쉽게 접수되고 이해되는 가족 환경을 갖지 못했고, 또한 이 시점에서 다른 사람들이 들을 수 있는 방식으로 그녀 자신의 고통을 의사소통할 수 있는 능력도 없었다. 그녀는 가족 안에 그녀 자신의 것보다 더 중요한 정서적인 사항들이 있을 수 있다는 것을 이해할 수 없었다. 그녀는 그녀의 어머니가 자라나는 자신의 딸의 여성적인 독립성과, 딸의 이성애적인 관계를 안전하게 확립할 필요를 계속해서 정서적으로 지지해줄 것임을 믿을 수 없을까봐 두려워했다. 크리스틴은 황폐화되었다고 느꼈고 그런 사랑하는 자원들에 대해 불확실해졌으며,

그녀의 불안전한 느낌은 헌신과 여성성의 상징들, 즉 그녀가 두려워하는 정서적 결핍을 구체적으로 나타내는 것들을 훔치도록 그녀를 내몰았다.

이 단계에서 청소년들이 발견하는 곤경에 대한 그들의 반응들은 특별히 광범위하고 다양한 것으로 기록될 수 있다. 그러나 여기에서 우리가 일차적으로 관심을 갖는 것은, 정신적인 고통을 회피하기 위한, 혹은 덜 빈번하게는, 그것을 적극적으로 추구하기 위한 다양한 전략들의 세부사항들이 아니다. 그보다, 문제는 청소년이 처한 상황과 그것이 발달하는 인격에 대해 갖는 기능에 대한 전반적인 그림이다. 서술된 압력들을 다루는 과정에서 크리스틴이 겪었던 어려움들에 대한 서술이 그녀의 연령 집단에서 특별히 전형적인 것이기는 하지만, 그것들은 또한 마음의 우세한 상태가 사고보다는 행동을 선호하고, 성인의 반응들보다는 유아의 반응들을 자극할 때, 이후 삶의 어느 단계에서도 다시 나타날 수 있는 것이다. 왜냐하면 청소년기는 사실상 하나의 과정이고, 그것의 결과는, 어떤 단계에서든, 로잘린드(Rosalind)가 「As You Like It」(당신 뜻대로)에서 "세상의 충만한 흐름"(III, iii, l. 410)이라고 서술한 것에 관련된 모든 미래의 능력에 근본적인 영향을 미치기 때문이다.

제10장
청소년 중기: 임상사례

"본성과 은유 모두에서, 정체성은
닮은 것이 사라지는 지점이다"

Wallace Stevens

　이 장은 한 사람이 청소년 중기에서 청소년 후기에 걸친 시간 동안에 사용하는 다양한 동일시들의 본성과 함축들에 대한 생각들을 제공한다. 주된 강조점은 11장에서 다루게 될 내사적인 과정들에 대한 탐구에 앞서, 투사적 과정들에 주어질 것인데, 주로 사이먼이라는 한 특정 환자의 성격 발달에 대한 설명을 통해서 이루어질 것이다. 사이먼의 치료 측면들에 대한 서술은, 동일시에 대한 클라인 학파의 사고들과, 자기-지식을 향해 가는 과정에서 다양한 학습의 종류들이 갖는 역할에 대한 좀 더 최근의 사고들 사이의 연결들을 더 명료하게 밝히는 유용한 방법으로서 사용될 것이다. 이러한 문제들의 핵심에는, 한편으로 성장과 발달에 기여하는 동일시의 종류와, 다른 한편으로, 불안들을 다루기보다는 그것들의 회피를 조장함으로써, 발달을 방해하는 동일시의 종류 사이의 친숙하고 중요한 구별(혹은 더 정확히는, 청소년들에 관한 것일 경우, 갈등)의 문제가 놓여 있다.
　전에도 그랬지만, 지금 중심적인 질문은 인격이 어떻게 구조화되는가이다. 이 질문에 대한 답은 무엇보다도 먼저 어머니와 아기 사이의 일차적인 관계와, 이후에 이어지는 초기 구조화에 영향을 미치는 그리고 개인의 창조적 능력의 실현을 돕거나 가로막는, 내적 및 외적 요인들에 달려있다. 프로이트(1933)는 구조의 이슈에 대해 매우 분명하게 진술했다:

> 우리가 수정을 마루에 던지면, 그것은 깨진다; 그러나 그 조각들이 우연히 발생하는 것은 아니다. 그것은 눈에 보이지는 않지만, 수정의 구조에 의해 미리 결정되어 있는 틈새의 선들을 따라 부서진다. [p. 59]

깨진 틈새의 면들이라는 개념은 사춘기나 후기 청소년기에 가서야 명백해지는 힘들의 근저에서 작용하는 것에 대해 생각할 수 있게 해준다. 이 책의 일관된 관심은 이 근저에 있는 힘들—일차적으로 초기 동일시들의—의 측면들의 일부를 설명하는 것이다. 우리가 살펴보았듯이(7장을 보라), 아기의 성질과 기질의 문제들(예컨대, 좌절을 견디는 능력)과, 상황과 환경의 문제들 사이의 복잡한 관계들로부터 어느 한 종류의 동일시가 지배적이 되는 현상이 발생한다. 가장 초기 단계에서, 환경의 가장 핵심적인 측면은 어머니의 마음 상태이다. 우리가 알고 있듯이, 많은 것들이 아기가 초기에 자신의 정신적인 상태들이 안겨지고 이해되는 순간들을 경험하는 것에, 즉 어머니의 인격의 기능만이 아니라, 아기가 의사소통하고자 시도하고 있는 것을 그런 시도의 강도와 함께 경험하는 것에 달려있다.

이러한 초기 경험들이 끼쳤을 수 있는 영향의 본성은 종종 어린 청소년이 청소년기를 통과해 나가는 과정에서 특별히 분명해진다. 다음에 이어지는 18세 된 사이먼의 치료 측면들에 대한 이야기는 이른 시기부터 전혀 그 자신의 것이 아닌 정체성을 살아내고자 시도한 것이 그의 인격에 어떤 영향을 끼쳤는지를 대략적으로 보여준다. 그것은 그의 진정한 정체성에 대한 더 나은 감각을 얻는 쪽으로의 움직임을 서술한다. 사이먼은 심각한 장애들이나 명백한 발달적 실패들을 드러내지 않았다. 그보다 그는 자신이 정말로 누구인지 분별할 수 없는, 혹은 외적인 성공들에도 불구하고, 그의 문제들을 넘어 세계-안에서의-그 자신에 대한 보다 안전한 느낌으로 나아갈 수 없는, 청소년기에 특징적인 불확실성들과 갈등들로 인해 고통 받고 있는 사람으로서 스스로를 드러냈다. 비록 나이는 거의 성인이었지만, 그의 문제들의 본성은 청소년-중기에 속한 것이었다. 그의 사례를 여기에서 논의하는 이유는, 그의 어려움들이 이 힘든 시기에 일어나는 보통의 발달적인 과정들을, 그리고 그것들의 복잡성들과 그것들의 가능한 해결들을 상세한 임상적인 용어들로 명료화해주기 때문이다.

 사이먼은 무언가를 찾고 있었다. 그는 강렬한 열정과 용기를 가지고, 그 나이에 많은 사람들이 바라보거나 알기를 원치 않는 경향이 있는, 자기 자신의 측면들을 탐구하고 이해하려고 노력했다. 그는 중하층 계급에 속한 가족 출신이었다. 그의 가족은 스코틀랜드의 작은 마을에서 살았다. 그는 그의 어머니를 집안 문제들로 인해 종종 우울해하고, 과도하게 염려하며, 일을 너무 많이 하는 사람으로, 그리고 그의 아버지를 비교적 멀리 있지만 때로는 상당히 가학적인 폭군처럼 행동하는 사람으로 서술했다. 그의 가족 배경의 고통과 방어적으로 관련된 것으로 보이는, 그의 학문적 성취들은 이른 나이에 그를 가족과 공동체로부터 떼어놓았다. 그는 영국 남부에 있는 대학에 가기로 선택했고, 심리학 학위 과정을 시작했을 때 스스로 심리치료를 찾았다. 그의 야망은 그의 나이 또래에서는 특별하고 비범한 것이었다. 그는 궁극적으로 발달을 정지시키는 미리 정해진 요인들에 대해 연구하기를 원했다. (그의 남동생 중의 하나가 자폐증으로 진단되었는데, 사이먼은 특징적으로 과도하게 꼼꼼할 정도로 그 주제에 대한 당시의 발달적 및 정신분석적 이론들을 검토했고, 그것들에 몰두했다.)

그는 자기 자신이 우울해지고 정서적으로 단절되는 것에 대해 염려했다. 그는 종종 성적으로 혼란스럽고 공황상태에 빠진다고 느꼈고, 때로는 특히 영리하지만 엘리트 의식에 빠져있고 언어적으로 가학적이라고 느꼈던, 지적으로 우월한 남성들에 대해 비합리적인 분노를 경험했다. 그는 자신의 학문적 성취들이 자신의 정서적 발달과 반비례한다고 느꼈다. 그는 첫 번째 회기에 "달팽이 꿈"을 가져왔는데(7장을 보라), 그 꿈에서 그는 자웅동체인 달팽이의 몸속에 삼켜질 것 같은 성적 두려움 때문에, 그 상황으로부터 도망쳐서 보통 교수들이 서 있는 자리인 "영사기 뒤에" 자리를 잡고 서 있었다. 그렇게 함으로써, 그는 그의 1학년-학생으로서의-자기를 떠나보내고 그의 상급자들과의 동일시로 가기 위한 "터널을 뚫고 있었다." 부적절하게 상급자와 영리한 사람의 겉모습을 취하는 그의 경향성은 좀 더 위험하고 위협적인 그의 청소년 자기의 경험들을 회피하는 사이먼의 특징적인 양태인 것으로 드러났다.

심리치료 과정에서, 그는 친밀성을 두려워하는 그리고 외적으로나 내적으로 그의 부모들과 관계 맺는 방식을 진정으로 발견한 적이 없는, 그의 어린-아이-자기와의 관계를 선택하기 위해서 그의 인격의 거짓된 가면을 포기하는 것이 가능하다는 것을 발견했다. 그는 그의 여러 명의 동생들—처음에는 쌍둥이, 그 다음에는 자폐증 남동생, 그리고 마지막으로 여동생—이 태어나는 과정에서, 부모들을 향한 열정적이거나 의존적인 감정들을 스스로 차단했던 것으로 보인다. 그는 힘든 과정을 거쳐 영사기 뒤에서 나오는 위험을 감수하기 시작했고, 청소년기의 분투를 그냥 지나치고 싶은 그의 충동, 즉 이미 습득한 정체성을 유지하기 위해 그의 진정한 자기를 닫아버리고 싶어 하는 위험한 충동과 싸우기 시작했다. 치료 초기에 이따금씩만 얼핏 볼 수 있었던, 개방성, 유머 그리고 관대함이 훨씬 더 뚜렷하게 드러나면서 그의 이전의 싸늘했던 자기를 따뜻한 것으로 만들기 시작했다.

인격 구조의 측면에서, 사이먼은 청소년기에 만난 어려움들은 일찍부터 그의 실제 부모들의 특질들과 접촉하는 대신에, 그들에 대한 왜곡된 내적 표상과 관계를 맺는 경향성에, 그리고 경쟁 관계에 있는 상급자와 영리한 사람들과의 일종의 방어적인 모방 또는 동일시에 의해 살아가는 경향성에, 비록 결정된 것은 아닐지라도, 기초해 있다고 생각할 수 있다. 이 경향성은 보통의 돌봄과 관심이라는 부모의 특질들을 안으로 들이고 동화해낼 수 있는 능력을, 그리고 모든 것을-아는 유사-성인이 되기보다는 알지-못하는 아이로 남는 것을 견딜 수 있는 능력을 희생시킨다. 비온(1962a)은 아기의 결정적인 딜레마가 초기 욕구들과 소망들에 대한 좌절을 피할 것인가, 아니면 그것을 견디는 데 필요한 자원들을 찾을 것인가에 관한 것임을 밝혀주었다(p. 111-112). 지금까지 사이먼은, 전반적으로, 그것을 회피하는 것을 추구했다. 하지만 청소년 중기에서 청소년 후기에 이르는 동안에, 그 자신에 대한 외적인 버전과 그의 실제 능력들에 대한 내적 공포들과 의심들 사이의 불일치가, 증가하는 불안의 원천이 되고 있었다.

여기에서 초점은 "되찾지 못한 투사들"의 개념에, 그리고 치료 과정에서 사이먼이 그의 투사들을 "되찾기" 시작하는 것이 어떻게 가능해졌는지, 그래서 그의 인격을 풍부하게 하고 깊이 있는 것으로 만들어주는 효과와 함께 더 진실된 그 자신이 되도록 그를 해방시킬 수 있었는지에 맞춰져 있다. 어느 나이에서나,

특별히 청소년기에는, 문제는 한 사람이 어떻게 안정성에 도달하는 동시에 유연성을 보유하는가이다. 내적 관계는 안정성을 요구하는 것이지만, 동일시에서의 변화들, 즉 내적 및 외적인 모성적 혹은 부성적 인물들과의 일차적인 관계들에서의 변화들은 자유롭게 이동할 수 있는 것이어야 한다. 따라서 만약 한 개인이 계속해서 발달하기 위해서는 꾸준한 정신적 작업이 요구된다. 달팽이 꿈 이후 몇 달 동안, 사이먼이 그의 보다 성기적인 욕망들, 즉 그를, 해결되지 않은 갈등들, 특히 그의 성적 지향과 관련된 문제들과 접촉하게 해줄 수 있는 욕망들을 다루는 것에 대한 방어로서, 특별한 종류의 지적 과정으로 후퇴하는 경향성을 갖고 있다는 사실이 점점 더 명백해졌다. 이 지적 과정은 그의 지식과 경험들을 정신적으로 소화하고 신진대사하기보다는 그것들을 게걸스럽게 먹고, 삼키며, 나중에 반추하고 싶어 하는, 뚜렷이 구강적인 특질을 갖고 있는, 사실들과-기술들의 탐욕스런-합입의 한 종류로 드러났다.

그의 내적 부모들이 "모성적" 특징들과 "부성적" 특징들 사이의 극도의 불일치(보통 희화화되거나 판에 박힌 노선들을 따르는)를 보이는 것과 관련해서, 그의 내적 부모들과 그 자신 사이의 심하게 양극화된 관계는 그의 치료사에 대한 전이에서 매우 분명하게 표현되었다. 환상 속에서 치료사는 때로 지적으로 비하되곤 했다. 어떨 때에는, 그녀의 모성적인 능력으로 추정될 수 있는 것이 간과되곤 했다. 사이먼의 마음속에서, 그녀는 종종 남성적인 지적 특징들(가학적이고 폭군적인 의미의)을 보이는, 과도하게 영리한 이론가와 동일시되곤 했다. 다른 때에는, 그녀의 실제의 그리고 보통의 능력들은 그의 꿈에 빈번히 등장한 클라인, 비온, 혹은 한나 시걸과 같은 탁월한 인물들과 비교됨으로써, 그들의 그림자에 가리곤 했다("약한", "피학증적인" 존재로 인식되는).

중요한 점들에서, 사이먼의 일련의 학문적 성취들은 그에게 짐이었다. 그것들은 그를 그의 더 진정한 자기로부터 더 멀어지게 했고, 실패의 순간보다는 성공 직전의 순간에 출현하는 경향이 있는, 특별한 청소년기의 어려움을 생각나게 했다: 예컨대, 시험에 합격하거나, 입학 장학금을 받거나, 직업을 얻었을 때 찾아오는 위기; 즉, 내적 자격의 부재에 대한 두려움이 외적 역할의 안전성을 위협할 때. 그는 심지어 비온의 "사고의 이론"에 "대해 알고 있었다." 그러나 역설적으로, 그가 그 자신의 마음을 사용한 방식이, 적어도 초기 시절에는, K 연결에 의해 표현되는, 알고자 하는 진정한 욕망이 역전된 형태인 -K 양태를 보여주고 있었다.

다음에 이어지는 사이먼의 치료에 대한 이야기는, 지식의 다른 유형들 사이를 비온이 구별한 것이 갖는 발달적 중요성을 명료화한다(7장을 보라): 지식과 이해에 대한 갈증(K)과, 역으로, 통제하고, 승리하며, 힘을 행사하거나 작음 등을 부인하기 위해 추구되는, 방어적인 욕망들에서 유래하는 침범적인 종류의 호기심(-K) 사이의 구별.

사이먼의 정신 기능의 특징적인 양태는 다음의 꿈에서 잘 드러난다: 현실에서 남성 동료에게 말하고 있는 그의 치료사를 거리에서 만난 후에, 그는 다음의 꿈을 꾸었다:

그는 보통처럼 제 시간에 상담실에 왔다. 그러나 그의 치료사는 그녀의 남편과 아이와 함께 건물의 다른 곳에 있었고, 그와 함께 할 수가 없었다. 그는 키이츠(Keats)가 "성취의 언어"라고 부른 것을 서술한, 비온의 이론의 흐름을 따라 "좌표" 체계에 대해 생각하면서 상담실에서 기다렸다. 그는 그 "좌표"가 그의 치료사가 이해하기에는 너무 신비한, 문학적 내용의 추상적 표현일 거라고 생각했다.

이 꿈은, 이 시점에서, 사이먼의 지식이 어떻게 사용되고 있는지를 매우 분명하게 보여주었다: 우울한 감정과 버려지는 것에 대한, 자신의 어머니가 이미 남편을 가졌기 때문에 "엄마"를 자신이 독점할 수 없다는 인식에 대한, 그리고 이 부모들은 다른 자녀를 돌보느라 바쁘다는 인식에 대한 방어. 질투와 필요라는 고통스런 정서들을 직면하지 않기 위해서, 그는 지적인 것에 대한 과도한 가치부여로, 그리고 경쟁심과 경멸에로 돌아섰다. 그는 그의 비범한 지식이 갖고 있는 유사-성숙의 본성을 드러냄으로써, 그의 마음을 감정들을 경험하는 데보다는 그것들을 지배하는 데 사용했다. 실제로 그 꿈은 정확하게 그의 문제에 대한 상당히 영리한 주석을 제공했다: 만약 그가 내면으로부터 키이츠가 "성취의 사람"이라는 개념을 통해 의미하고자 했던 것을 실제로 이해했다면, 아마도 그는 그가 했던 사고방식에 갇히지 않았을 것이다. 왜냐하면 키이츠는 성취의 언어를 셰익스피어의 천재성을 특징짓는 요소로서 서술했기 때문이다. 그것은 키이츠(1817)가 "소극적인 능력"이라고 부른 것, 즉 조급하게 "사실과 이성에 도달하지 않은 채, 불확실성들과 의심들의 신비들 안에 머무는"(Letters, p. 43) 능력에 의해 얻어지는 것이다.[1]

---

[1] 비온(1970)은 소극적 능력의 개념을 끌어냈다(pp. 125-129). 거기에는 그 단어들 자체가 암시하는 개방성과 수용성에 대한 요청을 넘어 키이츠(Keats)의 관심에 주의를 기울이는 특별한 이유가 있을 수 있다. Stephen Coote(1995)는 다음과 같이 말한다: "'소극적'이라는 단어의 선택은 키이츠의 화학 강의들로부터 유래한 것이 거의 확실한데, 거기에서는 소극성은 거부, 마이너스 혹은 부재가 아니라, 오히려 공감적이고 수용적인 강도를 암시했다. Bailey의 경우, 키이츠가 위대한 마음들의 행동을 그의 형제들을 위한 촉매제들에 비교했듯이, 그는 진정한 시인의 '소극적 능력'은 전기적인 음극과 같다고 암시할 수 있었다: 수동적이지만, 그것의 수용 능력에 있어서 양극의 전류와 전적으로 동등한"(p. 115). 키이츠는 또한 "영향력 있는 Butler 주교"가 인간은 비록 그의 마음이 "믿음의 증거와 본성 모두에 대한 커다란 의심들과 불확실성들 안에" 남는다고 해도, 종교적인 믿음을 가질 수 있다고 주장했던 것을 알고 있었다(ibid.).

사이먼은 꿈속에서, 그의 치료사/어머니에게 정신적으로 승리하려고 그리고 그녀에 대한 필요를 부인하려고 노력했다. "좌표" 체계는 비온 이론의 특별히 모호한 측면을 나타내는 것으로, 그리고 키이츠의 「편지들」(Letters)에 대한 언급은 사이먼이 자신의 치료사가 친숙할 것이라고 생각했던 것으로 드러났다. 달리 말해서, 그는 치료사의 마음의 한 영역으로 들어가려고, 그리고 그의 우월한 이해를 갖고서 그 영역을 차지하려고 침범적으로 시도하고 있었다. 따라서 그 꿈은 지식의 표현이라기보다는 지식의 희화화가 되었다.

처음의 달팽이-꿈에서처럼, 이 꿈에서 매우 분명한, 오이디푸스적 문제에 대한 그의 어려움들은 지속성 있는 친밀한 관계들을 확립하는 그의 능력을 손상시켰던 것으로 보인다. 그의 더 깊은 불안들을 지적으로 극복하려고 시도하는 그의 경향성을 나타내는 것들은, 상당한 시간이 지난 후에도 똑같은 갈등들을 드러냈던 많은 꿈들과 회기들에서 반복되었다. 그는 마침내 일급 학사학위를 획득했고, 연구를 위한 장학금을 받았다. 하지만 그의 외적 성공이 어떤 중요한 내적인 변화들을 수반하지 못한 것은 놀랄 일이 아니다. 예컨대, 그가 졸업 직후에 꾼 한 꿈에서, 구강성교로 묶여있는 무시무시한 한 쌍의 거미가 나타났고(계속적인 성교 상태에 있는 "결합된" 부모 상징으로 보이는[2]), 그는 매우

---

[2] 클라인(1929)은 편집-분열적인 마음의 상태 안에 있는 부모의 성에 대한 지각을 서술하면서 그것이 두려운, 심지어 끔찍스러운, 결합된 인물을 포함하고 있다고 했다. 그러한 환상적 인물은, 계속되는, 그리고 짐승처럼 느껴지는 부모의 파괴적 성교—셰익스피어의 "등이 둘 달린" 괴물(p. 213)—에 대한 아이디어 안으로 유아의 구강적, 항문적 그리고 성기적 욕망들을 투사하는 것을 통해서 형성된다. 이 원초적인 "결합된 대상"은 나중에 마음의 우울적 상태에서나 가능한, 창조적 성교로서의 부모 사이의 관계에 대한 지각과는 전혀 다르다. 이러한 호의적인 "결합된 대상"은 점점 더 자신의 내적 세계가 창조적 인물들을 포함하고 있는 것으로 인식할 수 있고 관계 맺을 수 있게 된 사이먼의 내적 대상을 가리킨다.

불안해하며 그것으로부터 동성애적인 위안에 관한 생각들로 도망쳤다. (여기에서 나의 논의는 병리로서의 동성애에 관한 것이 아니라, 사이먼의 내적 관계들의 본성에, 청소년기의 이 단계에서 매우 자주 발견되는 성 정체성에 대한 그의 불안에, 그리고 그런 혼동들이 전체로서의 정체성에 미칠지도 모르는 영향력에 초점이 맞추어져 있다.) 비록 사이먼이 동성애적 불안을 행동화한 적은 없지만, 그의 내적 세계 안에는 청소년기에 매우 흔히 발견되는 동성애적 불안이, 남성적 요소와 여성적 요소들이 여전히 상투적이고 분리된 채로 유지되고 있는 경직되고 양극화된 내적 형태들을 띤 채, 여전히 남아 있었다. 그 결과, 따뜻하고 사랑하는 외적 관계들을 형성하는 그의 능력들은 고갈되었고, 온전한 의미에서 충만하게 "살 수 있다"는 그의 느낌 역시 고갈되었다.

오랫동안 사이먼은, 비록 외적으로는 늘 성공적이었지만, 다소 우울하고 철수된 채로 남아 있었다. 그는 그의 내적 관계들에서 유연성을 거의 허용할 수 없었고, 그 결과, 그의 외적 관계들은 계속해서 손상을 입었다. 친밀성에 관한 한 동성애적인 환상들은, 비록 그를 힘들게 했지만, 실제로 이성과의 성적 경험의 위험들보다는 더 나은 선택이었다. 당분간 그는 창조적으로 결합된 종류의 부모 인물들을 내적으로 받아들일 수도, 동일시할 수도 없었고, 그들에 대한 더 나은 버전을 자신이 이미 갖고 있다고 믿기보다는 그들이 아이-같은 자기가 열망하는 특질들을 갖고 있다고 믿으면서, 그런 그들과 관계할 수도 없었다. 그것은 그의 어린 동생들의 연속적인 탄생이, 그가 여전히 절실하게 필요로 하는 부모의 돌봄을 그에게서 박탈했다고 느꼈고, 또한 그의 부모들이 성적 관계를 즐기고 있다는 고통스런 증거를 계속해서 그에게 제시했다고 느꼈던 것과 동일한 것이었다. 이런 반갑지 않은 내적 현실들로부터 자신을 보호하기 위해서, 그는 종종 유쾌하지 않은 권위주의적인 태도와 함께, 계속해서 자신을 지적 엘리트와 강하게 동일시했다. 그는 자신의 더 부드럽거나 더 양육적인 측면들과 아무런 관련을 맺고 싶어 하지 않았다. 이 시점에서 그는 이러한 측면들을 그가 심하게 경멸하는 여성적인 인물들에게 위치시키는 경향이 있었다.

한참 후의 자료는 사이먼이 그때까지 자신의 존재를, 절반만 사는 삶에서 벗어나 그가 다양한 상황에서 표현한 대로, "감히 날아오르고", "피부 껍질을 벗는", 훨씬 더 몸 전체에 뿌리를 둔 자신에 대한 풍부한 느낌 안으로 진입하는 과정을 보여준다. 그 과정은 그의 이전의 커다란-머리를 가진 깨지기 쉬운 특질과는 대조적으로, 실제의 성격의 힘과 넓은-가슴을 포함하는 것으로 보였다. 그 전환은 그의 성적 자기, 그의 일 그리고 일반적인 그의 관계들에 대한 그의 느낌에 중요한 함축들을 갖기 시작했다. 그 변화는 치료사 편에서의 인식, 즉 사이먼에게 반응하는 그녀의 방식이 때로는 그의 느끼는-자기보다는, 그의 유사-생각하는-자기와의 무익한 상호작용의 형태를 띠는 경향이 있다는 인식과 연결된 것으로 보인다. 그가 장학금을 얻은 직후에 가졌던 일련의 회기들에서, 그의 꿈들은 앞에서 말했던 탐욕스런 합입을 중심으로 한 관계 양태가 지배하고 있었음을 분명히 보여주었다. 더 중요하게는, 그의 치료사가 자신이 사이먼의 양태를 이해하고 수정하기보다는, 그것을 더 강화하는 방식으로 반응하고 있는 것을 발견했다. 환자와 치료사는 감정을 경험하기보다는 그것을 방어하기 위해서 정신분석 이론을 사용하는 것을 포함한 일련의 상호작용들에 공모하도록 끌리게 되었다.

특히, 한 회기는 환자/치료사 관계 안에서 -K 유형에 속한 사고의 잘못된 결합이 계속되는 방식을 보여준다. 진정한 학습의 가능성은 가로막히고, 실제적인 참여를 희생시킨 채, 주지화를 사용해서 고통을 방어하고자 하는 불안한 욕망이 추구되었다. 이 시점에서, 사이먼의 더 깊은 불안들의 일부가 자극되고 있었고, 그는 그의 더욱 파괴적인 충동들과 태도들을 안아주고 견디는 치료사의 능력에 대해 염려하게 되었다. 아마도 그런 불안에 대한 반응으로, 그는 다음의 꿈을 꾸었다:

> 치료사가 그녀 자신의 사적인 내용들을 노출시키는 "기법적인" 실수를 했기 때문에 그는 그 관계를 끝내고, 새로 매우 저명한 정신분석가와 치료를 시작하게 되었다. 첫 회기에서 그는 자신이 이전 치료사에게 정말로 헌신했지만, 그녀가 고집하는 바람에 치료사를 바꾸어야만 했다고 분석가에게 항의했다.

그는 마지막 부분에서 "그녀가 고집하는 바람에"라고 했던 말의 의미를 슬프게 인정했다. 그것은 그 자신의 고집스런 부분을 나타냈는데, 그것은 "나는 사람들을 이용하고 나서 계속해서 옮겨가는 것이 인간관계에 대한 나의 모델이라고 생각합니다"라는, 직접적이고 문제 있는 여담에 의해 확인되었다.

이 일 직후에 있었던 성탄절 휴일 이후의 첫 만남에서, 사이먼은 2주 전 그의 마지막 회기를 가졌던 날 밤에 꾼 꿈을 보고했다. 그는 분리의 고통에 대한 암시 없이, 전에 주어졌던 해석을 강력하게 논박하는 것으로 이 휴일-후(post-break) 회기를 시작했다. 그는 그의 치료사가, 그녀가 암시했듯이, 휴일 동안에 그를 마음 안에 담아주지 않았을 거라고 생각하지는 않았음에도 불구하고, 실상은 마치 자신이 "무너진 것처럼", 완전히 "바닥에 떨어뜨려진" 것처럼 느꼈다고 말했다. 잠시 멈춘 후에, 그는 자신의 피부가 염려스럽다고 계속해서 말했다: 그것은 "모든 곳에서 터져 나오고 있는" 것으로 보였다. 그때 그는 다음의 꿈을 보고했다:

> 그는 중독되거나 오염된 공기로 인해 발생한 일종의 변종 인, 거대한 개미들이 "살고 있는" 바닷가 휴양지에 있었 다. 그는 담장-같은 구조물이 있는 곳으로 왔는데, 그곳에 서 개미들이 그에게 모래로 된 길에 6인치짜리 사각형을 파라는 말을 들었다. 그가 길 쪽으로 눈을 돌렸을 때, 그 6 인치의 사각형 부분이 갑자기 아래로 꺼지는 것을 보았 다. [그는 이 행동을 섬세한 운동조절 능력이 없는 어린 아이가 구멍에 못을 박으려고 시도하는 것에 비유했다.] 예상 밖으로, 그 사각형 땅은 길의 표면을 깨고 위로 올라 왔고, 그때 사이먼은 지하 내부를 들여다볼 수 있었다. 거 기에는 많은 부모들과 아이들이 그들을 물고, 쏘며, 그들 위로 기어 다니는 개미들에 의해 질식당하고 있었다. 개미 의 포름 산(formic acid)에 당한 사람들은 고통으로 비명을 지르고 있었다. 거기에는 또한 그의 치료사를 닮은 한 여 성이 있었는데, 그녀는 면역력을 갖고 있어서, 개미가 무는 것이 그녀에게 영향을 미치지 않는 것처럼 보였다. 사이먼 은 말했다, "우리는 그녀를 실험실로 훔쳐 와서 그녀가 어 떻게 면역력을 얻게 되었는지 알아내고, 백신을 만들어야 합니다."

이 꿈은 사이먼이 성탄절 휴일 직전에 가졌던 하나의 백일몽 을 생각나게 했다: 만약 그가 아마존의 밀림에서 길을 잃고 굶어 죽기 직전이라면, 그는 곁에 있는 그의 어머니를 먹을까? 그 회 기에서 치료사는 이 말이, 사이먼이 "떨어뜨려지는 것"과 그의

"피부가 터져 나오는 것"에 대해 말한 것, 그리고 그가 꾼 꿈의 내용 사이에 연결이 존재할 수 있다고 말했다. 그녀는 그 회기를 시작하면서, 사이먼이 에스더 빅(Esther Bick)의 이론들을 염두에 두고 있는 것처럼 보인다고 제안했다. (그녀는 그가 빅의 연구를 잘 알고 있다는 것을 알고 있었다.) 그는 "제2의 피부" 형성에 대한 빅의 논문의 관점에서 자신의 경험을 이론화 하는 것을 통해서, 휴일로 인한 분리의 고통으로부터 자신을 방어하고 있었을까? 그리고 동시에 그는 모성적인 담아주기에 대한 치료사의 해석을, 비록 명시적으로는 아니지만, 정신적으로 무시하는 것을 통해서 그의 치료사보다 자신이 우월한 존재임을 확인하고 싶었을까? 만약 그렇다면, 아마도 그는 실제 분리 경험과 분리가 그에게 중요했다는 사실 모두로부터 이중적으로 거리를 두고 있을 것이다. 그때 그의 치료사는 이 가능성을 그 꿈과 연결시켰다: 경계/붕괴의 시작(담장)에서 겁을 먹은 채 버려진, 위협적인 환경 안에 있는 매우 어린 아이처럼 느끼면서, 사이먼은 극도의 위험에 처한 그의 내적 세계를 경험했다. 그는 "저명한 정신분석가" 꿈에서 그의 치료사를 끌어내렸던 종류의 고약한, 물고, 쏘는, 구강-가학적인 공격들에 의해 자신이 박해받는다고 느꼈다. 그럼에도 불구하고, 그는 그가 처음에 "좋은" 내적인 인물—그녀가 이 손상시키는 공격들에 대한 면역력을 갖고 있다는 점에서—로서 서술했던 것을 지켜낼 수 있었다. 그러나 이 인물의 생명을-구하는 특질들과 관계하는 그의 유일한 방식은 그녀에게 과학적인 실험들을 행하고, 그녀의 비밀들을 알아내려고 시도하는 것이었다. 그의 아이디어는 이것을 그의-마음의-영리한-실험실-부분 안에서 기계적으로 행한 다음에, 접종—일종의 유사-내사에 해당하는 것으로 보이는 과정—을 통해 이 비밀들을 그 자신의 신체 안에 주입하는 것이었다. 따라서 그는 그의 치료사의 면역성의 본질을 자기 자신에게 주사하고자 했다. 거기에는 시몬이, 그 면역성이 그 치료사/여성에 의해 박해적인 공격들을 당하고 살아남는 전혀 다른 과정을 거치면서 획득된 것이라고 생각했다는 느낌이 있다.

사이먼이 학습을 희화화한 것은, 이 치료사/개인의 특질을 물리적으로 내면에 받아들이는 것보다 정신적으로 안으로 들이는 것이, 그럼으로써 그녀의 능력들이 내적으로 그를 위한 진정한 힘의 원천으로 기능할 수 있게 하는 것이 훨씬 더 힘든 일이라는 점을 부각시켰다. 실제 곤경은 그가 "삼키는" 방식으로 그의 치료사를 먹어 치우거나, 그녀의 도둑맞은 특질들과 침범적으로 동일시하지 않은 채, 그의 내적 세계의 "아마존 밀림"의 측면들이 지닌 위험들에서 어떻게 살아남는가의 문제였다. 그는 어떻게 분리와 상실의 실제 고통의 일부를 경험하고 대처하도록 스스로를 허용해야 했는가? 고통을 겪는 대신에, 그는 유사-치료사가 됨으로써 그 고통에 면역되는 것을 추구했다.

사이먼은 다음 회기에 올 때, 그의 치료사의 "영리한" 그러나 기술적인 해석들이라고 생각되는 것에 대한 불같은 시기심과 그녀를 향한 언어적 공격성으로 가득 찬 상태로 왔다. 그는 그녀가 단순한 해독제에 대한 그의 욕망을 "너무 쉽게" 무시한 데 대한 그의 느낌을 분노에 차서 서술했고, 자신은 경험의 실제 고통에 참여하기보다는 고통 없는 해결을 찾을 수 있다고 믿는다고 말했다. 약간 경멸적이면서도 절망적인 어조로, 그는 정신분석 분야에 대한 그의 광범위한 독서에도 불구하고, 자신이 이해하는 것—"투사적 및 내사적 동일시, 내적 대상들과 같은 멋진 개념들"—이 얼마나 적은지에 대해서 말했다. 그의 치료사는 이전 회기에서 그녀 자신이 얼마나 심하게 그의 주지화 체계에 동참했는지를 인식했다. 그러한 동참의 결과, 그녀는 보잘것없고 버림받은 존재라는 느낌에 대한 사이먼의 방어들을 강화시켰을 뿐만 아니라, 그가 그녀에게 실망하고 그녀가 중요하지 않은 존재라고 느꼈을 때 그녀에게 퍼부었던 해로운 정신적 내용물에 대한 그녀 자신의 방어들도 강화시켰다. 사이먼이 친밀한 관계들에 대한 양극화된 견해를 포기하는 것을 더욱 어렵게 만든 것은, 사이먼이 그의 어머니에게서 필요로 했던 것과는 극도로 대조되게, 그가 자신의 아버지와 연관 지은 측면들에 의존하는, 치료사 편에서의 경향성이었을 수 있다.

돌이켜보면, "저명한 정신분석가" 꿈에서 등장한 분석기법의 "실수"는 정확히 사이먼의 투사적 체계에 참여하는 이 경향성을 가리키는 것이었고, 그 결과 그는 저명한 분석가에게로 "옮겨 가야" 했다. 그는 이제 방어인 보호막 없이 정신적 현실 안에서 자신이 생존하기 위해 어머니를 먹어야 한다("사람들을 이용한 다음에 그들을 뒤로 하고 앞으로 나아간다")는 아이디어를 직면해야 했다. 서술된 회기 안에서, 그의 치료사는 공포 대상인 교수들과 너무 쉽게 동일시될 수 있었다. 사실상, 그녀는 그에게 정신분석적 이론에 대한 "강의"를 하는 행동에서 그의 부인과 적대성으로부터 자신을 보호하려고 시도했던 방식을 드러냈다: 즉, 실제로 일어나고 있는 것의 고통으로부터 도망치기 위해 주지화 양태 안에서 그녀 자신의 마음을 사용하는 것. 이런 식으로 이론에 방어적으로 의존하고 싶은 유혹은, 환자를 사고를 위한 실제 음식을 주지 않고 오히려 시기심을 자극함으로써 문제를 이중으로 강화했다. 그 시기심은 당연히 환자와 치료사 사이의 친밀한 연결을, 그리고 안전하게 확립된 힘과 통찰의 좋은 원천에 대한 사이먼의 믿음을 언어적으로 더욱 맹렬하게 공격하도록 자극했다.

이 회기들의 역동을 이해한 것은 이 환자와의 작업 방식에서 일종의 분수령을 초래했다. 지금까지는 어떤 좋은 것이라도 "삼키고," 마치 자신의 것 인양 "차지하는" 그의 습관적인 "합입 양태"의 매력을 감소시키는 것이 매우 어려웠지만, 이제는 타자의 뚜렷한 가치를, 즉각적으로 소유되어야 할 어떤 것이 아니라 진정한 특질들을 가진 것으로 받아들일 수 있고 사랑받고 신뢰받는 자원으로 동화될 수 있는 것으로서 인정하고 인식하는 것이 좀 더 가능해보였다. 이 후자의 내사적 과정은 그것이 너무 점진적이고 거의 알아볼 수 없게 발생했기 때문에 서술하기가 항상 어렵지만(11장을 보라), 내적 변화를 암시하는 것들은 사이먼의 꿈들에서 그리고 그의 삶의 나머지 영역에서 서서히 명백해진, 다른 종류들의 변화들에서 드러나기 시작했다.

그의 치료에서의 마지막 꿈들 중의 하나는 그의 이전 마음 상태와 현재 마음 상태 사이의 차이를 명료하게 보여주었다.

그는 집에 도착해서 우체부가 문밖에 두고 간 커다란 가방을 발견했다. 그는 지나간 시절의 보다 전능적인 마음 상태들과 관련된, 극도로 발달한 기법적 지식의 특별한 형태들과 관련된, 다소 기이한 조각들과 물건들로 보이는 짐을 풀기 시작했다. 그가 탐색을 계속하자, 그 조각들은 다리들과 터널들을 가진 기차선로의 형태를 띠었고, 그는 그 가방 안에 기차 장난감 세트—그가 3세와 7세의 나이 사이에 가지고 놀았던—가 담겨 있다는 것을 깨달았다.

그가 그 꿈에 대해 이야기한 방식은 놀라웠다. 기차가 다리 밑을 지나 터널들 안으로 들어가는 등, 그가 이 기차 세트를 가지고 놀았던 기억들에 대한 서술 안에는 강한 오이디푸스적 분위기가 있었다. 그것은 마치 내적 세계/가방이 이제 분열된 기술과 전문성의 파편화된 조각들이 아니라, 서로 관계를 가질 수 있는 것으로 받아들여질 수 있고, 사이먼이 어린 소년으로서 이런 상황을 직면했을 때에는 분명히 불가능했던 방식으로 내재화될 수 있는, 진정한 어머니와 아버지를 담고 있는 것 같았다.

많은 다른 꿈들이 이 마지막 꿈으로 이끌었는데, 그것들 각각은 다른 방식으로 그가 투사적 동일시에서 나오는 것을 나타내고 있었고, 그 과정에서 그가 자신에 대한 훨씬 더 충일한 느낌을 획득했음을 가리키고 있었다. 그는 자신이 더 이상 "역할 안에서" 살고 있지 않다는 느낌을 서술했고, 그가 그의 외적 성취들과 어울리는 내적인 특질들을 갖고 있다고 느낀다고 말할 수 있었다. 그는 더 이상 성공적인 학생을 닮은 것이 아니라, 자신이 정말로 그런 사람이 되고 있다고 느꼈다. 그의 마지막 꿈들 중에 다른 하나의 꿈은 그가 자신의 투사적 자기를 포기하고 훨씬 더 진정한 자기를 지지하겠다는 "결정"을 나타내는 것처럼 보였다:

그는 그의 작은 고향 마을로부터 큰 도시로 가기 위해 원래 출발했던 길을 따라 가고 있었다. [도중에, 그는 꿈 작업 안에서, 그가 수년 전에 처음 여정을 떠났을 때 갖고 있던 마음의 상태를 취소하는 일련의 중요한 경험들을 했다.] 그는 "허쉬 퍼피" 신발들이 진열되어 있는 가게를 지나갔는데, 그때 그는 그 신발들이 교수들이 신을 만한 종류라고 생각했다. 그때 정전 사태가 발생했는데, 그 순간 그에게는 신발 한 켤레를 훔쳐 신어도 아무도 알지 못할 거라는 생각이 들었다. 하지만 그는 그렇게 하지 않기로 결정했는데, 바로 그 순간에 전기가 다시 들어왔고, 그때 그는 그 신발들에 대한 자신의 평가가 완전히 빗나간 것이었다는 것을 깨달았다; 그것들은 그가 생각했던 만큼 매

력적인 것이 아니었다. 그것들은 오히려 "초라하고" 과장
된 것으로 보였다. 옆 가게에서는 레코드, 카세트 그리고
CD들을 헐값으로 팔고 있었다. [그가 꿈들과 현실에서 자
주 만났던, 어떤 개별성이나 지속되는 특질이 없는, 그가
별 생각 없이 분류한 것들과 동일시된, 투사적인 양태를
나타내는 대중문화의 세계] 그는 다시 그곳을 지나갔다.
그 다음에 그는 그의 동료들 중에 그가 동성애자라고 믿
었던 사람과 함께 목욕을 하고 있는 그의 남동생을 만났
다. 그는 부드럽게 그의 남동생을 욕조에서 들어올렸다.

이 남동생/자기는 사이먼을 혼동스럽게 만들고 괴롭혔던 환상
속 상황들에서 두드러지게 나타났던 동성애적 욕망을 상징했다.
그 꿈은 이러한 다양한 혼동들, 투사적 가능성들과 유혹들을 아
직 분명하지 않은 무언가를 위해 포기할 수 있는 가능성을 나타
냈다. 같은 주간에 꾼 또 다른 꿈에서, 그는 가까운 미래에 그의
연구직을 떠날 것이고, 치료를 종료할 것이라는 전망으로 인해
당황스러워했다.

그는 부엌 식탁에 앉아있는, 4세 된 소년이었다. 그의 교수
들 중의 한 사람이 들어와서는, 직장에서-막-돌아온-아빠가
그렇게 하듯이, 사랑하는 아버지처럼 비-성애적인 종류의
간질이고 껴안아주는 따스함으로 그에게 인사를 했다.

이 꿈은 사이먼을, 지난날들과는 달리, 그의 부모들을 비난하
기보다는 깊은 슬픔, 즉 그의 과거 관계들의 특질에 대한 상실과
책임 모두의 느낌과 더 가까이 접촉할 수 있게 해주었다. 그는
또한 그가 지금까지 그토록 단호하게 부인해오던 그의 아버지의

실제적인 부성적인 능력들, 즉 부드러움, 관심 그리고 애정을 줄 수 있는 능력들에 대해 다시 생각하기 시작했다. 그는, 우리가 살펴보았듯이, 그의 아버지를 다소 폭군적이고, 차갑고, 가끔씩 성애화된 남성 인물들과 동일시하는 경향이 있었고, 그 결과로 그의 본질적으로 기쁨 없는 십대를 특징지었던 정체성 문제에 시달렸다. 꿈속의 탁월하고, 언어적으로 가학적인 교수들은 그 자신의 측면들로서 인식될 수 있었는데, 이는 그가 무식한 존재라는 느낌에 의해 위협받고 있을 때 동일시했던 페르조나(persona)의 유형이었다. 그가 더 많은 확신을 얻게 되면서, 그 자신의 이 측면과 갖는 그의 사랑/증오 관계의 힘은 줄어들기 시작했다.

투사적-동일시에서-벗어나는 이 과정에서 하나의 중요한 요인은 그의 치료의 종료와 그의 연구의 완성과 관련해서 그가 겪어낼 수 있었던 진정한 애도였던 것으로 보인다. 과거에 그는 분리의 순간들에 직면해서 다양한 방식으로 불안으로부터 자신을 보호하려고 시도하곤 했다: 예컨대, 일종의 방어적인 전능성과 고통에 대한 부인, 혹은 동성애적 환상들, 혹은 그의 내적 남성 인물과 여성 인물들을 엄격하게 분리시키기 등. 그는 이제 강렬한 비탄, 실제적이고 따뜻한 관계들을 떠나는 고통, "그리움"과 갈망의 경험에 대해 서술할 수 있었다. 그는 다른 사람들에게 관대하게 그리고 따뜻하게 주고 싶은 충동을 갖게 되었다. 그는 자신의 포부가 단순히 성공적인 사람이 되기보다는 진정으로 도움이 되는 사람이 되는 것이라고 서술했다. "떠나는 것"은 더 이상 "다 사용하고 나서 옮겨가는 것"을 의미하지 않았고, 그것은 기대의 색조를 띤 강력한 상실의 느낌을 포함했다. 지식을 얻는 그의 방식은 우울한 고통과 오이디푸스적 갈등에 대한 방어이기를 완전히 중단했고, 그의 마음은 이제 그의 감정들을 지배하는 데 사용되기보다는 그것들을 경험하는 데 더 많이 사용될 수 있는 것으로 보였다. 오이디푸스적인 측면에서의 변화가 발생했음이 그의 치료사와의 관계에서 특별히 분명하게 드러났다. 그가 가까웠던 사람들의 남성/여성, 남성적/여성적 특질들은, 달팽이 꿈과 거미 꿈에서와는 달리, 더 이상 혼동되지 않았고, 또한 서로와의 접촉을 막지 않아도 되었다. 대신에, 그것들은 친밀한 관계 안에 있는 주의 깊고 돌보는 커플이라는 아이디어 안으로 통합되도록 허용될 수 있었다.

사랑, 관심, 감사, 의존, 협력의 특질들이 그의 일상적인 삶에서 출현하기 시작했고, 그것들과 함께 유명한 정신분석가가 되는 과거의 꿈들은 줄어들고, 병원에 있는 그의 할머니를 방문하거나 그의 어머니에게 식물들을 사드리는 활동들에 초점이 맞추어진 꿈들이 더 많아졌다. 그는 어느 정도의 겸손, 쾌활함, 일상적인 것에서 느끼는 즐거움을 보여주었고, 그것과 나란히, 그의 몸도 채워져서 마침내 그의 머리와 균형을 이루게 된 것으로 보였다. 그의 인격의 전체성과 통합의 느낌에 대한 새로-발견한 확신과 함께, 그는 처음으로 친밀한 관계를 형성하는 것에 진정한 관심을 표현하기 시작했다. 한 번은, 자랑하는 것과는 아무런 상관이 없이, 자신이 때로는 다른 사람들에게 긍정적인 영향을 미쳤다고 생각한다고 말하는 것으로 사람들을 편안하면서도 놀라게 했다. 그는 자신이 사람들이 좋아할 만한 사람이라고 인식하기 시작했다; "애써 노력하지 않고서도" 친근한 사람으로 경험될 수 있었다; 그는 두려움이 없는 것은 아니지만, 확실히 더 단호하게, "못난 오리 새끼"에서 벗어나고 있었다. 힘든 과정을 거쳐서, 그는 자신 안에서 일어나는 변화들을 인식하고 있었다. 그의 정체성은 새로운 경계들, 지금껏 시도되지 않은 새로운 경계들을 획득하고 있었다. 그는 어느 한 시점에, 자신이 해피엔딩을 믿기 시작했다고 말했다. 하지만 그는 그의 나머지 삶을 새롭게 시작하는 것이 겁이 났고, 자신의 이야기의 진정으로 흥미 있는 부분이 그 후에 일어난 것이 아니라, 그 시점에 이르기까지의 복잡성과 불확실성이 될까봐 염려했다.

사이먼은 "현실적"이 되기 위한 고통스런 분투에 참여할 용기를 갖게 되었고, 그 시점에 자신의 미래의 삶을 시작하기 위해 치료를 떠났다. 그에게 있어서 이것은 그가 그의 마음을 사용하는 방식에서 가장 명백히 드러났던, 강력하고 공격적인 충동들의 감소와, 그 결과, 그의 치료사에 대한 전이와 삶 모두에서, 다양한 분열된 요소들을 통합해내는 능력의 증가를 수반했다. 그가 매력을 느꼈던 학문적 세계에 잘 적응하는 것을 통해서 강화되었던, 그의 투사적 경향성들의 경직성은 이제, 각각 그리고 서로와의 관계 모두에서 진정되고 분화된 모성적 인물들과 부성적 인물들의 기능들과 함께, 다른 종류의 동일시에 자리를 내줄 수 있었다. 그 전환은 근본적인 것이었다. 그는 다른 사람들과 그리고 자신의 다른 부분들과 진정한 관계들을 훨씬 더 잘 형성할 수 있게 되었다. 그 변화는 "닮은꼴에서 정체성으로의" 전환이었다. 그는 마침내 그가 격동하는 십대에서 나와 더 진정되고 사랑이 있는 성장한 단계로 들어갈 수 있는 것처럼 보였다. 존스(Ernest Jones, 1922)는 청소년기 동안에 "사랑받으려는 욕망을 희생하는 대가로 사랑하는 능력이 더 강하게 자라는 것"(p. 39)을 보게 될 거라고 언급했는데, 이것은 사이먼의 경우에서도 사실인 것처럼 보인다.

사이먼의 치료의 이러한 측면들을 서술하는 것을 통해서, 특정한 치료적 방법의 진화, 계속해서 발달하는 개인의 능력, 즉 연대기적으로 뿐만 아니라 내적으로 성장하는 능력 사이의 다수의 일치들을 추적하는 것이 가능했다. 정서적 발달이 늦었던 사이먼은 청소년 초기의 혼동으로부터 성인됨으로 확신을 가지고 들어갈 수 있는 마음의 상태로 이동하는 것이 무척 힘들었다. 그가 마침내 그렇게 하기 위해 잠정적으로 시도했던 것들은, 그가 치료사와의 관계 안에서 작업해낼 수 있었던 것과 외부 세계에서의 종료들을 견뎌야만 했던 것, 두 가지 모두와 중요하게 관련되어 있었다. 내적으로, 그로 하여금 마음의 낡고 제한적인 상태들을 포기하고, 그의 발달을 방해하기보다는 실제로 도울 수 있는 특질들을 좀 더 수용할 수 있게 만든 것은 이러한 사건들에 대한 그의 경험 안에 뿌리를 둔 어떤 것이었다. 특별히 흥미로운 것은 사이먼과 그의 치료사 사이의 관계 안에서 일어난 변화들이었다. 그 변화들이 주의를 끄는 것은, 특히 청소년의 문제일 경우, 청소년에게 그 자신이 되는 자유를 제공하기 위해서는, 부모든 치료사든, 담아주는 사람 편에서의 계속적인 유연성이 필수적이라는 사실이다.

필요와 불확실의 느낌들로 인해, 사이먼은 그의 진정한 자기를 희생시키면서, 집요하게 투사적 양태 안에서 살아가는 경향이 있었다. 그러나 우리가 살펴보았듯이, 그는 서서히 그의 인격의 좋은 측면과 나쁜 측면 모두를 덜 거절하는 경향을 갖게 되었다. 과거에 그는 자신에게 속한 것으로 인정할 준비가 되어 있지 않은 특징들을 다른 사람들에 대한 그의 버전 안으로 옮겨놓았지만, 이제 그는 정서적으로 가까운 사람들의 실제 특질들을 받아들이고, 그것들로부터 내적으로 유익을 얻을 수 있게 되었다. 그렇게 함에 따라, 그는 비록 아마도 얼마동안은 실제로 그럴 수 없을지 모르지만, 최소한 진정으로 친밀한 관계를 형성하는 것을 상상하기 시작할 수 있었다. 보다 진정된 자신에 대한 느낌을 발견하면서, 사이먼은 세상-안에서의-자신을 보다 진실되게 평가하기 시작했다—키이츠(1818)가 서술했던 과정:

지식이 있는 고상한 감각들과 지식이 없는 고상한 감각들 사이의 차이는 이렇게 보인다―후자의 경우, 우리는 계속해서 천길 만길 심연 속으로 떨어지고 있고, 날개 없이 그리고 맨 어깨만을 가진 피조물의 모든 공포와 함께 다시금 위로 불려 올라간다―전자의 경우, 우리의 어깨들은 날개를 갖고 있고, 우리는 두려움 없이 같은 공기와 공간을 날아간다. [Letters, p. 92]

제 11 장
청소년 후기: 소설 속 인물들의 삶

"어떤 책들은, 특정 예술작품들이 그렇듯이, 강력한 감정을 불러일으키고, 싫든 좋든 상관없이, 성장을 촉진시킨다."

W. Bion

청소년기 동안에는, 우리가 살펴보았듯이, 좋은 목적과 나쁜 목적 모두로 인해, 투사적 경향성들이 내사적 경향성들보다 우세할 가능성이 높다. 자신이 누구인지를 발견하고 세상-안에서의-자신의-느낌을 더 명확히 정의하려는 청소년의 시도들 안에 포함된 불안은, 종종 극단적인 방어적 분열과 투사를 불러일으킨다. 그러나 자기 자신들에 대한 정의를 추구하는 이 과정 안에는, 자신들에 대한 더 나은 이해를 확립하기 위한 더 온건하고 탐색적인 다른 방식들도 작용한다. 이러한 다른 방식들은 덜 강렬하고 덜 극단적인 투사를 포함하고 있을 뿐만 아니라, 그들의 발달하는 자기들을 지원해줄 수 있는 종류의 정신적 및 정서적 특질들을 가치 있게 여기고 받아들이는 능력을 포함하고 있다. 청소년기에서 성인기로 옮겨가는 이러한 성장의 핵심적인 측면을 고려함에 있어서, 이제 내사적 과정들의 본성—사이먼이 변화할 수 있게 되는 데 필수적이었던 것들—을 좀 더 상세하게 살펴볼 필요가 있다.

내사적 과정에 내재된 것은 의존하고 있고 애착을 형성하고 있는 외적 인물들을 포기하고 그들에 대한 내적 버전을, 인격의 독립을 향한 발달을 고무하고 격려하는 자원들로서, 내면에 설치하는 능력이다. 그 과정은, 우리가 살펴보았듯이, 떠나가는 것 혹은 상실되었다고 느껴지는 것을 애도하는 능력을 포함한다. 그 과정은 애도의 수행에 의해 강화되고, 애도와 함께 앞으로 나아가는 것이 가능하다. 그 과정은 시간을 요한다. 그 변화들은 죠지 엘리엇이 「미들마치」(Middlemarch)에서 매우 섬세하게 서술한 도로테아(Dorothea)의 내적 변화들과 유사한 것일 수 있다:

> 상상속의 미래를 대체하고 있는 새로운 실제 미래는 끝없이 작은 것들에서 그것의 재료를 끌어왔고, 그것에 의해 그녀의 견해는, 그녀의 첫 꿈에서 그랬던 것처럼, 손목시계의 바늘이 움직이듯 비밀스럽게 서서히 변하고 있었다. [p. 226]

우리는 청소년기의 성취에서 핵심적인 것이 성적 정체성을 공고화하고, 성적 파트너를 발견하며, 성의 두 가지 주된 줄기인 관능적인 것과 부드러운 것을 하나로 모으는 과제를 만족스럽게 완성하는 것이라는, 프로이트의 견해를 알고 있다(9장을 보라). 친밀성을 위한 내적인 능력을 확보하기 위한 분투는 청소년기가 계속해서 중요하게 추구하고 있는 목표이다. 그러한 능력을 발달시키는 것은 어떤 개인들에게는 더 여러 해가 걸릴 수 있고, 어쩌면 몇 가지 다른 시도들이 필요할 수도 있다. 그리고 실제로 성인기로 가는 이 단계에서 일어나는 짝짓기는, 겉모습에도 불구하고, 청소년의 마음 상태에서 성인의 마음 상태로 옮겨가는 진정한 전이와는 거의 상관이 없는 것이다. 그것은 지금 서술되고 있는 진정한 종류의 내적 능력과는 상관이 없다. 사실상 그러한 결합들은 정확하게 그것과 정반대되는 것을 나타낼 수 있다: 즉, 성인기로 발을 내딛는 것이 실제로 수반할지도 모르는 것에 대한 불안에 직면해서 선택하는 방어적인 결합.

이미 주목되었듯이, 청소년기의 주된 과제들 중의 하나는, 자신의 가족이나 더 넓은 학교 그리고 공동체 환경 안에서 찾아볼 수 있는 동일시의 원천들과 모델들에 뿌리내리고 있으면서도 동시에 그것들과는 구분되는, 그 자신의 마음을 확립하는 것이다. 청소년 후기에는, 자기 자신이 되는 이 능력에 근본적인 것인, 분리를 위한 분투가 십대 초기시절과는 다른 몇몇 특징들을 갖는 경향이 있다. 보통 청소년은 이 시기에 종종 부모들과 가족으로부터의 분리과정의 일부였던, 무리-생활과 다중적이고 변화하는 관계들의 중독적인 복잡성들로부터 벗어날 것이다. 그 혹은 그녀는 다른 그리고 더 극단적인 분리에 직면하게 될 것이다: 학교와 집을 떠나는, 전과는 전혀 다르게 독립적이 되어야 하는 분리. 그것은 희망과 기대의 시간이지만, 많은 청소년들에게는 또한 극도의 슬픔과 고통의 시간이며, 자신들이 그 과제에 걸맞지 않는다고 느끼는 소수에게는 심지어 붕괴의 시간이기도 하다.

이 도전의 성공 혹은 실패는, 우리가 연속적인 연령 집단들에서 살펴보았듯이, 아주 초기부터 사랑과 상실의 경험들이 어떻게 협상되었는가에 중요하게 달려있다. 거듭해서 진술했듯이, 이 협상의 본성은 부모 혹은 부모들이 그들의 자녀들에 대한 소유권을 포기하고 그들 자신들의 길을 가도록 돕는 것을 감당하는 정도에 깊이 영향을 받는다. 그렇게 하는 데 따른 고통은 종종 마음의 용기를 최대한으로 시험하는 강렬함과 신랄함을 수반한다. 분리 과정의 이 단계에 내재된 것은 가족 바깥에서 친밀한 동반자 관계를 추구하는 것이다. 깊이 있고 지속되는 관계를 확립하는 능력은 청소년기 동안에 거의 항상 보상을 주는 것일 뿐만 아니라 문제가 되기도 하는, 여러 가지 복잡한 내적 과정들의 결과에 달려있다. 이 문제의 핵심에는 상실, 즉 아동기를 분명히 뒤로 하고 성인의 세계에 참여하는 것이 필수적인 것이 되면서 특별히 현저하게 드러나는, 상실을 경험하는 개인의 능력의 정도가 있다.

자기 자신이 되는 과제는, 지금 그리고 항상, 현실을 받아들이기 위해 자기, 다른 사람들 그리고 관계들의 훼손되거나 이상화된 버전들을 포기하는 것을 포함하기 때문이다. 그 과제는 스스로 만들어낸 것이든, 아니면 바깥으로부터 부과된 것이든 상관없이, 꿈들, 선택들과 희망들을 재-협상하는 것을 포함한다. 그것은 상실한 기회들과 가보지 못한 길들을 수용하는 것을 포함한다. 청소년이 무언가를 시작하는 동시에 무언가를 떠나보내야만 할 때, 고통스런 갈등들이 불러일으켜진다. 그러한 어려움들은 삶의 모든 단계에서 만나는 것이지만, 그것들은 그것이 처음으로 학교에 가는 것이든, 혹은 마지막으로 일에서 은퇴하는 것이든, 혹은 자신의 남은 삶을 새롭게 출발하는 것이든, 인생주기의 주요한 지점들에서 만나는 아마도 가장 힘들고 녹록치 않은 어려움들일 것이다. 이런 종류의 상실들은 애도하고, 회한을 느끼며, 책임을 지고, 죄책감을 경험하며, 또한 감사를 느끼는 능력을 시험한다. 그러한 모든 능력들은 개인이 사랑할 수 있게 되는 것의 근본적인 전제조건이고, 모든 것들은 아주 처음부터 확립되어온 투사적 및 내사적 과정들 사이의 균형의 본성에 밀접하게 연결되어 있다.

분석 과정에서 발생하는 내사 과정들을 서술하는 것은 환자의 삶에 대한 한 권의 책을 필요로 할 것이다. 사실, 성장 능력의 연대기 전체를 포함하기 위해서는 성격 발달에 대한 책 한권의 설명이 요구된다. 그와 같은 기획에는 19세기 소설의 규모가 특별히 적합할 것이다. 왜냐하면 그러한 소설 이야기에서 자주 확립되는 것은 정확히 현재 논의 중인 청소년 후기 과정이기 때문이다: 주인공의 친밀성을 위한 내적 능력의 점진적인 발달. "결혼"이라는 외적 사건은 성인됨으로의 진입 시점에 대한, 그리고 관습적으로 그들에게 부과된 것과는 대조적으로, 그들 자신의 자리를 확립하기 위한 청소년 후기의 분투들이 절정에 도달한 것에 대한 상징적인 표현으로서 기능한다. 따라서 결혼은 관련된 인물들 서로의 영향력에 의해 촉진된, 이야기 과정 안에서 발달해온 내적 능력들의 실현을 나타낸다. 많은 19세기 소설들에서 전환은 종종 문화적으로 그리고 계약적으로 정해진, 결혼에 대한 최초의 아이디어로부터 결혼에 대한 최종적 능력으로의 이동으로 서술될 수 있다. 그 전환은 더 많은 내사적인 능력을 획득하기 위해, 분열과 투사를 향한 유혹을 점진적으로 포기하는 것을 통해서, 또는 그 두 경향성들의 점진적인 재-균형을 성취하는 것을 통해서—아마도 그러한 재-균형이 수반하는 모든 문제들과 함께—이루어진다.

이러한 내적인 발달들의 본성에 관해서는 두 권의 소설, 즉 제인 오스텐(Jane Austen)의 「엠마」(Emma)와 샬롯 브론테(Charlotte Bronte)의 「제인 에어」(Jane Eyre)를 통해서 간략하게 탐구될 것이다. 그 발달들은 청소년 후기에 특징적인 것이지만, 결코 그 시기에만 해당되는 것이 아니다. 이 소설들에서 결혼 제도는 사회적 및 문화적 환경의 측면에서, 당연히 오늘날의 결혼 제도와는 매우 다른 토대를 갖고 있다. 그러나 거기에는, 비록 종종 훨씬 덜 명백하게 관습적인 형태이긴 하지만, 청소년 후기의 과정을 여전히 특징짓는, 공유된 발달적 추동력이 있다. 이 추동력은 진정한 파트너를 만나는 능력, 알아보는 능력, 그리고 일생-지속되는 관계에 헌신할 수 있는 능력을 발달시키는 것을 목표로 한다.

결혼할 수 있는 능력은 계약적 관계로서의 결혼과 혼동되어서는 안 된다. 19세기 소설들에서 사람들은, 삶에서처럼, 계속해서 서로와 결혼한다. 그러나 그들 모두가 여기에서 "결혼에 대한 내적 능력"으로서 서술되고 있는 것에 기초해서 그렇게 하는 것은 아니다. 또한 그들이 사실상 결혼하지 않을 수 있는 능력을 가진 것도 아니다. 왜냐하면, 이미 제안했듯이, 계약상의 결혼은 종종 분리, 상실, 그리고 친밀성에 대한 방어로서, 또는 해결되지 않은 오이디푸스적 문제의 영속화로서 기능하기 때문이다. 특히 제인 오스텐(Jane Austen)의 소설들은 나쁜 결혼들에 관해 재치 있으면서도 고통스럽게 서술한다. 이런 결합들은 주인공들이 그들의 삶과 사랑에 점점 더 깊이 참여하면서 발달이 이루어지는 중심적인 진전과는 전적으로 다르다.

그 책들에서 강한 흥미로운 측면은 주인공들이 출발하는 긴 내적 여행의 본성이다. 중심적인 인물들은 자기-기만의 고통을 겪어내고, 그것을 견디며, 뚫고 나가고, 아마도 가장 중요하게는, 상실의 경험을 직면하고 살아남는다. 한 지점에서 엠마는 외친다: "나는 눈이 멀도록 운명 지어진 것 같아요. 나는 바보였어요." 엠마는 그녀의 실수들과 잘못된 지각들로부터 배우는 능력을 어디에서 이끌어내는가? 한 사람은 성장의 가능성을 끌어안는데 반해, 다른 사람은 덜 힘들게 하는 순응에 안주하거나, 방어적 체계들을 강화하는 것을 통해서 성장의 가능성을 회피하는 것은 어째서인가? 이 이야기들은 어떻게 한 젊은 여성이, 작가의 젊은 시절이라는 제한된 세계일뿐만 아니라 모든 젊은이들이 성숙을 향해 분투하는 오늘의 세계이기도 한, 성인의 세계에 동참하는지에 대한 탐구들이다. 실제 소설 본문들이 익숙하든 아니든, 서술된 심리적 곤경들은 그것들 자체로서 "말한다."

그 책의 머리글에서 설명하듯이, 엠마 우드하우스(Emma Woodhouse)는 이런 사람이었다:

> 그녀는 미인이고, 영리하고, 부유했으며, 안락한 가정과 행복한 기질을 지녔고 [그녀는] 최상의 축복들과 연합한 것처럼 보였고, 그녀를 힘들게 하거나 괴롭히는 것이 거의 없는 세상에서 거의 21년을 살아왔다. [p. 37]

첫 장의 촘촘하게 서술된 페이지들에서 곧 바로 결혼이라는 주제가 도입된다. 사실상, 그 책의 시작, 중간 그리고 끝은 결혼들로 채워져 있다. 이러한 다양한 결합들 안에서 엠마의 부분은 아이-같은 전능성으로부터 방어적 조작(투사적 양태에서 전형적인)을 거쳐 내사적 양태의 특징인 어느 정도의 자기-지식과, 감사함과 무가치함 모두에 대한 좀 더 성숙한 느낌으로의 전환을 보여준다. 이 전환에서 핵심 요소는 엠마와 나이틀리 씨(Mr Knightley)—최고 중매자인 엠마가 마침내 그녀의 짝과 그녀를 "만들어 주는 사람"으로서 만나게 되는 인물—사이의 변화하는 관계이다.[1] 이 책에서 매혹과 교훈의 지속적인 원천을 제공하는 것은, 나이틀리 씨를 그녀의 "짝"으로서, 즉 그녀 자신의 내면이 되어가고 있는 특질들의 구현으로서 인식할 수 있는 능력이 전

---

[1] Tony Tanner(1986), Jane Austen, London: Macmillan, p. 176. Tanner의 강조는 정체성에 있다: "엠마는 그녀의 짝을 만나는 사람, 그리고 어떤 의미에서, 그녀를 '만드는 사람 (her maker)'을 만나는 중매쟁이(matchmaker) 이다: 그 복합된 단어들은 엠마가 가장 적절하게 엠마가 될 수 있기 위해서 적절하게 분리되어야만(그리고 도덕적으로 모니터 되어야만) 한다."

진과 후퇴를 반복하면서 앞으로 나아가는 모습이다. 시작부터 독자는 나이틀리 씨(지역의 지주이고 공동체에서 가장 신사적이고 적당한 인물)가 엠마에게 딱 맞는 남자라는 사실을 의심하지 않는다. 그러나 엠마는 그 사실을 보지 못했고, 다른 사람들에게는 오랫동안 그토록 명확했던 것을 "보는 것"에 대한 그녀의 투사적이고 자기애적인 방어들을 단지 서서히 그리고 매우 힘들게 포기하는 것을 통해서야 그 사실을 보게 된다.

    그 책의 첫 페이지에서, 결혼은 웨스턴 씨(Mr Weston)와 엠마의 어머니가 16년 전에 죽은 이후로 엠마의 가정교사였던 테일러 양(Miss Taylor) 사이에서 이루어진다. "그녀에게 처음으로 슬픔을 가져다준 것은 테일러 양의 상실이었다. 엠마가 처음으로 오랫동안 슬픈 생각에 잠겨 앉아있던 날은 이 사랑하는 친구의 결혼식 날이었다"(p. 37). 그러나 애도가 지속될 때마다 엠마의 기질이 그녀를 곧 구해낸다. 그녀는 자신을, 그렇지 않았더라면 역전된 오이디푸스처럼 느꼈을지도 모르는 것의 고안자로서 경험하는 것을 통해서, 너무 오래 지속되거나 심각한 고통으로부터 보호한다.

> "엠마는 말했다. 당신은 나에게 기쁨을 주는 한 가지를 잊었나요? 그것은 매우 중요한 거예요. 바로 내 자신이 그 중매를 실현시켰다는 것 말이에요. 나는, 당신이 알듯이, 4년 전에 그 중매를 했어요; 그리고 그렇게 많은 사람들이 웨스톤씨가 다시는 결혼하지 않을 거라고 말했지만 내가 그 일을 해냈고, 또 그것이 옳았다고 증명된 것이 무엇보다 위안이 돼요."

나이틀리 씨는 그녀에게 그의 머리를 흔들었다. 그녀의 아버지는 다정하게 대답했다. "애야, 나는 네가 이 중매들을 하지 않고, 앞일을 예언하지 말았으면 좋겠다. 네가 말하는 것은 무엇이든 항상 그대로 이루어지기 때문이야. 더 이상 어떤 중매도 하지 않도록 기도해라." ["평생 병약했던" 우드하우스 씨는(p. 38) 삶이나 관계의 모든 측면 특히 결혼에 대해서 반대하는, 흥을 깨는 사람의 전형이다.]

"나는 나 자신을 위해서는 중매하지 않을 것을 약속해요, 아빠; 그러나 나는 정말로, 다른 사람들을 위해서는 그것을 해야만 해요. 그것은 세상에서 가장 큰 즐거움이에요! 그리고 그런 성공 후에는, 아빠도 아시잖아요!" ...

"나는 당신이 말하는 '성공'이 무엇을 의미하는지 이해가 안 돼요"; 나이틀리 씨가 말했다. "성공은 노력을 가정하는데 ... 당신의 공이 어디에 있죠? 당신은 무엇을 자랑스러워하나요?—당신은 운 좋은 추측을 했죠; 그리고 그것이 말할 수 있는 전부죠." [pp. 43-44]

이 비교적 가벼운 대화는 매우 암시적이다. 우리는 곧 바로 엠마의 중매가 친밀성이 어떤 느낌일지를 시험해보는 방식일 뿐만 아니라, 친밀성에 대한 그녀 자신의 욕망을 인식하는 것에 대한 방어적인 절차라는 사실을 이해한다. 그녀의 아이-같은 아버지를 돌보기 위해 집에 머물러야 한다는, 스스로-부과한 의무로 자신을 보호한 채, 그녀는 유사-성인의 역할("아주 초기부터 그의 집의 여주인이었던")을 영속화하고, 그녀 자신이 실제로 의존하고 있다고 느껴지는 모든 위험으로부터 거리를 유지할 수 있었다. 그녀는 "단지 그녀가 좋아하는 것을 하는 데 익숙해 있었다; 테일러 양의 판단을 높이 평가하면서도, 주로 그녀 자신의 판단을 따랐다"(p. 37).

엠마는 의식적으로 그녀가 좋아할 만한 남자를 찾는 일에 전혀 몰두하지 않은 채, 환상에서든 실제에서든, 다른 사람들 즉 일차적으로는 그녀의 친구인 해리엣 스미스(Harriet Smith)—그녀 자신의 감정에 참여하는 모험을 하지 않고서도 그녀의 중매 행동에 탐닉할 수 있었던—를 대신해서 이런 문제들에 관심을 가졌다. 엠마에게는 일종의 흥분과 에너지가 있다. 그녀는 흥미를 생성해낸다. 나이틀리 씨는 이렇게 말한다: "사람들이 엠마에 대해서 느끼는 것 안에는 불안이 있고, 호기심이 있어요. 나는 그녀가 어떻게 될지 궁금해요." 독자는 다음에 그녀에게 어떤 일이 일어날지에 대한 궁금증에 사로잡힌다("이 순간에, 독창적이고 생기를 주는 의심이 엠마의 두뇌 속으로 들어오고 있었다."). 소설의 많은 부분이 단지 일시적으로만 그녀 자신을 복잡한 등식들 중의 하나에 속하도록 허용하면서, 중매를 하는 것이나 중매들의 존재를 가정하는 것에 관련되어 있다. 그녀가 중매 행위에 중독된 것은 사랑과 상실의 경험들에 취약해지는 것으로부터 자신을 보호하는 방식이고, 그녀의 아버지를 돌보는 것에 대한 그녀의 충성심을 포기하지 못하는 그녀의 무능력은 다른 종류의 친밀한 관계가 발생시킬 수 있는 정서적인 격랑에 노출되는 것에 대한 불안에 기초한 것이라고 해석될 수 있다. 그 소설의 중심적인 움직임은, 처음에는 직접적이거나 즉각적인 방식으로 작업될 수 없었던, 친밀성에 대한 투사적인 가능성들의 극도로 정교한 얽힘과 그 얽힘을 풀어내는 것을 서술한다. 중심적인 질문은, "엠마가 마침내 나이틀리 씨에 의해 대표된 특질들과 기능들을 안으로 들이고 그것들을 인식할 수 있게 되는 과정을 시작하도록 만든 것은 무엇인가?"이다. 그녀로 하여금 다른 사람들의 감정들을 "관리해주는" 대신에, 그녀 자신의 진실한 감정들에 참여하는 위험을 감수하도록 용기를 준 것은 무엇인가?
 처음에, 해리엇 스미스는 엠마의 방어적인 목적들에 완벽하게 들어맞았다―꼭 필요한 동반자로서 그리고 그녀의 투사적인 계획들을 위한 수단으로서. 그녀의 상상속의 애착들이 실제로 누구를 위한 것인지를 구별하지 못하는 엠마의 무능력은 그녀가 그녀 자신을 위한 지속적인 파트너를 인식할 수 있거나 받아들일 수 있는 준비를 갖추기 전에, 보통의 청소년들이 갖는 환상에 대한 필요와 실험을 그녀가 무의식적으로 부인하는 데 따른 결과이다. 그녀의 예술적 재능들에 대한 서술은 청소년의 변화하는 취미들과 열정들을 그리고 칭찬 받는 것에 대한 엠마의 자기애적 투자를 놀라울 정도로 훌륭하게 포착해낸다.

> 그녀의 많은 시작들이 펼쳐졌다. 작은 피겨들, 작은 종이들과 큰 종이들, 연필, 크레용, 그림물감들이 차례로 모두 시도되었다, 그녀는 항상 모든 것을 하고 싶어 했다. ... 그녀는 연주하고 노래했으며; 거의 모든 스타일로 그림을 그렸다; 그러나 항상 꾸준함이 부족했다 ... 그녀는 예술가로서나 음악가로서의 그녀 자신의 기술과 관련해서는 많이 속지 않았지만, 다른 사람들이 속는 것을 막으려 하거나, 그녀가 성취한 것에 대한 평판이 종종 실제보다 더 높다는 사실을 아는 것을 유감스러워하지 않았다 ... 비슷함은 모든 사람을 기쁘게 한다; 그리고 우드하우스 양의 연기는 자산임이 분명하다. [p. 72]

하지만 존 나이틀리 씨를 그린 그녀의 초상화는 만족스럽지 않다. "나는 부루퉁해서 그것을 치워버렸고, 결코 또 다른 비슷함을 취하지 않겠다고 맹세했다"(p. 73).

이 문단은 개인들이, 특히 청소년기 동안에, 그들 자신들의 측면들을 다른 사람들에게 투사함으로써 그리고, 수용을 통해서든 거절을 통해서든, 그것들과 관계함으로써 자신들이 누구인지를 탐구할 수 있는, 지금은 친숙한 과정인 투사적 양태의 보다 긍정적인 측면을 서술한다. 엠마의 경우, 문제는 훨씬 더 복잡하다. 왜냐하면 그녀 자신의 가능성들을 실험하는 대신에, 끊임없는 혼란들, 자기-기만들 그리고 잘못된 지각들과 함께 그리고 커다란 실망과 불필요한 고통의 영속적인 부과와 함께, 해리엣이 바람직한 모습으로 제안되고 선동되고 있기 때문이다. 우선, 해리엣은 너무 말랑말랑해서 엠마는 자신이 원하는 것을 그녀 안에서 어느 정도 이끌어낼 수 있다. 엠마는 소문난 투사자이지만, 그녀는 또한, 우리가 살펴보았듯이, 알면서 그리고 일부러 다른 사람들의 투사들—때로는 그녀가 받기에는 훨씬 과분한—을 받는 사람이다. 엠마의 환상속의 능력과 실제 능력 사이의 관계에 대한 시금석으로 남아 있는 사람이 나이틀리 씨이다. 그는 줄곧 판단능력, 의무, 도덕적 가치들, 이기적이지 않음과 올바른 마음—진정한 신사, 또는 진정한 기사의—을 유지할 수 있는 능력을 보유하고 있다. "나이틀리 씨는 사실상 엠마 우드하우스의 잘못들을 볼 수 있는 몇 안 되는 사람들 중의 하나였고, 그녀에게 그것들을 말한 유일한 사람이었다"(p. 42). 그는 그녀가 근면과 인내를, 그리고 공상을 이해에 종속시킬 것을 요구하는 어떤 것에도 결코 굴복하지 않을 것임을 알고 있다. 우리가 듣기로는, 그는 훌륭한 매너를 가졌고, 제인 오스텐에게 있어서 좋은 매너들이란 대체로 사람들의 도덕적인 특질에 대한 진정한 지표가 되는 경향이 있다.

테일러 양을 결혼시킨 것이 성공이라는 엠마의 주장에 대해 나이틀리 씨가 질문할 때, 그는 정직함, 솔직함, 그리고, 독자가 곧 발견하듯이, 깊은 관심을 갖고서 그녀의 행동들의 의미와 결과들에 대해 생각해보도록 격려하려고 시도한다. 그가 명료하게 지각하고 있는 문제들 중의 하나는 세상에는 배울 것이 있다고 느끼지 못하는 엠마의 어려움이다: "해리엣이 그러한 즐거운 열등성들을 제시하고 있는데, 어떻게 엠마가 그녀 자신이 배울 것이 있다고 상상할 수 있겠는가?"(그는 다른 곳에서 이렇게 말한다. "당신처럼 감각을 잘못 적용하는 것보다는, 감각이 없는 것이 더 낫죠.") 나이틀리 씨가 공식적인 방문 시간 외에도 엠마의 집에 쉽게 접근하는 것은, 그가 어떻게든 그녀의 집/마음에 계속적으로 있다는 느낌을 전달한다. 로널드 블라이드(Ronald Blythe)는 독자가 "모든 것을 엠마의 눈으로 보면서도, 나이틀리 씨의 기준을 사용해서 판단해야 하는" 영리한 이분법에 대해 서술한다(1966, p. 14). 독자로 하여금 엠마 안의 자기와 타인 사이의 진화하는 관계를 추적하게 하고, 그녀가 그녀 자신과 외부 세계에 대한 더 큰 현실적인 지각 능력을 선택하기 위해 그녀의 자기애적인 투사적 양태의 점진적인 감소를 따라갈 수 있게 하는 것이 바로 이 이분법이다. 나이틀리 씨와 엠마 사이의 관계는 비온이 말하는 "담는 것/담기는 것" 관계와 많은 것을 공유한다. 우리가 살펴보았듯이, 그것의 원형은 분석가와 피분석자 사이의 관계와 중요한 점들에서 유사한, 어머니와 아기 사이의 관계이다. 생각과 학습을 위한 전제조건들은, 사랑에서건 미움에서건, 아기가 투사적으로 소통하는 것들과 비워내는 것들을 내사할 수 있는 마음을 사용할 수 있는 가능성 안에 놓여있다. 그럴 때 개인은 감정들을 담아주기에 충분히 탄력적인 다른 인격 안에 있는, 자신의 느낌들을 조사할 수 있다, 청소년 후기에 특별히 명백해지는 것은, 정상적인 발달이 생각과 이해에서의 증가를 촉진시키는 방식으로 자기에 대한 호기심을 만족시키는 기제(즉 투사적인 동일시)가 내사되는 데 달려있다는 사실이다. 만약 이것이 외적 세계에서의 인물들과의 관계 안에서 일어날 수 있다면, 그것은 내면세계 안의 인물들과의 관계 안에서도 점차적으로 일어날 수 있을 것이다.

나이틀리 씨를 담아주는 대상으로서 사용할 수 있게 되면서, 엠마의 집요한 투사적 양태는 좀 더 "정상적인" 비율로 줄어들기 시작하고, 그녀의 내사적인 능력은 증가하기 시작한다. 엠마에게 미치는 나이틀리 씨의 증가하는 영향력에 대한 관찰은 독자를 호의적인 내적 인물의 영향력 하에 마음이 성장하는 과정이 어떤 것인지를 경험할 수 있게 해준다. 처음에 엠마는 나이틀리 씨의 권고들에 전혀 무게를 두지 않는 경향성을 보인다. 그녀는 그것들이 농담들이라는 주장을 앞세워 자신의 불편함으로부터 숨는다: "나이틀리 씨는 아시다시피 나에게서 잘못을 찾는 것을 좋아해요. 그건 모두 농담이에요. 우리는 항상 우리가 좋아하는 것을 서로에게 말하거든요"(p. 42). 그러나 그녀의 합리화들과 자기-정당화들에도 불구하고, 그녀는 힘들어 한다: "엠마는 대답하지 않았고, 아무런 걱정이 없는 쾌활한 모습을 보이려고 애썼지만, 불편하게 느끼고 있었고, 그가 사라지기만을 바라고 있었다."

엠마의 정서적 맹목성이 너무 절대적이고 그녀의 거짓된 진술들이 너무 집요한 것이어서, 그녀는 한참이 지난 다음에야 두려운 마음으로 자신의 자기-기만의 정도를 인식할 수 있게 된다. 하지만 그 인식은 무언가가 그녀 안에서 오랫동안 작용해왔다는 느낌—그녀가 거의 의식하지 못했고, 마침내 그녀의 사랑의 절대적인 중심을 잃어버렸다는 공포 앞에서 내적 붕괴를 위협하는—을 수반한다. 결정적인 전환점은 박스 힐(Box Hill)로 소풍 여행을 떠났을 때, 엠마가 나이든 베이츠 양(Miss Bates)을 잔인하게 타박한 것에 대해 격렬하게 후회하고, 그것을 보상하고 싶다는 욕망을 느낀 것이다. 나이틀리 씨는 엠마를 꾸짖는다. 그녀는 위로를 받기 위해 정신적으로 그녀의 아버지를 찾지만, 오히려 그의 정서적 부적절성(내적 인물로서의)과, 그녀 자신에 대한 그의 의존성(외적인 인물로서)을 인식해야만 한다. 지금까지 그녀의 아버지의 한계들을 보지 못한 그녀의 맹목성이 그녀 자신에 대한 유사 성숙의 느낌—이상화와 부인 위에만 세워져있기 때문에 인공적인 만족을 제공할 뿐인—을 영속화하도록 허용해왔던 것이다. 독자는 이제 내부에서 서서히 일어나고 있는 전환을, 즉 독자인 우리가 오래전부터 알고 있는 전환을 엠마 자신이 인식하기 시작하는 것을 관찰한다. 그녀는 그녀 자신의 감정들의 진실을 발견한다. 자기-인식의 이 고통스런 이야기 안에서 대충 넘어가는 것이라곤 없다. 그것은 수치심의 날카로운 느낌과 후회와 책임감의 깨무는 아픔을 수반한다—파국적인 변화의 격랑이 만들어내는 불확실성의 소용돌이.

그날 그리고 다음날 밤까지, 그녀는 아무런 생각도 할 수 없었다—그녀는 지난 몇 시간 동안에 그녀에게 닥친 모든 혼란 가운데서 어찌할 바를 몰랐다. 매 순간이 신선한 놀라움을 가져다주었다; 그리고 모든 놀라움은 그녀에게 굴욕감의 문제일 수밖에 없다. 어떻게 그것을 모두 이해해야 하는가! 어떻게 그녀가 자신에게 실행해오고, 그 아래에서 살아온 기만들을 이해해야 하는가!—대실수들, 그녀 자신의 머리와 가슴이 눈이 먼 것!—그녀는 고요히 앉아 있었고, 걸어보았으며, 그녀 자신의 방에서 그리고 관목이 있는 곳에서 시도해보았다—모든 장소에서, 모든 자세로, 그녀는 자신이 가장 약하게 행동했다는 사실을 지각했다; 그녀는 다른 사람들에 의해 최대의 굴욕감을 느껴야만 했다; 그녀는 더 심각한 수준의 굴욕감을 그녀 자신에게 부과하고 있었다; 그녀는 비참했고, 어쩌면 오늘이 비참함의 시작일 뿐일 수 있다는 느낌.

그녀가 처음에 시도한 것은 그녀 자신의 마음을 철저히 이해하는 것이었다. 그녀의 아버지가 그녀에게 허용한 모든 휴식의 시간들과, 아무런 생각이 없이 존재하는 모든 자발적인 순간들이 그것에 사용되었다 ...

참을 수 없는 허영으로 그녀는 자신이 모든 사람의 감정들의 비밀을 알고 있다고 믿었다; 용서할 수 없는 교만으로 그녀는 모든 사람의 운명을 배열할 것을 제안했다. 그녀는 총체적으로 실수한 것으로 드러났다; 그녀는 아무 것도 하지 않은 것이 아니었다—왜냐하면 그녀는 해악을 끼쳤기 때문이다. 그녀는 해리엣에게, 그녀 자신에게, 그리고 그녀가 그토록 두려워했던 나이틀리 씨에게 해를 끼쳤다. [pp. 401-402]

하지만 해리엣에게 나이틀리 씨를 빼앗겼다는 것에서 그녀의 최악의 공포들이 실현되었든 아니든 상관없이, 거기에는 또한 엠마가 정서적으로 살아남을 수 있는 힘을 갖고 있었다는 느낌이 있다.

그것이 이러한 강도에 도달했을 때[그 모든 것을 그녀 스스로 작업해낸], 그녀는 흠칫 놀라거나, 무거운 한숨을 쉬거나, 심지어 몇 초 동안 방 안을 서성거리지 않을 수 없었다—그리고 위로나 안정감과 같은 것을 이끌어낼 수 있는 유일한 원천은 그녀 자신이 더 나은 행동을 하리라는 결심이었고, 희망은, 아무리 열등한 정신과 쾌활함이 뒤따르고 그녀의 삶의 모든 미래의 겨울이 과거를 뒤따른다고 해도, 그녀는 더 합리적이고, 자신을 더 잘 아는 자신을 발견할 것이고, 그것이 사라졌을 때 그녀는 덜 후회할 것이라는 사실에 놓여있었다. [p. 411]

엠마로 하여금 "그녀 자신과 더 잘 알도록" 허용한 관계는 보이지 않게 또 다른 변화가 일어나고 있던 관계이다. 한 사람이 다른 한 사람의 내적 능력들에서 학습한 결과 성장할 수 있을 때, 그 다른 사람 역시 깊은 영향을 받는다는 사실은 심오한 진실이다. "우리를 신뢰할 수 있는 사람들이 우리를 교육한다."[2] 분석가가 환자에게서 배우고 부모가 자녀에게서 배우는 것과 마찬가지로, 나이틀리 씨도 엠마로부터 배웠고, 그 역시 발달했다. 이러한 변화는 미묘하지만 중요한 것이다. 그는 일찍부터 엠마가 "그녀의 어머니 안에서 그녀 자신을 다루어줄 수 있는 유일한 사람을 상실했다"는 것을 관찰한다. 분명히 나이틀리 씨는 부모의 역할을 받아들인다. 그러나 엠마에 대한 그의 사랑이 단지 부모의 사랑만이 아니라, 그녀가 자신의 아내이기를 바라는 욕망에 뿌리를 두고 있다는 것을 인식하게 해준 것은, 두려움의 대상이자 경쟁자인 프랭크 처칠(Frank Churchill)을 향한 엠마의 애정에 대한 그의 질투에 찬 그러나 변함없이 이기적이지 않은 확신이었다. 달리 말해서, 그 역시 책의 도입 부분에서는 결여하고

---

[2] 이것이 죠지 엘리엇(1876)이 Daniel Deronda에게 끼친 Gwendolen의 영향을 서술하는 방식이다. Daniel Deronda, London: Blackwood;(repr. Harmondsworth, Penguin, 1967), p. 485.

제11장 청소년 후기: 소설 속 인물들의 삶 / 267

있던, 결혼을 할 수 있는 내적 능력을 발견한 것이다. 그는 자신에 대한 진실과 마주 친다; 자신은 결코 결혼하지 않으리라는 엠마의 선언들에 별 관심이 없는 그의 초기 표현("그녀가 어떻게 될지 궁금하네요.")이 아니라, 그녀에 대한 그의 열정적인 갈망에서—마침내 그리고 매우 감동적으로 겸손하게 말한다: "만약 내가 당신을 덜 사랑한다면, 나는 그것에 대해 더 많은 말을 할 수 있겠지요."(p. 417).

자신이 나이틀리 씨를 다른 사람에게 빼앗겼다는 것이 엠마의 믿음이었다. 그 믿음이 그에 대한 그녀의 진실한 감정들의 본성을 그녀에게 드러냈다. 그녀가 질투에 불이 붙었을 때, 그녀는 자신이 나이틀리 씨에게 단순히 부모의 특질들만이 아니라, 이제 결혼이라는 아이디어에 의해서 표상되는 희망과 새로워짐을 열망하는 특질들도, 알지 못한 채, 서서히 부여하기 시작했음을 발견했다. "나이틀리 씨가 그녀 자신이 아닌 다른 누구와도 결혼해서는 안 된다는 생각이, 화살처럼 그녀의 마음속으로 날아들었다!"(p. 398). 게다가, 그녀의 사랑의 대상이 상실되었다는 그녀의 확신에도 불구하고, 그녀로 하여금 혼자서 가능한 미래에 대한 생각을 지탱할 수 있게 해준 것은 바로 자신도 알지 못하는 상태에서 일어나고 있던 내적인 발달이었다. 따라서 독자는 엠마의 발달이 그녀가 자신 안에서 무엇이 일어나고 있는지를 알기 전에, 그녀가 깊이 애착을 형성하고 있는 사람의 내적 특질의 변화에 의해 시작되고 도움을 받은 것이었다는 느낌을 갖는다, 엠마는 서서히 소망을 환상하는 것에서 성장과 변화를 위한 능력을 갖는 것으로 옮겨간다.

그녀의 내적 상태에 대한 최종적인 서술은 성격 변화의 의미를 정의한다. 핵심 기조는 결혼을 위한 내적 능력—부모로서의 능력들, 기준들 그리고 성적 열망들을 결합하는 내적 현존에 대한 인식—이 기초해 있는 특질들인, 자기-지식과 성실성의 변화들이었다. 비록 매력적이긴 하지만, 허영심으로 가득하고 자기-중심적인 청소년으로부터 성인으로서의 정체감을 획득하기 시작하는 젊은 여성으로 발달하는 엠마에게서 우리가 추적해온 움직임은 성인됨의 특질을 소유하고 있는 누군가가 그녀에게 어떤 의미를 갖는지를 인식하는 데 달려있다. 이러한 성인의 마음 상태는 성숙한 친밀성을 가능하게 만들어주는, 겸손함, 감사 그리고 다른 사람에 대한 관심의 느낌들에 의해 특징지어진다; 엠마의 경우, 그것의 실현은 아직도 멀었지만 말이다.

> 그녀는 무엇을 소망해야 했는가? 의도들과 판단에 있어서 그녀 자신의 것보다 늘 우월했던 그에게 가치 있는 존재가 되기 위해 성장하는 것 외에 다른 것은 아무것도 없었다. 그녀의 과거의 어리석음을 통해 얻은 교훈들이 미래에 그녀에게 겸손과 신중함을 가르쳐주는 것 외에는 아무것도 없었다. [p. 456]

엠마와 나이틀리 씨를 위한 그리고 그들 사이의 관계를 위한 추후의 발달적 가능성들은 아직 덜 알려진 상태로 남아있고, 소설의 종결 부분에서 그녀가 진정으로 분리할 수 있는 능력을 갖고 있는가라는 문제는 매우 모호한 상태로 남는다. 그녀는, 적어도 당분간은, 집을 떠나 그녀의 남편과 다른 곳에 가서 가정을 세우지 않는다. 왜냐하면 결혼의 조건이 그녀가 자신의 아버지와 함께 남아있고, 나이틀리 씨가 그곳에서 함께 사는 것이기 때문이다. 아직도 해결되어야 할 것이 많이 있다.

소설에서, 물리적 분리와 정신적 분리 모두를 포함한, 분리라는 중심적인 문제에 대해서 주요 등장인물들이 확신을 주는 내적 결의를 갖고 있지 않은 것은 「제인 에어」에서도 마찬가지이다. 샬롯 브론테의 소설은 "인생의 실제 지식"을 위한 용기 있는 갈증에 대해 탁월하고 강렬한 시적 서술을 제공한다. 그것은 제인 에어의 아동기, 소녀시절 그리고 청소년기에서 성숙으로 가는 과정에 대한 도덕적 및 심리적 탐구물이다. 샬롯 브론테는 오랜 세월에 걸쳐 진실을 추구하는 과정에서 가장 고통스럽고 가장 결의에 찬 시기에 대해 서술한다. 로체스터(또 다른 중심적인 등장인물로서, 그녀가 사랑하는 남자인)는 부드러움과 힘을 결합해낸 사람이고, 중심적인 관계에서 그의 역할이 오이디푸스적인 함축을 지니고 있다는 점에서, 종종 나이틀리 씨와 비교되어왔다. 이러한 오이디푸스적인 측면은 제인과 그녀의 시적 "스승" 사이의 훨씬 더 명백히 성적이고 열정적인 애착에서 특별히 표현되었고, 최종적인 결혼의 본성과 중요하게 관련되어 있다.

제인은 로체스터와 결혼하기로 한 날에, 그가 이미 베르타라는 아내가 있다는 것과 그녀가 3층에 감금된 미친 여성이라는 치명적인 사실을 발견하고서, 로체스터와 쏜필드 홀을 떠난 것으로 인해 많은 비판을 받아왔다. 제인의 고통과 정신적인 황폐화는 깊이 있게 그리고 거의 견딜 수 없을 정도로 신랄하게 서술되었다. 그녀가 그를 떠난 날 밤 잠깐 잠이 들었을 때, 그녀는 자신의 고향 게이츠헤드(Gateshead)에서 "빨간 방"안에 스스로를 가두었던, 가장 초기의 외상적 경험들 중 하나에 대한 꿈을 꾸었다. 여기에서 아이로서 겪었던 그녀의 공포, 버림받았다는 느낌 그리고 그녀의 삶에서 지속되는 선함의 모든 조각을 상실했다는 느낌은 그녀를 거의 미치게 만들었다. 이 초기 일화가 중요한 오이디푸스적 함축들을 가졌음이 본문에서 분명히 드러나고 있다. 달에서 하얀 인간의 형상이 신비하게 떠오를 때, 그녀가 지금 깨어있는 꿈속에서 듣는 목소리는 "나의 딸아, 유혹에서 도망치거라!"이다. "그럴게요, 어머니"라고 그녀는 대답한다. 이 구절과 책의 마지막 부분이 암시하는 것은 진정한 친밀성(이 경우에는 로체스터와의)의 능력을 성취하기 위해서는 제인이 아직도 내적으로 묶여 있는 어떤 것들을 해결해야 한다는 것이다. 그녀는 유아/청소년의 로맨스에 대한 이상들을 포기해야만 한다. 그녀 자신과 그녀가 헌신하는 남성 모두는 아직 그들 자신들에 대해서 배워야 할 더 많은 것들을 갖고 있다. 제인은 포기를 통해서 상실의 충격을 경험해야만 할 뿐만 아니라, 평등과 상호성의 관계를 확립할 수 있기보다는 다른 사람(St. John Rivers)의 욕구들에 자신을 종속시키는 그녀 자신의 애착의 본성을 인식해야만 한다.

로체스터의 화재 사고는 불길에 그을린 시력과 불구가 된 손과 함께 그의 변화된 모습을 상징한다. 화염 속에서 그는 그 자신의 "불길한"("왼쪽" 손) 부분을 잃었고, 그 결과, 그는 그의 오만한 전능성을 포기하고, 그의 필요들과 의존을 인정하기 시작할 수 있었다. 지금까지 그는, 제인이 말하듯이, 주는 자와 보호하는 자의 부분을 제외한 자신의 모든 부분들을 경멸했었다. 이제 그는 자신이 "나의 창조자와 화해하고 싶은 소망인, 후회와 회개를 경험하기 시작할 수 있게 되었는지"를 인정한다(p. 495). 상실, 고통 그리고 슬픔의 결과로서, 로체스터의 사고들은 내면으로 향하게 되었고, 그의 마음의 눈은 그가 맹인이 되기 전에 볼 수 있었던 것보다 훨씬 더 명확히 볼 수 있게 되었다. 그는 겸손, 무가치함, 감사 그리고 이제는 깊은 기쁨을 경험한다.

샬롯 브론테는 그 책의 마지막 부분에서 제인과 로체스터가 그들 각자의 고통을 통해서 마침내 성취하게 될, 결혼을 위한 내적 능력의 기초를 확립하고자 한다. 엠마의 경우에서처럼, 그 능력은 본질적으로 사랑받는 사람의 내적 현존에, 즉 외적인 것의 실패, 부재, 또는 실수할 수 있음을 견딜 수 있는 내적 현존에 뿌리를 두고 있다. 그럼에도 불구하고 제인과 로체스터의 결혼은 특별한 종류의 것이다. 그 결혼을 둘러싼 상황은 심오하게 운문적이다. 그들의 고향인 페르데안느(Ferndeane)는 첫 눈에 "마치 썩어가는 벽 같은 컴컴한 초록빛" 나무들과 거의 구별되지 않았다. "… 그것은 평일의 교회처럼 고요했다; 숲의 나뭇잎들 위에 후두둑 떨어지는 빗방울 소리가 그 근처에서 들을 수 있는 유일한 소리였다. '여기에 생명이 있을 수 있을까?' 나는 물었다"(p. 479). 그들의 관계는 거의 공생적인 것으로 서술되었다:

> 어떤 여성도 나보다 더 그녀의 짝에 가까운 사람은 없었다: 절대적으로 그의 뼈 중의 뼈요, 그의 살 중의 살이었다. 나는 나의 에드워드가 속한 사회에 대한 이야기에 전혀 지루함을 느끼지 않는다: 그는 우리 각자의 분리된 가슴에서 뛰는 심장의 맥박 이외에는 내가 속한 사회에 대해서 아무것도 알고 있지 않다. 결과적으로, 우리는 늘 함께 있다. 우리에게 있어서 함께 있는 것은 곧 바로 홀로 있는 것처럼 자유롭고, 혼자 있는 것은 함께 있는 것처럼 즐겁다. 내 생각에, 우리는 하루 종일 말한다: 서로에게 말하는 것은 우리의 사고를 더욱 생기 있게 그리고 들을 수 있는 것으로 만들어준다. 나의 모든 확신은 그에게 주어지고, 그의 모든 확신은 나에게 주어진다; 우리는 성격적으로 정확하게 조화를 이룬다—그것의 결과는 완벽한 조화로움이다.3) [p. 500]

---

3) 비슷한 점들에 대한 더 상세한 논의를 위해서는 다음을 보라. Blum, M.(1995) "An exploration of the inner world as expressed in two novels", 미출간 석사학위 논문, City University.

많은 19세기 소설들, 특히 죠지 엘리엇의 소설들에서 그런 것처럼, 「제인 에어」와 「엠마」의 결말에서, 독자는 불편한 느낌과 함께 남겨진다. 진정한 성인으로 가는 내적 여정의 차원들은 이야기들의 결말로서 제시되는 결혼 상태가 암시하는 것보다 잠재력이 더 큰 것 같다. 죠지 엘리엇이 그녀의 삶의 마지막이 가까워오면서 그녀의 결말들에 결코 행복하지 않다고 말했을 때, 그녀는 아마도 장르의 위기에 대해 성찰하고 있었을 것이다. 소설은 공식적으로 하나의 결말을 요구하지만, 실제로 그것을 가질 수는 없고, 되어가는 과정을 관찰하고 서술할 수 있을 뿐이다. 하지만 그녀는 또한 다른 종류의 문제를 인식하고 있었을 수 있다―헌신적인 동반자 관계의 성취는 새로운 출항을 위한 항구를 나타낼 뿐이라는 것. 그것은 이미 여행한 거리를 나타내는 동시에 앞으로 가야 할 거리를 나타낸다. 바로 이러한 결합의 불완전성 때문에 우리는 목적지에 도착한 것이 아니라, 추후의 발달을 향한 잠재력을 나타낸다고 말할 수 있다. 이 소설들과 다른 소설들의 결말에서 최종적으로 남는 불편함은 그 동반자 관계 안에서 개인들이 과연 그리고 어떻게 계속해서 성장할 수 있을 것인지에 대한 질문들을 제기한다; 그들은 어떻게 마음의 독립을 성취 혹은 획득할 수 있는가?; 그들은 어떻게 그들이 선택한 타자를 그들이 그렇기를 소망했던 것과는 달리 그들의 실제 모습 그대로 경험하고 견딜 수 있는가? 이 후자의 과정은, 그것들이 의식적인 것이든 무의식적인 것이든 상관없이, 계속해서 그것 자체의 상실의 종류들을 포함할 뿐만 아니라, 질문의 여지가 없는 획득을 포함할 가능성이 높다. 그러나 그것은 다른 이야기이고, 그것의 본성은 우리가 논의하고 있는 구별에 의해 깊은 영향을 받는다: 결혼 또는 동반자 관계라는 외적인 사실과, 그것을 위한 내적인 "능력" 사이의 구별; 즉 최초의 관계가 그 위에 세워진 기초에 의한 구별.

논의된 두 개의 소설은 발달이 내사적 과정들과 투사적 과정들 사이의 섬세한 균형에 뿌리내리고 있는 것으로서 서술한다. 성숙은 더 유아적이고 집요한 투사들을 받아들이고, 그것들을 견딜 수 있고 의미 있는 것으로 만드는 경험을 통해서 서서히 획득된다. 이런 일이 일어날 때, 투사된 것들의 내용뿐만 아니라 그것들을 처리하는 능력 자체가 인격의 일부가 될 수 있다. 그때 투사적 동일시에서 벗어나는 것이 가능해지는데, 그것이야말로, 우리가 살펴보았듯이, 성인의 정체성과 친밀성을 위한 기반이다.

이 이야기들 안에서 발생하는 중심적인 정서적 발달은 아마도 19세기의 위대한 소설들에서 드러난 것과 같은, 드라마와 소설에서 발견되는 과정을 요약한다.4) 그러한 발달은, 이 장에서 주장했듯이, 나중에 내사적 양태 혹은 내사적 동일시로서 알려지게 된 관계 맺기의 특별한 방식을 명료화한다. 그러나 정확하게 그것이 실제로 무엇인지는 그 과정에 대한 다양한 이론적인 설명들에서 종종 불명확하거나 빠져있다. 내사에 기초한 능력으로서의 학습에 관한 비온의 아이디어가 갖고 있는 요지는, 그것이 "자기를 지지해주고 보호해주는" 좋은 경험의 내재화라는 클라인의 개념보다 더 복잡한 과정을 제안하고 있다는 것이다. 비온이 생각하는 학습은, 그리고 여기에 서술된 소설 속 인물들에서 실현된 의미에서의 학습은 정서적 경험들, 즉 의미 있는 것으로 느껴질 수 있는 경험들을 갖는 능력에 기초해 있다. 그때 이 것들은 추후의 사고들과 더 높은 수준의 추상화를 위한 기초가 된다. 그러한 경험들은 다른 고려사항들에 의해 과도하게 방해받지 않은, 그 순간의 것들이기 쉽다; 예컨대, "미래에 대한 눈을

---

4) 죠지 엘리엇의 「Middlemarch」에서 도로테아의 발달과 「Daniel Deronda」에서 Gwendolen의 발달은 이 동일한 과정에 대한 특별히 좋은 예들이다.

갖는 것"에 의해서; 혹은 "과거에 대한 감상적인 애착"에 의해서; 혹은 너무 즉각적인 "결과들에 대한 인식"에 의해서; 혹은 "친숙한 것에 대한 너무 향수 어린 유대"에 의해서.

멜쳐(1978, 1994)는 비온이 임상가들에게 "기억과 욕구"의 일시적인 중지를 추천한 것은 이러한 내적 상황, 즉 과거에 대한 생각과 미래에 대한 희망이 현재의 경험을 방해하거나 그것에 영향을 미칠 수 있는 방식에 대한 비온의 인식과 관련되어 있다고 제안한다(p. 463). 현재의 정서적 경험에 진정으로 참여할 수 있을 때, 그것은 하나의 성취가 된다―성장과 발달을 위한 갈등과 격랑에 본질적인, 그리고 바로 그런 이유로 너무 자주 저항에 부딪치는.

여기에서 논의된 각각의 소설들에서, 결정적인 발달적 행보들은 그것들을 견딜 수 있는 능력을 가진 등장인물들을 "생각"하도록 강제하는 강렬한 정서적 경험들에 따른 결과이다; 그들 자신들의 경험을 "갖도록" 허용하는 근본적인 의미에서의 생각하기. 이러한 행보들은 비슷한 방식으로 "생각하고", 고통 받고, 학습하도록 강제되는 잠재적 파트너와의 관계 안에서 발생한다. 이러한 보통의 제한되고 흠결 있는 사람들을 "영웅들"로 만드는 요소는 정서적 경험에 진정으로 참여하고, 그것으로부터 배우고, 변화할 수 있는 등장인물들의 능력이다. 그들이 영웅적인 지위를 성취하는 것은 그들이 이상적으로 아름답거나 고결하기 때문이 아니라, 다른 인물들과는 달리, 그들이 그들의 정서적 참여에 따른 고통의 직접성 안에서 그들 자신들이 되기 위해 분투할 준비가 되어 있기 때문이다.

멜쳐(1978, 1994)는 우리의 환자들의 인생사에서 그것이 얼마나 명백하게 드러나는지에 우리의 주의를 끈다:

그들은 그들의 발달과정에서 나쁘고, 고통스런 경험들— 젖떼기, 동생의 탄생, 원색 장면, 사랑하는 대상의 죽음—에 의해서 종종 깨어진다. 그러나 위대한 인물들—예컨대 키이츠—의 역사에서 동일하게 명백한 사실은 그들이 같은 사건들을 수용하고 동화해내는 것을 통해서 위대한 인물로 "만들어진다"는 것이다. 마찬가지로 우리는 "좋은" 경험들에 의해 깨어진 환자들을 본다. 그들은 좋은 경험들이 과대망상에 불을 붙이거나, 또는 반대로, 감당할 수 없는 감사와 빚진 느낌들을 발생시킴으로써 붕괴된 사람들이다. 프로이트가 "분석에서 만난 등장인물의 유형들"은 이 범주에 속하는 것으로 볼 수 있다. [pp. 466-467]

비온의 연구에 기반을 둔 최근의 정신분석적 견해들은 프로이트의 연구나 클라인의 연구에 기반을 둔 견해들보다 이러한 발달적인 그림에 더 가깝다. 왜냐하면 "등장인물"에 대한 이러한 그림은 한 사람이 마침내 좋은 경험과 나쁜 경험 모두로부터 배우는 능력을 획득하는 것을 통해서, 스스로 책임을 지는 것과, 자신의 인격을 세워나가는 것을 배우기 시작할 수 있음을 보여주기 때문이다.

이 소설들은 거의 혹은 전혀 발달이 발생하지 않는 사람들과의 함축적인 대조를 통해서, 그러한 등장인물의 성장이 발생할 수 있는 조건들을 서술한다. 이 과정의 한복판에는 우울적 자리에서 만나는 중심적인 도전들이 놓여있다: 타인의 실제 특질들에 대한 현실적인 평가, 그리고 거기에서 발견한 것을 수용하기; 외적 현존의 상실을 견디는 능력; 그리고 부재, 의심과 불확실, 신뢰의 상실, 그리고 심지어 사랑하는 사람에 의해 배신당하는 공포 앞에서도 그 현존을 내적으로 보유하는 능력. 규정짓는 요소는 "좋은" 경험과 "나쁜" 경험 그 자체가 아니라, 그것이 그 자체로서 좋은 경험이든 나쁜 경험이든 상관없이, 경험과 관계 맺고 경험을 의미 있는 것으로 만드는 차별적인 능력들이다.

　엠마와 제인 에어는 일반적으로 이 책의 주요 주제들의 일부를, 특히 청소년 후기에 속한 이슈들 중의 일부를 포함하고 있다. 이 시기에 수반되는 변화와 상실의 힘든 경험을 정신적으로 살아남을 수 있는 한, 인격은 성장할 수 있다. 그것은 또한 사랑과 애착의 초점인, 내적인 생각하는 인물과의 동일시를 확립할 수 있어야만 한다. 그때 그 동일시는 마침내 그것의 외적 기원 또는 표상과 독립적으로 기능할 수 있게 된다. 정신적 변화와 생존은 갓 태어난 자기가, 가족과 삶 안에서의 친밀한 관계 안에서든, 또는 독자에게 상징적 형태로서 주어지는 예술가의 내적 세계에 의해서든, 또는 치료사/환자 세팅 안의 과정에 의해서든, 담겨지고 안내받는 데 달려있다. 각 경험은, 늘 그렇듯이, 유아의 가장 초기 경험들을 다시-불러낸다. 청소년 후기를 살아가는 사람은 정신적으로 출현하는 자기와 씨름하고 있다. 친밀한 관계는 분리되는 것에 대한 불안과 성인의 삶으로 진입하는 것에 대한 불안을 달래기 위해 추구될 수 있고, 혹은 심지어 움켜쥘 수도 있다. 친밀성에 대한 내적 능력에 따라, 그러한 관계는 인격을 분리되지 않은 자기에게 더 묶어놓을 수도 있고, 반대로 계속해서 자신의 잠재력을 발견하도록 인격을 자유롭게 해줄 수도 있다. 엠마와 제인의 이후의 삶들이 어떻게 전개될지는 불확실하다. 그들의 선택들과 약속들은 아무것도 보장해주지 않는다. 그러나 이 선택들과 약속들이 일종의 정직성과 성실성으로 이루어져 있다는 사실로 인해, 독자는 다소 희망적일 수 있을 것이다.

제 12 장
성인의 세계

"관대한 소망을 갖고 있고, 열렬하게 자비를 행하는, 고귀한 본성의 현존은 우리를 위해 빛을 변화시킨다: 우리는 사물들을 그것들의 더 크고, 더 조용한 덩어리 안에서 다시 보기 시작하고, 우리도 우리의 성격의 전체성 안에서 보여질 수 있고 판단될 수 있다고 믿기 시작한다."

George Eliot

한 여섯 살 난 아이가 "나는 커서 어른이 되고 싶어요"라고 자신의 삶의 야망을 서술했다. 잠재기 아동의 마음속에는 뚜렷하고 중요한 "세계"가 존재하며, 그는 그것과의 관계 안에서 자신의 세계를 정의하고 조직한다: "어른들"의 세계. 7세 혹은 심지어 11세 아동이 "어른들" 자신들도 "어른"이 된다는 것이 무엇을 의미하는지의 문제와 여전히 씨름하고 있다고 상상하는 것은 불가능하다; 많은 성인들이 평생에 걸쳐 "성장하는" 과정에 중요하게 참여하는 상태로 남는다는 사실. 하지만 지속적인 참여는 필수적이다. 성숙을 획득했다는 믿음은 심각한 유아적 망상일 수 있기 때문이다. 성인의 정체성은 무엇인가? 우리는 성숙을 어떻게 정의해야 하는가? 비온(1961)은 우리가 "상자에 붙어 있는 상표가 그 내용물에 대한 정확한 서술이라고 너무 쉽게 가정해서는 안 된다"고 제안했다(p. 37). 누군가가 피상적으로 성인처럼 보인다는 사실(21세가 되어 은행에서 대출을 받을 수 있고, 흰 코트나 세로 줄무늬 옷을 입고 있고, 자녀들이 있다는 등)은 외부 상황에 대한 사회적 규정의 근저에 놓여있는 아이 같은 혹은 유아적 상태들과는 거의 상관이 없다. 진정성이 없다는 느낌이 주는 부담은 종종 엄청나다. 많은 사람들은 자신이 성인으로 "가장한 채" 살고 있었다는 마가렛 애트우드(Margaret Atwood)의 느낌을 공유할 것이다.

여러 해에 걸쳐 정신분석가들은 성숙을 다양한 방식들로 정의해왔다. 프로이트는 그것을 일하고 사랑할 수 있는 능력의 측면에서 생각했고; 클라인은 우울적인 자리에서 살아가는 증가된 능력으로 보았으며; 비온은 계속해서 발달할 수 있는 존재가 되는 것으로 보았다. 많은 낭만주의 시들이 어떻게 시인이 되는가에 몰두했던 것만큼이나, 비온(1970)은 정신분석가로서 보낸 많은 세월을 정신분석가가 되는 법을 배우는 과정으로 보았다. 그는 현실을 아는 것으로부터 현실이 되는 것으로 옮겨가기 위한 개인의 노력을 어떻게 촉진시킬 것인가에 관심을 가졌다(pp. 26-40).

성인됨과 성숙의 개념들과 관련해서, 발달 단계들의 측면에서가 아니라 마음의 상태들의 측면에서 생각하는 것이 그 어느 때보다도 의미 있는 것이 되었다. 왜냐하면 우리는 다시금 우리 자신들이, 우리가 유아기와 관련해서 그리고 실제로 유아기 이후의 모든 국면들 및 단계들과 관련해서 논의했던 것들과 유사하게, 구별들을 해야 할 필요성에 직면한다는 사실을 발견하기 때문이다. 성숙과 미성숙의 차이는 연대기적인 나이의 문제가 아니라, 강렬한 정서적 상태들을 견디는 개인의 능력에 달려 있다;

정신적 고통을 생각하고 성찰할 수 있는 외적 및 내적 인물들과의 관계를 발견하고 지속한 결과로서 획득한, 그런 고통에 대해 생각하고 성찰할 수 있는 정도.

대비되는 반응은 고통스런 문제들에 참여하는 것을 피하기 위해 온갖 종류의 수단들을 채택하는 것이다. 그 수단들은 종종 그것들의 대안들보다 더 흥분되고 강요적인 것으로 보인다. 그리고 경험에 온전히 참여할 수 있는 능력 근저에 있는, 고통과 즐거움, 행동과 사고, 화염과 고요함의 대위법적인 복잡성을 표현하는 방법을 찾는 것보다는, 성숙이 아닌 것을 서술하는 측면에서 성숙을 정의하는 것이 여러 가지 점에서 더 쉽다. 지혜는 지식을 얻는 것보다는 사는 것과 느끼는 것에 더 많은 관련성을 갖는 것으로 보인다. 그것은 자신이 유아기 충동들과 갈망들에서 자라났다고 믿는 것이 아니라, 자기의 발달하지 못한 측면들을 알고 이해하며, 그 결과 그것들의 잠재적 효과들, 특히 그것들의 파괴성에 대해 깨어있는 것이다. 키이즈가 삶의 경험 안에서 "영혼-만들기"를 강조한 것은 "세상이 비참과 실망, 고통, 질병 그리고 억압으로 가득하다"는 인식을 견디는 능력과 관련되어 있다(Letters, p. 95). 그것은 태아의 삶에서의 탐색들과 더듬어 찾는 것들로부터 시작해서, 내적 갈등에 참여하는 능력에 달려있다. 키이즈는 현실 세계 안의 그의 이복형제 자매들에게 보낸 편지에서, "마음 또는 지성이 그것의 정체성을 빠는 것은 가슴(Heart)이라는 젖꼭지에서이다"라고 쓰고 있다(Letters, p. 250). 사물들에 대해 배우는 것과 경험에서 배우는 것 사이의 구별은 결코 이보다 더 명료하게 이루어질 수 없을 것이다.

비록 이 책 전체를 관통하는 가닥들은 명료성을 위해 대체로 연대기적으로 제시되었지만, 그것들 사이에는, 어떤 연령대의 문제가 논의되는지와 상관없이, 서로와의 관계 안에서 끊임없이 변동하고 왕복하는 유아기, 잠재기, 청소년기 혹은 성인기의 마음의 상태들이 존재해왔다. 성인기에 그 모든 가닥들은, 비록 어떤 것들은 더 잘 감춰지고, 다른 것들은 인격의 부분이 되어 그가 "누구인지"에 대한 서술내용이 되기 시작하지만, 결코 더 적어지는 것은 아니다. 클라인은 소위 "성인 세계"가 유아적인 것에 의해 스며드는 방식을 매우 명료하게 서술한다. 문제는 그 상태들을 어떻게 제거할 것인가가 아니라, 인격 안에서 그것들을 어떻게 적응시키고, 자기와 타인들 모두에 대한 그것들의 잠재적인 파괴 효과들을 감소시킬 것인가이다. 성인의 상태에서 중심적인 것은, 정신적인 평형이 과도하게 붕괴되는 일 없이 자기의 다른 측면들을 인식하고 통합하는 능력이다; 그것들을 자기로부터 제거하고 다른 곳으로 투사함으로써 부인하기보다는 그것들을 통합하는 능력. 클라인(1959)이 서술하듯이, "우리는 [마음의 어떤 상태들에서] 우리 자신의 정서들과 사고들의 일부를 다른 사람들에게 전가하는—어떤 의미에서, 그들에게 집어넣는—경향이 있다; 그리고 이 투사가 우호적인 성질을 가질지 아니면 적대적인 성질을 가질지는 우리가 얼마나 균형을 이루고 있는지 아니면 얼마나 박해받는 상태에 있는지에 달려 있다"(p. 252).

성숙한 성인이라는 느낌은, 적어도 얼마동안은, 어떤 유아적 충동이 일어나더라도 그것을 거부하거나, 무시하거나, 실연하는 것에 의해서가 아니라, 그것이 무엇인지를 인식하고 그것들을 적절히 다루는 것에 의해서 성취될 수 있다; 자기의 유희적이고, 모험적인, 심지어 폭풍 같은 부분들을 제거함으로써가 아니라, 그것들에 대한 어느 정도의 균형과 통합을 발견함으로써. 이것은 그동안 내내 성장하는 인격이 수행해온 과제였지만, 각각의 이전 연령대에서 그랬던 것처럼, 성인기 역시 그것 자체의 특징을 갖는다. 성인기 과제의 중심적인 부분은 일, 공동체 그리고 크게는 사회라는 외부 세계에 참여하는 것이다; 지금까지 거의 시도되거나 증명되지 않은 책임과 자유를 가지고서. 지위에 대한 느낌을 정체성에 대한 느낌으로 오해하는 것이 특별히 유혹적이 되는 것은, 비록 그 위험은 오래 전부터 존재해왔을 수 있지만, 바로 이 삶의 지점에서이다. 사려 있는 성인은 "닮은꼴로부터 정체성으로" 이동하기 위해 시도하라는 친숙한 청소년기의 명령과 여전히 씨름하고 있을 것이지만, 외부 세계의 상황들은 우리가 지금 관심을 갖고 있는 연령대의 누구라도 그것을 쉽게 성취하도록 내버려두지 않는다. "모든 것의 가격은 알아도, 그 어떤 것의 가치도 알지 못하는"(Wilde, 1891) 사회인, 지위와 위계질서를 중심으로 조직된 사회 안에는 지배적인 풍조에 순응하라는 잔인하고 집요한 압력이 존재한다. 하지만 그러한 순응은 개인을 희생하는 대가를 치르게 된다. 그럴 경우, 자신의 인격에 대한 느낌을 갖게 되는 성취는 빠르게 왜곡된다. 그것의 경쟁자와 적은 "인격들"의 문화이다.

말사 해리스(Martha Harris)는 개인적, 제도적 그리고 사회적 집단들 사이의 관계의 복잡성을 특별히 잘 알고 있었다. 그녀는 격언적으로, "순응과 기만을 향한 제도권의 적극적인 격려 없이 인격이 되는 것은 충분히 어렵다"고 진술했다(1981, p. 327). 그녀는 "사회에 의존해 있고, 사회에 대한 의무들을 갖고 있는 사회적 동물로서의 인간과, 세상 안에서의 자신의 경험들을 내사하는 것을 통해서 성장하는 마음을 가진, 그리고 필요로 하고 가치있는 대상들이 부재한 상황에서 그것들과의 내적 관계들을 유지하기 위해 생각하도록 강요받는, 발달하는 개인으로서의 인간" 사이의 긴장을 서술했다(p. 322).

이 성인 단계에 포함된 분투의 본성은 처음부터 발달해온 참여 패턴들, 또는 방어 패턴들에 의존할 것이다. 이 패턴들은 이제 특별한 엄격성을 갖고 시험되고, 그것들이 인격 안에 뿌리내린 정도는, 특히 만약 초기의 외상들이나 방해물들이 있었다면, 다른 양태 안에서 기능할 수 있는 가능성을 더 심하게 제한할 것이다. 어떤 이들의 경우, 초기의 어려움들은 이런 또는 저런 형태로 끊임없이 재-경험되고 반복될 수 있다. 어떤 이들은 그것들을 부인할 수 있다. 그리고 어떤 이들의 경우에는, 그 어려움들을 이해하고, 그것들을 인격 안으로 통합해내고, 계속해서 앞으로 나아가는 것이 가능할 수 있다.

성장이라는 전체 프로젝트가 지닌 문제들과 함정들은 7세 소녀인 캐롤의 이야기에 훌륭하게 서술되어 있다. 그것은 그녀의 어머니에 의해 서술되었는데, 그녀는 "나는 어떻게 엄마로 성장하나요?"라는 딸의 질문을 받았을 때, 그 문제에 대한 캐롤 자신의 생각을 관련짓도록 딸을 초대했다:

어린 소녀가 살고 있었는데, 그녀는 성장하고 싶었지만 어떻게 성장하는지 알지 못했다. 그녀는 굽 높은 신발들을 신어보았지만, 계단에서 넘어졌을 뿐 아무 소용이 없었다. 그녀는 먹어 보았지만 그것도 소용이 없었다. 그것은 배만 아프게 만들었다. 그녀는 화장을 해보았지만, 그것도 소용이 없었다.

그러고는 그녀의 할머니를 만났는데, 그녀는 할머니에게 물었다:

"나는 어떻게 성장하나요?"

"너는 기다리는 것을 시도해보았니?" 그녀의 할머니가 물었다.

"아니요", 어린 소녀는 말했다.

그녀는 기다리고, 기다리고, 기다렸다. 그리고 그녀가 성장
했을 때 그녀는 다시 어린 시절로 돌아가고 싶었다. 왜냐
하면 어릴 때에는 모든 좋은 것들을 얻기 때문이다.

놀라울 정도로 단순한 용어로 제시된 캐롤의 이야기는 여러 개의 중요하고 복잡한 통찰들을 제안한다. 그녀는, 의식적으로든 무의식적으로든, 성인 세계를 모방하는 것이 "성장하는 것"을 구성하지 않는다는 것을 알고 있다. 그녀는 이미 정확히 이런 환상으로 인해 고통 받았던 "성인들"을 알고 있었을 수 있다. 그들은 성인처럼 보이는 것이 성인이 되는 것과 같은 것이라고 생각했던 사람들이다. 그녀는 투사적 종류의 동일시(다른 누군가의 신발을 신어보기)와, 점착성 혹은 이차적-피부 유형의 동일시 모두를 서술했다; 어떤 것에 신체적으로 매달리거나 달라붙는 것을 통해서 정신적으로 안겨지는 것을 느끼려는 욕구(아마도 화장하기). 캐롤은 성장이, 예컨대, "더 많이 먹는 것을 통해서" 강제될 수 없다는 느낌을 갖고 있었다. 발달은 그것 자체의 조건들과의 관계 안에서, 확실히 균등하지 않게, 그 자체의 방식을 따라 발생한다. 아이로 하여금 다른 사람들의 기대들의 긴급성에 의해 요구되기보다는 그의 능력 범위 안에서 적절한 것과의 관련성 안에서 발달하도록 허용하는 것은, 종종 성인들의 열망과 자제 능력에 대한 불편한 시험을 구성한다. 그것은 부모와 자녀 양편 모두에서의 기다림을 포함한다. 캐롤이 바르게 지적했듯이, 자신이 방식을 만드는 방법을 발견하기 위해서 그리고 다른 사람들로 하여금 그들 자신들의 것을 만들도록 격려하기 위해서는 시간이, 서로 다른 정도의 시간이 요구된다.

캐롤은 또한 성인의 책임에 따르는 고통을 피하려는 충동이 영원히 위협적이라는 것을 알고 있었다. 그녀는 성인이 된다는

것은 힘든 일이고, "기분 좋은 것들"을 향한 유혹이 여전히 남아 있다는 것을 암시하고 있다. 어쩌면 유사-성인이 되는 것은, 그리고 "정장을 차려 입는 것"을 통해서 성인의 세계를 흉내 내는 것은 "기분 좋은 일일지도" 모른다. 세상을 좋은 것들과 나쁜 것들로 나눌 수 있는 것은 "기분 좋은 일이다"; 부모들이 모든 대답들을 알고 있다고 믿거나, 부모들이 긁힌 상처에도 아랑곳하지 않을 때 자신이 고아이고 실제로 세상의 왕과 여왕의 오래-전에 잃어버렸던 아들이나 딸이라고 믿는 것; 또는 무언가를 생각하는 것을 통해서 그렇게 만들 수 있다고 믿는 것; 또는 항상 상황을 더 낫게 만들어주는 누군가가 거기에 있기 때문에 나쁜 행동들이 나쁜 결과들을 가져올 필요가 없다고 믿는 것. "기분 좋은 것들"은 달콤한 것들과 생일 파티들뿐만 아니라, 소란을 피우고, 용서받는 것도 포함한다. 캐롤은 이러한 "아이 같은" 것들이 자기-존중의 감각을 획득하고 진정한 자기-용서를 향해 가는 힘든 여정을 시작하는 능력을 갖는 것과는 전혀 다른 것임을 직관적으로 알고 있었다; "현실의 캄캄한 꿈"에 계속해서 참여하는 것과 전혀 다른 것임을.1)

"옷을 차려입기", 백일몽, 환상들 혹은 특별 음식은 모두 아동의 세계의 바람직한, 심지어 필수적인 부분에 속한다―그것들은 일시적으로 그들의 문화와 다가올 문화 모두 안에서 그들이 차지할 자리를 협상하는 하나의 방식이다. 그것들은 아동기 동안에 계속될 필요가 있는, 내적 및 외적 현실에 대한 계속되는 시험의 본질적인 부분이다. 사실상 캐롤은 그러한 활동들이 아동의 세계에 적절하게 속해 있는 관계들(환상속의 것과 현실에서의 것 모두)을 나타내는 것과, 그보다는 덜 적절하게 성인의 세

---

1) Coleridge, "Dejection: An Ode"

계에서 계속해서 살아낼 수도 있는 것들 사이의 구별에 대해 말하고 있다.

자신의 딸이 생각하는 것을 가능하게 해줄 수 있는 생각하는 어머니를 갖거나, 자신의 삶의 지혜를 제공해주는 친절한 할머니를 곁에 지녔던 캐롤의 행운을 공유한 아동들은 아마도 그리 많지 않을 것이다. 아동기 동안에 최소한 어느 정도는 "어린 것들" 중의 하나가 되는, 그리고 "아직 다 큰 사람들 중의 하나가 아닌" 경험을 분류하고 견디는 기회를 갖지 못한 사람들은, 적절한 성인이 되는 데 더 많은 어려움 겪을 것이다. 왜냐하면 성인 정체성의 느낌을 갖는다는 것은 역할과 기능 사이를 구별하는 능력을 포함하기 때문이다. "역할"에서만 성인이 되는 것은, 캐롤이 서술한 투사적이고 모방적인 양태들에 의해 초래된다―어느 나이에서든지 낭만적인 환상들에 스며들어 있는 성인의 삶에 대한 영원히 행복한 그림에 속하는 것들. 그러나 캐롤은 직관적으로 더 잘 알고 있었다. 그녀의 이야기 안에는 피상적으로 성인처럼 보이는 것으로 때 이르게 건너뛰지 않고서, 성장을 위한 시간을 허용하는 것이 학습의 특별한 질과 관련된 무언가를 줄 수 있다는 암시가 있다: 학습은 성인 기능들의 내재화와 관련되어 있다는 인식; 그 기능들은 바람직할 뿐만 아니라, 부담스러울 수도 있다는 지식. 이러한 지각의 진실성은 그것에 특정한 아름다움을 부여한다.

연대기를 무시한 채 메타심리학적으로, 즉 마음의 우세한 상태들의 측면들에서 생각해보면, 성인 안에 있는 유아적인 구조들과, 비록 일시적이더라도, 유아 안에 있는 성인의 구조들을 인식하는 것이 가능하다. 그 둘 사이의 광범위한 구별들은 편집-분열적 자리와 우울적 자리 사이의 구별과 유사할 것이다. 클라인은 성숙을 우울적인 자리에서 사는 증가된 능력으로 규정함에 있어서, 유아적 구조들이 보다 관대하고 통합된 정신적 태도들의 체계에 자리를 내주는 것의 중요성을 강조했다. 유아적 상태들은 대부분 강력하게 갈등적인 내적 세력들에 직면해서, 정신적 붕괴를 막아야만 하는 핵심적인 필요에 의해 추동된다.

대조적으로, 우울적 자리는, 우리가 살펴보았듯이, 다른 사람을 진정한 타자로서 경험하는 능력을 포함한다: 즉, 독립의 욕구들과 우선순위들을 갖는 "다른 사람"; 그리고 불안에 의해 추동된 탐욕과 폭군적인 요구에 의해 다른 사람에게 행했다고 느껴지는 손상에 대해 슬퍼하고 관심을 가질 수 있는 능력. 그것은 권리들과 특권들을 주장하는 것만이 아니라, 성인이 되는 데 따른 부담을 감당하는 것을 포함한다. 그것은 받은 돌봄에 대한 감사를 경험할 수 있는 것, 용서할 수 있는 것, 수선할 수 있는 것을 포함한다. 궁극적으로는, 아마도, 그것은 부모로서의 관심, 즉 실제 아기와의 관계에서든 아니든, 수반되는 특별한 책임을 떠맡을 준비를 갖춘 관심과 동일시하는 능력을 포함할 것이다. 그것은 자기애적인 마음의 틀로부터 다른 사람들을 적절하게 고려할 수 있는 마음의 틀로의 이동을 포함한다. 그러한 변화는 적어도, 얼마동안은, 건강한 내적인 자원들로서 기능할 수 있는 인물들을 안으로 들이는 능력 및 기회와 관련되어 있다.

* * *

한 젊은 어머니의 다음 이야기는 유아적인 상태들과 성인의 능력들 사이의 끊임없이 변화하는 관계가 특별히 명료하게 드러나는 한 상황에 대한 생생한 서술을 제공한다:

나는 카알(2세)과 루시(14개월)와 함께 자동차를 운전해서 집으로 가고 있었다. 우리는 그날 친구들과 함께 루톤에서 지냈었다. 집까지 15분쯤 남겨 놓았을 때, 카알과 루시는 다투기 시작했고, 그 다툼은 몇 초 만에 전면전으로 확대되었다. 그들은 치고받고, 소리를 질렀으며, 나에게 중재를 요청했다. 나는 나 자신이 점차 지쳐가고 있고, 분노가 커져가는 것을 느낄 수 있었다. 나는 완전히 통제 불능이 되었다. 나는 급브레이크를 밟았고, 운전대를 쾅쾅 치기 시작했으며, "꺼져 버려", "입 닥쳐", "나 좀 내버려 둬"라고 소리치기 시작했다. 끔찍스런 충격으로 인한 침묵이 뒤따랐다. 그러자 누군가가 나를 다독거리기 시작했는데, 그는 카알이었다. "엄마, 괜찮아요, 괜찮아." 그것이 나를 곧바로 성인됨과 어머니됨으로 다시 데려왔다. 나는 내가 아이가 되고 그들이 나에게 부모 역할을 하도록 강요한 순간들에 대해서 죄책감을 느꼈다.[2]

위기 상황에서 카알이 사용할 수 있었던 내적 능력들은 더 어린 아이들에게서조차 관찰될 수 있다. 한 아기는 스트레스 받는 어머니를 위해 젖 먹는 것을 기다릴 수 있는가 하면, 다른 아기는 처음엔 좌절로 인해 그리고는 아마도 공포로 인해 비명을 지를 수도 있다. 또 다른 아기는 자신 신체적인 감각들에서, 또는 아마도 물질적 대상들에 대한 감각적 애착에서 위안을 얻기 위해 자신의 세계 속으로 철수할 수도 있다. 그러나 위의 사례에서, 우리는 어린 카알이 일시적으로 힘들어하는 그의 어머니를, 이전의 많은 경우들에 그 자신이 분명히 지원받았던 바로 그 위로를 사용해서 격려할 수 있었던 방식을 특별히 명료하게 볼 수 있다.

---

[2] Roszika Parker, 「Torn in Two」, op. cit.

18개월 된 아기인 피터는 어머니를 돌봐주고 관심을 가져주는 능력에서 비슷한 성숙을 보여주었다; 그녀의 고통을 지각할 때 그 자신의 욕구를 철회하고, 그녀에게 사려 깊은 주의를 제공하려는 자세. 이 특별한 경우, 피터는 그의 어머니가 직장에 다니는 동안 그의 숙모에 의해 돌봄을 받았었다. 그의 어머니는 아주 늦게 집에 왔고, 그때쯤 피터는 그녀의 귀환을 알려줄지도 모르는 소리에 불안과 기대로 반응했다. 그녀가 집에 도착했을 때, 그녀는 분명히 화가 나 있었고 일종의 흥분 상태에 있었다. 그녀는 그녀에게 매우 착취적이었던 이웃과 방금 싸웠던 것으로 드러났다.

보통 피터는 어머니가 집에 오면 다소 달라붙었지만, 이번에는, 비록 어머니가 옷을 거는 동안 시야에서 놓치지 않으려고 눈으로 어머니를 따라갔지만, 바닥에 조용히 앉아서 어머니가 그녀의 여동생에게 그 사건에 대해 말해주는 동안 듣고 있었다. 그의 어머니는 피터가 조용히 있는 것을 알아 차렸고, 그에게 읽어주려는 듯이 책을 집어 들었다. 그러나 그녀는 일어났던 일 때문에 곧 바로 산만해졌고, 실감나게 그 사건에 대한 이야기를 계속했다. 그녀는 자기 여동생에게 자신은 아직도 끔찍한 감기가 낫지 않아서 그 날 집에서 쉬었어야 했다고 말했다. 그 순간 피터는 자리에서 일어났다. 그는 그의 장난감 의료도구를 가지러 갔고, 그것을 어머니에게 건네주었다. 그녀가 그 작은 플라스틱 상자를 들고 있는 동안, 그는 청진기를 꺼냈고, 우선 그것을 자신의 귀에 꼽았다. 그 다음에 그는 어머니에게 청진기를 써보라는 몸짓을 했다. 그녀는 청진기를 피터의 가슴에 대고 소리를 듣는 시늉을 했다. 그러나 그는 단호하게 그의 머리를 흔들면서 어머니 자신의 가슴을 가리켰다. 그의 어머니는 이것이 자신을 돌보려는 시도임을 깨닫고 미소를 지었고, 사랑으로 그를 안아주었다.

피터와 카알이 어려움에 직면해서 좌절을 견디고, 돌보며, 응원하고, 격려하는 능력을 동일시한 것이야말로 성인 정체성의 느낌의 핵심에 해당한다. 그것은 이미 서술한 종류의 내사적 동일시, 즉 좋고, 지지해주는, 내적 부모 인물들과의 동일시에서 유래한다. 이것이 분명히 프로이트의 견해였고, 프로이트 이후로 계속해서 정교화된 견해이다. 오이디푸스 과정의 작업은, 그것이 시작하는 시점을 언제로 보든지 간에, 우리가 이미 살펴보았듯이, 사랑이든 미움이든, 외적 부모에 대한 리비도적인 애착을 포기하고, 그들을 내면세계 안으로 받아들이며, 그들이 사랑하고 격려하는 인물인 동시에 비판하고 벌주는 인물, 즉 혼합된 인물들로서 부모를 경험하는 지점에서 그들과 동일시하는 것과 관련되어 있다. 그들이 사랑하고 격려하는 인물이 될지 아니면 비판하고 벌주는 인물이 될지는 부모들의 실제 특질들뿐만 아니라, 아동이 경험한 박해 불안의 정도에 의존할 것이다. 오이디푸스 과정의 핵심에 포기를 통해 성장을 허용하는 능력이 놓여있다는 사실이 다시 주목되어야 한다. 성인의 마음 상태에 본질적 요소인, 분리된 존재라는 느낌은 개인이 상실, 또는 상실의 공포, 견딜 수 있다는 느낌, 고통스럽지만 파국적이지는 않은 느낌을 경험하기 위한 전제조건이다. 그 경험이 고통스러운 것일지, 아니면 파국적인 것으로 드러날지는 처음부터 분리와 상실이 어떻게 경험되고 견뎌내졌는지에 달려있다; 내적 자원들이 얼마나 안전한 것으로, 혹은 취약한 것으로 느껴지는지.

마음의 우세한 상태들을 결정하는 데 있어서 동일시의 다른 종류들 사이를 구별하는 것의 중요성과, 그 동일시들에 대한 가

능한 이유들을 아는 것의 중요성은 유아 관찰에서 온 몇 개의
짧은 발췌문들에 잘 포착되어 있다:

> 찰리(16개월)는 방을 가로질러 꾸준히 걸어갔다. 그는 삼
> 각형 모양의 모자를 쓰고 있는 작은 플라스틱으로 된 남
> 자 피겨를 발견했다. 그는 그것의 모자를 벗겼다가 다시
> 씌웠다. 그는 관찰자인 나를 보면서, 그가 벗긴 모자를 입
> 안에 넣었다가 곧 심각한 표정을 지으면서 그것을 다시
> 꺼냈다. 그는 그 모자를 떨어뜨렸고, 탁자 위에서 그의 어
> 머니가 사용하는 자를 집어 들었다. [그의 어머니는 중학
> 교에서 수학을 가르친다]. 그는 자를 손에 든 채, 그의 형
> 프랭크(3세)가 텔레비전을 보고 있는 거실로 걸어갔다. 프
> 랭크는 다소 우월한 어조로 "버릇없는 아기"라고 중얼거
> 리고는, 계속해서 그가 보고 있던 프로그램을 시청했다. 찰
> 리는 부엌에서 그의 어머니를 찾아냈다. "그 자, 조심해, 다
> 칠라," 그녀는 말했다. 그녀는 그에게 그 자를 탁자위에
> 다시 안전하게 두라고 권했고, 그는 그렇게 했다.
>
> 나중에 두 소년들은 그들의 어머니의 무릎 위에서 서로 자리
> 를 차지하려고 몸싸움을 하고 있었다. 찰리가 어머니의 목을 끌
> 어안은 채 형을 밀어냄으로써 영역을 확실하게 차지했을 때, 프
> 랭크는 그의 모자를 찾으러 간다고 당당하게 말하면서, 그곳에
> 서 내려왔다. 그가 없는 동안, 찰리와 그의 어머니는 "로우 로우
> 로우 유어 보트" 노래를 완벽하게 그리고 프랭크에게 잘 들리도
> 록 부르면서, 친밀한 순간들을 즐겼다.
>
> 프랭크는 그의 머리 위에 소방관 모자를 쓰고 돌아왔다.

그는 자랑하듯이 그의 플라스틱 자전거 위로 올라갔다. 그의 어머니가 감탄하며 말했다, "오 잘 됐네. 홍수가 날지도 모르니까, 우리는 소방관이 필요할 거야. 세탁기가 가득 찼는데, 그 문을 열 수 없거든. 만약 홍수가 나면 나는 분명히 소방관을 불러야 할 거야." (거기에는 찰리가 세탁기의 버튼들을 가지고 놀다가 세탁기를 망가뜨렸다는 공유된 암시가 있었다.) 프랭크는 즐겁고 자랑스러워 보였다.

이 세세한 것들로부터 너무 많은 것을 추론하는 것을 원치는 않지만, 그럼에도 불구하고 찰리가 작은 모자를 입에 넣었다가 뺀 다음에 곧 바로 어머니의 자를 집어 들었을 때, 그는 어머니의 권위의 일부를 안으로 들였고, 그것을 삼킬 수 있는 위험으로부터 그를 안전하게 지켜주는 어머니의 기능을 안으로 들였다는 것을 암시한다고 볼 수 있다. 그는 이 맥락에서 곧 바로 그가 알고 있을 뿐만 아니라 순간적으로 그 자신을 위해 행사할 수 있는 것으로 보였던, 권위를 나타내는 대상을 집어 들었다. (이것은 좀 더 나이든 그리고 심각한 장애를 가진 아동이, 그의 치료 회기들에서 자신이 실제로 그런 존재라는 명백한 믿음과 함께 "내가 지배자다"라고 외치면서 머리 위로 자를 휘둘렀던 행동과는 분명한 대조를 이룬다.)

이미 그의 어린 남동생을 제압하는 경향성을 갖고 있는("버릇없는 아기"), 프랭크는 도움이 되고, 구조하는, 어머니를-위한-다 큰-소년(아마도 심지어는 어머니를-위한-아빠)이 됨으로써, 어머니/아기 관계에서 배제되는 자신의 느낌을 다루었다; 위험이 발생할 경우를 위해 준비되어 있는. 그의 어머니는 이 경우에 프랭크의 다 큰-소년-자기가 지지받을 필요가 있다는 것을 민감하게 인식했고, 그러한 지위에 대한 그의 요구를 지지해주었다. 우리는 만약 프랭크의 어린-소년-자기가 그의 남동생 아기의 요구들에 너무 일관되게 양보해야 했더라면, 이 유니폼을 입고 있는, 구조대원-프랭크의 다소 과대적인 버전이 고정되고 방어적인 역할, 즉 대가를 치르는 한이 있더라도 배제되거나 주변화 되는 그의 취약한 자기를 보호하는 방식으로 왜곡되는 모습을 보았을 수도 있다. 그의 다 큰-소년-자기에 대한 충분한 확인이 그로 하여금 우월성보다는 자기-존중의 감각을 얻게 했다고 볼 수 있다. 우리는 프랭크의 경우, 만약 그가 너무 자주 실제로 작은 존재일 필요가 있을 때, 그의 자기의 감각이 큰 존재라고 느낄 필요가 있었다면, 자신이 누구인가에 대한 그의 실제적이고 취약한 경험은 지위와 우월성이라는 덫에 걸렸을 수도 있었다고 말할 수 있다. 여기에서 우리는 형제들이 끊임없이 변하는 친밀성과 배제의 경험에 대한 반응으로, 그들의 유아/성인 자기들 사이의 협상 과정이 매순간 미묘하게 전개되는 모습을 분명히 볼 수 있다.

특성들 또는 역할들, 그리고 기능들 사이의 차이는 외적인 서술적 범주들 혹은 특징들과의 관계에서, "성인"이 되는 것의 "비밀들"에 대한 유아적인 추구와, 내적 기능들과의 신비한 동일시 과정 사이의 차이이다. 이 후자의 과정은 정신적 현실의 영역에 속한다. 그것은 성격의 기초를 세운다. "비밀들"과 "신비들" 그리고 그것들과 연관된 의미들 사이의 관계는 오랫동안 예술가들과 창조적 저술가들의 관심을 사로잡아왔다. 불안을 부인하고 고통스런 경험을 회피하는 한 양태로서, 신비들을 추구하고, 탐구하고, 견디기보다는 비밀들을 발견하려는 욕망은 인간 본성의 근본적인 측면이다.[3]

---

[3] 나는 창조적 저술가들의 맥락 안에서 이 구별을 정교화한 Meg Harris Williams의 연구에 빚을 지고 있다. "Knowing the mystery: against reductionism", Encounter,(1), June 1986.

그러한 질문들은 그 어느 때보다도 성인기에 더 집요해진다. 개인이 실제로 "다 자라서" 한 "남성" 혹은 한 "여성"이 된다는 것이 실제로 무엇을 의미하는가라는 이슈는 직면되지 않으면 안 된다. 그것은 청소년들에게 성적 정체성의 문제가 그렇듯이, 성인들에게 절실한 문제이다. 예컨대, 진정한 남성됨이나 여성됨이 어떻게 느껴지는지 혹은 무엇을 의미하는지에 대한 개념 없이, 남성적 혹은 여성적 특성들과의 유사-성숙한 동일시들이 발생할 수 있다; 혹은 실제로, 그 둘 사이에 위치한 자리들, 혹은 그 둘이 결합된 자리들이 무엇을 의미할 수 있는지에 대한 모든 가능한 입장들을 생각하는 일 없이.

정체성의 느낌에서 성별(gender)에 대한 인식이 갖는 측면은, 그것이 종종 성의 차이를 명백한 생리학적 구별들에 따라 표시하는 다양한 사회적 코드와 고정관념의 갑옷들에 의해 매우 모호해지기 때문에, 정확하게 규정하기가 특별히 어렵다. 그리고 "남성성"(masculinity) 혹은 "여성성"(femininity)이라는 용어들이 어떤 확실성을 의미하는 것으로 사용될 때, 거기에는 부가적인 혼동이 발생한다. 프로이트(1933)는 그러한 접근이 지닌 위험성에 대해 의심하지 않았다. 그의 견해는, "남성성과 여성성을 구성하는 것은 해부학이 어떻게 해볼 수 없는 알려지지 않은 특징"이라는 것이었다(p. 114).

어떤 고정관념도 자기 자신이 되려는 개인의 노력에 방해가 될 것임이 분명하다. 비록 관습적인 고정관념들이 "양육적인 아버지들" 혹은 "전문직을 가진 어머니들"에 대한 말하는 것이 가능해진 지점에 도달할 정도로 서서히 해체되고 있지만, 그것이 무지, 불안정성, 또는 아마도 시기심에 기초한 것이든 아니든 상관없이, 이런 저런 원천에서 온 판단적인 분위기는 항상 우리 주변을 떠나지 않는다. 분열과 투사적 동일시에 대한 클라인의 이론들에 대한 최근의 정교화들은, 이차적-피부 기능에 대한 빅의 개념과 함께, 우리로 하여금 누군가가 위조된 정서들에 맞서고, 모방과 현실 사이의 차이, 그렇게 보이는 것과 실제로 그런 것 사이의 차이를 지켜내는 용기를 희생하는 대가로, 삶의 성인 패턴들과의 유사-성숙한 동일시들에 기초한 인격에 갇힐 수 있는 방식들에 대해 상당한 정도로 이해할 수 있게 해주었다. 그리고 이것은 종종 성 정체성에 관한 불안들이 있는 곳에서 특별히 실감나는 사실로 드러난다.

이차적-피부 기능 혹은 "마치-인양" 방식을 발생시키는 점착성 종료의 동일시는, 우리가 살펴보았듯이(4장), 응집과 통합을 위한 초점으로서 사물들의 사회적인 외양을 선택하는 경향이 있다. 그런 개인은 표면적 속성들과 행동을 모방하는 것에 기초한 태도들 쪽으로 이끌린다. 그는 원칙을 섬기는 자가 되기보다는 유행의 노예가 되기 쉽다. 이러한 동일시들은 일차적으로 자기애적 관심들에 사로잡혀 있다. 그것들은, 우리가 살펴보았듯이, 성장하는 인격에 의해 사용될 수 있는 것인, 가치 있고 신뢰받는 자원들로서 받아들여지고 동화된 동일시와는 전혀 다르다. 성인기 동안에 성 정체성에 대한 명료하고 혼동되지 않은 감각은 적절하게 분리된 인격의 사랑하고 일하는 능력을 위한 토대로서 간주될 수 있다. 이제 상당히 자세하게 고려해야 할 것은 성적 자기의 응집된 감각과 내사적 과정들의 본성 사이에 존재하는 연결이다.[4]

개인의 마음에 대한 정신분석적 연구에서 얻은 발견들을 인격의 구조를 발생시키는 문화적 맥락에 근거해서 분리하는 것은

---

[4] 다음에 제시되는 사례 자료는 1989년에 처음 출판된 나 자신의 논문에서 대부분을 가져왔다. "Gender identity fifty years on from Freud", British Journal of Psychotherapy, Vol. 5, No. 3, pp. 381-389.

불가능하다. 남성성과 여성성에 대해 말할 때, 우리는 대체로 사회학적 맥락에서 생겨난 용어들을 사용한다. 전형적으로 "남성적인" 것 혹은 "여성적인" 것이라고 서술함에 있어서, 우리는 문화적 고정관념들, 즉 외적으로 가시적인 특징들을 지닌 언어를 채택한다―일차적으로 방어적인 성격 형성과 관련된, 관습이라는 갑옷의 종류.

남성 또는 여성, 남성적인 것 또는 여성적인 것이라는 개념들을 다룰 때, 멜처(1973)가 제안하듯이, 그 영역에서 특정 유형의 의미론적인 부스러기들을 제거하는 것이 필수적이다:

> 우리는 성격의 어떤 특성들이나 마음의 특질들을 마음대로 사용하고 싶어 하는, 이 이분법의 어느 하나의 측면에 그것들을 묶어놓고 싶어 하는 모든 역사적, 문화적 혹은 개인적 성향들을 옆으로 제쳐놓아야만 한다. 남성됨과 여성됨은 서로 다른 개인들 안에서 서로 다른 의미의 면들을 갖고 있는 고도로 복잡한 개념들로서, 정상성, 문화의 변용 혹은 적응이라는 통계적 아이디어들에 묶여서는 안 되는 것이다. 각 개인의 마음 안에서, 의미는 훨씬 더 개인적이다 ... [p. 115]

남성성과 여성성에 대한 개인적인 개념들은 불가피하게 사회적인 경험에 의해 굴절될 것이다. 하지만 거기에는 외적 특성들과 내적 기능들 사이의 근본적인 구별이 남아 있다. 성인 정체성의 느낌은 그러한 내적인 기능들을 이해하고 수행하는 개인의 능력에서 드러난다. 강한 정체성의 느낌은 그러한 능력에서 자라나고, 거짓된 혹은 혼동된 느낌은 진정한 특징들보다는 역할들과의 자기애적인 동일시에서 자라난다. 불확실성은 어떤 것이 지배적으로 남성적인 것으로 보이는지, 또는 여성적인 것으로 보이는지의 문제들과 관련되어 있지 않다. 그것은 양성성에 관한 것이 아니다. 그보다 그것은, 예컨대, 단순히 모성성과 여성성, 혹은 아버지다움과 남성다움의 피상적인 속성들에 기초한 행동을 흉내 내는 것에 의존하는 위험으로부터 온다; 약탈되어야 하는 비밀들 안에서; 왕자들과 공주들의 로맨스; "그 후로 영원히 행복하게 살았다"는 신화. 외부 세계를 향해있는 이러한 종류의 행동은 성별에 따른 능력들이라고 불릴 수 있는 것을 향한 개인의 분투와는 대조를 이룬다. 이 능력들은 유아를 위해 진정한 부모의 기능들을 수행하는 내적인 인물들과 갖는 유아의 관계 안에 토대한, 내사적 동일시의 복잡한 과정을 통해 발달한다.

젊은 여성인 로라의 사례는 역할과 기능 사이를 구별하는 데 영향을 미치는 동일시의 다양한 종류들 사이의 복잡한 관계들을 명료화하는 데 도움을 줄 수 있을 것이다. 그녀에게는 치료를 시작하는 것이 특별히 용기 있는 결정이었다. 그것은 그녀가 속한 사회적 배경을 가진 사람에게 예외적인 것이었고, 그녀는 훨씬 더 고요한 삶을 제공하는 것으로 느껴졌던, 사회적 및 가족적 순응을 향한 유혹과 끊임없이 맞서 싸워야만 했다. 처음에 치료에 의뢰되었을 때 로라는 34세였고, 심각한 학습 장애들을 가진 아동들을 가르치는 교사였다. 그녀는 스코틀랜드의 이민자 배경을 가진 노동자 계급 출신이었다. 그녀는 혼동 상태들, 생각하는 능력의 결여, 우울과 일반적인 불행감의 문제로 도움을 구했다. 그녀는 그녀의 두 번째 남편과 결혼한 지 6년이 되었고, 아기를 갖고 싶었지만 임신할 수가 없었다. 그녀는 비록 임신할 수 없다는 사실이 도움을 구하게 된 주된 이유는 아니었지만, 그 사실로 괴로워했고 그것에 몰두해 있었다.

로라는 열심히 일하는 야망 있는 부모의 첫 번째 아이였다.

그들은 로라가 유아였을 때, 가게를 시작했고 밤낮으로 일했다. 그들은 그들의 아기를 위해 거의 시간을 보내지 못했다. 로라는, 그녀가 서술했듯이, 가게 카운터 아래 상자 안에 담겨 있던 기억들을 갖고 있었다. 그녀는 아이로서 방치되고 불행하다고 느꼈다. 그녀는 종종 이웃들에게서 돌봄을 받았던 일을 기억했다; 학교에서는 비참하다고 느꼈고; 그녀 자신의 사악함에 대한 공포로 인한 박해감으로 고통을 받았다. 그녀는 그녀의 교사들을 증오했고, 반에서 항상 바닥이었다. 어느 한 해에는 그녀가 좋아했던 교사가 있었고, 그 교사에 의해 이해받는다고 느꼈다. 그녀는 절정에 도달했다. 그러나 그녀가 그토록 열렬히 소망했던 칭찬과는 거리가 멀게, 그녀는 잔인하게 비난을 받았다: 그녀가 분명히 그토록 능력이 있는데, 왜 그녀는 항상 성적이 그 모양일까?

그녀는 자신의 어머니를 보석으로 장식한 우아한 사람이지만, 차갑고 거리가 멀게 느꼈다고 서술했다; 그녀의 아버지는 성미가 급하고, 변덕스러우며, 애정이 있지만 성적으로 쉽게 침범하는 사람으로 서술했다. 로라가 꾸는 꿈들은 종종 동물들, 악마들이나 악한 영들이 그녀의 아파트/집/방으로 침범해 들어와서 그녀를 공포에 질리게 하는 형태를 띠는, 일반적으로 박해적인 것들이었다. 그녀의 주된 악마는 미스터 비지니스라고 불리는 인물이었다. 그 인물은 아동기에 시작되었고, 일종의 공포스런 존재로서 계속해서 그녀를 "방문했다." 그녀의 어머니의 두 번째 아기인 남동생은 로라가 5세였을 때 태어났다. 그는 천식과 기관지염을 앓았고, "모든 돌봄"을 한 몸에 받았다. 로라는 이 시기 이후로 가족사진에서 그녀 자신의 이미지들을 모두 잘라냈던 기억을 회상해냈다. 그녀는 실제 가족의 산-경험에서 결코 한 개인으로서 "보여진" 적이 있다고 느끼지 않았기에, "행복한-가족"

집단의 투사된 이미지 안에서 자신이 "보여지는" 것을 견딜 수가 없었다.

그녀의 어머니가 셋째 아이를 출산한지 얼마 되지 않아서, 로라는 15세에 임신을 했다. 그녀는 낙태를 위해 혼자 런던으로 가야했다. 그녀가 18세였을 때에는 수년 동안 해외에서 일하기 위해 집을 떠났다. 해외에서 돌아와서, 그녀는 교사로서 훈련을 받았고, 동료 학생과 결혼했다. 그 결혼은 겨우 몇 달 후에 파경에 이르렀다. 수년 후에 그녀는 그녀가 아이 시절에 알고 지냈던 존과 다시 결혼했다. 관계는 대체로 조화로운 것이었지만, 로라는 그것이 "매우 성인답지 않다"고 느끼면서, 종종 그것에 대해 비판적이었다. 그녀는 그 두 사람이 갖고 있던 빈약한 성인다운 능력들이 그들 사이에서 아기가 되는 것을 두고 서로 경쟁하는, 유아적인 압력 하에서―특히 재정적인 무능력의 영역에서―무너지는 경향이 있다는 것을 알게 되면서, 그녀 자신을 과도하게 "달라붙는" 사람이라고 생각하기 시작했다. 로라와 존이 공동으로 적절하게 부모로서의 기능들과 책임들을 수행할 수 있는 잠재적 능력들은 민감한 영역으로 그리고 증명되지 않은 영역으로 남아 있었다.

치료 세팅에서, 로라는 불안해지는 즉시 생각하는, 기억하는, 또는 꿈꾸는 능력을 잃어버린다는 사실이 곧 바로 분명해졌다. 그녀는 요란한 정신신체적 증상들―습진, 기관지염, 위장 장애―을 발달시키는 경향이 있었다. 그녀는 경미한 자동차 사고들을 내곤 했다. 또한 가방을 도둑맞곤 했다. 그녀는 자신의 정서적 삶에서, 직업 세계에서, 그리고 실질적인 경제생활에서 커다란 곤경을 야기하는 다양한 자기-파괴적 행동들에 휘말리곤 했다. 유능한 "전문직" 여성으로서의 그녀의 역할과, 종종 혼동과 충족되지 않은 욕구의 파도에 휩쓸린다고 느낀 그녀의 아기-자기 사이에서, 충격적인 불일치가 발생하곤 했다. 이 불일치들이 그녀를 치료에로 데려왔다. 그녀는 성인 여성의 "역할을 행동하려고" 시도하는 그녀의 경향성을 포기하고, 진정으로 성인 여성이 되고 싶어 했다. 치료 과정에서 차츰 여성다움과 어머니다움의 외적이고 서술적인 범주들에 대한 그녀의 애착으로부터 여성인 것과 어머니인 것에 대한 내적 의미를 이해하는 것으로의 변화가 일어나기 시작했다.

비록 여러 가지 점에서 서로 다르지만, 그녀의 치료사에게 로라는 「미들마치」(Middlemarch)의 시작 부분에 나오는 도로테아(Dotothea)를 생각나게 한다—착한 일을 하기로 작정한, "내가 크면 나는 착한 사람이 되고 싶어요"라는 삶에 대한 그녀의 태도에서 드러나는 아이 같은, 그러나 그녀의 친밀한 관계들에서는 주로 "모호하고 미로 같은 그녀 자신의 확장들"을 발견하는 사람인. 서서히 발생한 변화들은 그 소설의 중심적인 발달적 추동과 별반 다르지 않다. 로라는, 도로테아처럼, 진정한 분리됨의 고통을 인식하고 견디기 시작했기 때문이다. 요구된 내적 변화는 그녀 자신의 이상화된 내적 측면과의 자기애적인 동일시로부터 보다 분리되고 타인-관계적인 친밀성을 경험하는 방식으로, 그것이 수반하는 모든 고통과 함께, 옮겨가는 것이었다.

다음의 설명은 로라와의 치료적 작업의 다중적으로 직조된 천의 한 가닥—논의 중인 복잡한 영역에 많은 통찰을 제공한—에 지나지 않는다. 치료 초기에 꾼 꿈은 심각하게 손상된 내적 세계를 드러냈고, 로라의 개인적 및 전문가적 정체성 문제들에 대한, 그리고 손상되고 해체된 그녀 자신의 부분들을 "역할 안에서" 돌보려고 하는 그녀의 충동에 대한 실마리를 제공했다. 당시에 그 역할은 그녀가 보기에, 보다 진정되고 활기찬 창조적 능력들이 그것으로부터 출현할 수 있을 거라는 희망이 거의 없는 것처럼 보였다.
 로라는 이 초기의 꿈을 다음과 같이 서술했다.

그녀는 병원 안에 있는 어두운 터널 속을 걷고 있었는데, 그 병원의 벽들은 붉고 습기에 차 있었다. 그녀는 정신적으로 그리고 신체적으로 장애를 가진 아동의 손을 잡고 그를 인도하고 있었다. 그들은 절단된 시체들로 가득한 가장 깊숙한 방으로 들어갔다―주로 아기들과 아이들의 것들; 무더기로 쌓여있는 시체들의 부분들.

 그 이미지들은 그녀에게 유태인 대학살을 생각나게 했다. 손상을 입힌 데 대한 죄책감과, 특히 신체 내면에 보복으로 인한 손상이 발생할 거라는 확실성을 로라에게 안겨준 그 꿈은 끔찍한 손상을 입은 그녀 자신의 마음의 방을 나타냈다. 이 마음의 상태는, 연상에 의해, 거의 20년 전에 있었던 낙태라는 정신적 현실과 밀접하게 연결되어 있는 것으로 보였다. 그것은 또한 그 동안 숨어 있던, 그녀의 어머니의 계속되는 생산능력에 대한 시기심 때문에, 아기 동생이 생기는 것에 대한 질투 때문에, 그리고 경쟁하고 승리하고 싶은 욕망 때문에 그녀가 저질렀던, 첫 임신에 대한 정서적 요소들과도 연결되어 있었다.
 이 초기의 꿈 이후 몇 개월에 걸쳐 부패하고 곪은 내적 공간에 대한 그림을 확인해준 몇 가지 다른 꿈들이 있었는데, 그것들은 임신이 가짜인 것으로 드러나는 꿈들이었다―태아 때문이 아니라 배설물 때문에 부풀어 오른 배.
 어느 한 꿈에서는,

벌레들이 그녀의 어깨와 가슴의 미세한 구멍들에서 꿈틀

거리면서, 그녀의 피부 점막을 뚫고 기어 나오고 있었다.

또 다른 꿈에서는,

사과들이 잘라진 채 썩은 씨들이 모습을 드러냈고, 그것으로부터 소름끼치는 죽음을 거두는 자(Reaper of Death)가 도망쳐 나왔다.

이러한 이차원적인 이미지들은 위협적인 그리고 희화화된 인형의 형상들로 보일 것이다.
우리가 상식적으로 생각할 수 있는 것은, 이른 나이의 낙태는 불임을 수반할 수 있고, 그 불임은 생물학적이거나 생리학적인 기초를 갖고 있는 것으로 보이지 않는다는 것이다. 이 꿈들이 보여주는 것은 로라에게 낙태의 내적 의미가 무엇일 수 있는지, 그리고 그 결과, 그녀가 임신할 수 없었던 이유가 무엇일 수 있는지에 관한 것이다. 확실히 그녀는 "불임"인 것에 대해 그녀 자신이 책임이 있다고 느꼈는데, 이것은 그녀 자신의 죄와 본래적인 "나쁨"에 대한 초기 불안에 기초한 책임감이었다. 여기에서 흥미로운 것은 이 나쁨에 대한 그녀의 느낌이 그녀에게 갖는 정서적 의미와, 그것이 신체적으로 그리고 정신적으로 그녀에게 미치는 영향이다.
배설물/태아 꿈은 내용상 로라와 죤의 친구들인, 결혼한 부부와 연관되어 있었는데, 그들에게 있어서 풍부한 생산능력은 재정적 측면과 정서적 측면 모두에서 양육하고 공급하는 능력과 연결되어 있는 것으로 보였다. 이 부부는 로라가 그녀 자신이나 죤과의 관계 안에서 발견할 수 없다고 느꼈던 종류의 부모적 자원들을 제공할 수 있는 존재로 생각되었다. 로라는 그들과 함께 있을 때 자신이 아이 같고 부적절하다고 느꼈고, 그들이 주변에 있을 때마다 그녀가 "아기 같은" 태도라고 서술했던 것 안으로 미끄러져 내려가는 경향이 있었다. 이 무능감은 몇 주 후에 꾼 다른 꿈에서 다시 암시되었다.

꿈에서 로라는 정말로 아기를 낳았다. 그러나 아기는 눈이 없었고, 긴 회색 속눈썹이 있는 노란 눈구덩이들만 있었다. 그녀는 아기를 그녀의 어머니에게 보여주면서, 그런 손상에도 불구하고 그녀가 이번에는 아기를 지켜줄 것을 요청했다. 그러고 나서 그녀는 죽은 아이를 낳는 고통스런 과정을 거쳤다. 그것은 일련의 피임도구들로 이루어졌고, 최종적으로는 아기의 간과 신장들로 이루어진 것으로 드러났고, 그녀는 그것들을 비닐로 싸서 던져버렸다.

로라가 그녀의 내면세계 안에서 아기를 낳고 젖을 먹일 준비가 아직 되지 않았음이 분명했다. 내적으로, 그녀의 성인으로서의 인격 구조는 여전히 매우 위태로운 상태였다. 그러나 거기에는 변화의 잠재력에 대한 놀라운 암시가 있었다. 이 특정한 회기가 끝날 무렵에 로라는 꿈속에서 본 아기의 속눈썹이 그녀의 남편의 것과 같은 것이었음을 깨달았다. 처음으로 파트너/아버지의 존재가 그녀의 꿈 세계 안으로 도입되었다. 그것에 대한 반응으로, 그녀는 그녀의 낙태 사건 이후에 있었던 두 번의 유산에 대해서 치료사에게 말할 수 있었다. 따라서 그녀는 그녀가 전에는 결코 드러내지 않았던, 문란한 행동을 했다는 사실을 그녀가 새로 신뢰하게 된 사람에게 말했다. 그렇게 함으로써 그녀는 그녀 자신의 이러한 심각하게 모순적이고 파괴적인 측면들을 이해하고 견딜 수 있는 어머니/치료사에게 의존할 수 있는 가능성을 향해 발걸음을 내딛었다. 거기에는 여전히 모성에 대한 보다 의식적인 욕망에 반대하는 내적 "피임도구들"이 있었다.

　이후에 이어진 많은 꿈들과 전이 관계의 많은 부분이, 로라가 "성장한" 숙녀가 되는 법을, 비밀들을 찾는 방법을 찾으려고 시도하는 것의 핵심적인 중요성에 초점이 맞추어졌다. 그 느낌은 "그것은 무엇일까? 옷? 화장? 손톱? 눈?" 등이었다. 그녀가 회기들 안에서 활기 없고, 지루하며, 혼동된 자기-관념 안에 머무를 때, 어떻게 이러한 투사들과 모방들이 그녀를 실망시켰고, 그녀를 잘못 이끌었는지를 거듭해서 관찰하는 것이 가능했다; 어떻게 낭만이 그녀의 일상적인 분투들의 단조로움으로, 그리고 그녀가 매달 겪는 실망의 고통 속으로 용해되는지를.

　성인 여성이 되는 것에 대한 그녀의 관념이 이러한 종류의 동일시에 의존해 있는 한, 로라 자신은 한 발작도 앞으로 나갈 수 없었다. 치료 역시 막다른 골목에 도달한 것처럼 느껴졌다. 이때 두 가지 고통스런 외적인 사건들이 결합됨으로써 상황을 변화시켰다. 한 가지는, 부분적으로 존과의 관계에서 발생한 변화에 따른 결과로서 로라가 실제로 임신한 사건이었다. 그러나 그녀는 몇 주 후에 아기를 잃었다. 그녀는 태아가 끔찍스럽게 기형이었고, 아마도 살아남을 수 없었을 것이라는(그녀의 최악의 공포들에 대한 무서운 확인) 의사의 말을 들었다. 또 한 가지 사건은 존의 직장 때문에 그녀가 외국으로 가야만 하는 상황이 생긴 것이었다. 그 결과 그녀는 그녀의 치료를 때 이르게 종결해야만 했다.

　그 유산의 여파로 그녀는 이전의 꿈들과는 전혀 다른 일련의 꿈들을 가져왔다. 그것들은 남성들과 여성들 모두와의 다양한 성적 관계들을 둘러싼 꿈들이었다. 그 꿈들은 그녀가 동일시한 인물들의 피상적인 속성에 만족하기보다는, 그들의 내적 특질들을 분류하고자 시도하는 노력을 포함하고 있는, 새로운 종류의 분투를 나타내는 것으로 보였다. 성 정체성의 문제는 남성적/여성적, 수동적/적극적, 강한/약한, 단단한/부드러운, 지적/직관적 등의 문제라기보다는, 이 다양한 동일시들이 간직하고 있는 감정의 능력들, 그리고 그것들이 그 힘든 시절에 로라에게 진정으로 도움이 되었던 방식들의 문제가 되었다.

치료의 마지막 주들은 통찰의 도약과, 상실로 인한 격랑 한가운데서 변화하려는 영웅적인 노력에 의해 특징지어졌다. 그것들은 종종 고통스런 분리의 상황에서 발생할 수 있는, 일종의 발달에 대한 추동력을 보여주었다. 진정되고 공유된 부모로서의 관심을 지속할 수 있는, 성장하는 능력에 대한 암시들이 이미 나타나기 시작했다. 종결 두 주 전에, 로라는 그녀의 치료 과정에서 발생했던, 하나의 정신적 상태로부터 다른 상태로의 전환들을 요약하는 것으로 보인 꿈을 서술했다. 그 꿈은 마치 그녀가 서서히 발달시키고 변화시킨, 그녀의 마음의 다른 방들을 둘러보는 일종의 여행 같았다. 이 "천로역정" 꿈 안에는 혼동이나 박해 불안은 없었고, 그녀의 생각하는 자기—그녀가 실제로 어땠는지, 그녀의 힘과 한계들, 그리고 그녀가 미래에 어떤 존재가 될 수 있는지를 성찰할 수 있는 자기—가 그녀 자신의 파괴적인 지하실로부터 햇빛과 맑은 공기가 있는 곳으로 이동하는, 분명하고 고유한 여정이 제시되고 있었다.

로라는 지하실에 있었는데, 그것은 어떤 식으로든 그녀의 어머니와 연결되어 있다고 느꼈던 곳이다. 그 방에 홍수가 났다. 신체의 절단된 부분들이 표면에 떠다녔다. 그녀는 낡은 범선의 선체로 피했고, 위험한 바다를 용감하게 헤쳐 나가면서, 높은 물마루들과 깊은 물골들을 가로질러 폭풍에-흔들리는 치명적인 항해를 계속했다. 바다는 마침내 얼어붙은 하얀 풍경과 합쳐졌고, 그녀는 그 풍경을 가로질러 달렸다. 그녀는 마침내 잔디가 있는 트랙에 도달했는데, 그 트랙은 사람들이 일상적인 일을 하면서 오가는 장소를 지나 집들 사이로 이어졌고, 거기로부터 양쪽에 들판이 있는 햇볕 드는 풍경으로 인도했다. 거기에서 그녀는 분명히 탈 사람을 필요로 하는, 멋진 말을 발견했다.

이 길고 상세한 꿈의 마지막 부분은 말과 말을 탄 사람이 함께 있는 것을 서술했고, 잠재적인 생산능력을 암시했다. 로라가 그녀의 치료사와 헤어져야 하는 임박한 분리와 관련해서 겪은 고통은 치료에서와 그녀의 과거 삶에서의 폭풍 같은 여정을 다시 환기시켰을 뿐만 아니라, 그녀 안에서 돌보는 능력과 돌봄을 받는 능력 모두를 지닌 부모 커플(말과 말을 탄 사람)의 일부가 될 수 있다는 희망을 자극하는 것처럼 보였다.

여기에 로라 안에서 일어난 전환의 본질이 놓여있다: 같은 주간에 꾼 추가적인 꿈들에서 다시 표현된. 그녀는 어느 한 수준에서, 한 사람이 아기를 진정으로 "먹이기" 위해서는 그 자신의 아기 부분들을 알고 있어야만 하고, 때로는 그 아기-자기가 다른 어떤 것보다 더 강력한 힘을 갖는다는 사실을 깨달았던 것처럼 보인다. 어머니 또는 부모가 된다는 것은, 그 단어의 진정한 의미에서, 사랑받고 존중받는 내적 자원들에 대한 계속되는 의존을 인정하면서도, 독립된 자기 자신이 되는 것에서 시작된다.

그녀 자신의 다른 부분들 사이의 해결되지 않은, 그러면서도 희망적인 관계를 보여주는 특별히 명료한 그림이 로라의 마지막 회기 전날 밤에 꾼 꿈의 한 조각에서 드러났다.

거기에는 분리되어 있으면서도 확실하게 전체의 일부를

이루고 있는, 그녀 자신의 두 측면들이 있었다. 그녀의 왼쪽 젖가슴 위에는 세 개의 사마귀가 수직으로 나란히 있었다. 이것들이 버섯들로 변했다—혐오스러운, 정말로 역겨운 현상이었다. 그러나 동시에 그녀의 손가락들에는 많은 반지들이 끼어져 있었다—하늘처럼 파랗기도 하고 바다처럼 푸르기도 한, 거의 청록색에 가까운 아름다운 옅은 색의 사파이어들.

로라의 어머니가 그녀의 유언에서 자신의 딸에게 남겨주었던 아름다운 사파이어 반지를 소유했던 것으로 드러난 것은 놀랄 일이 아니었다. 이것은 꿈-언어 안에서, 비록 아직은 빈약하지만, 진정한 아름다움과 창조성을 지닌 특질들을 내재화하고 소유할 수 있는, 로라의 성장하는 능력을 나타내는 것으로 보인 유산이었다. 이러한 특질들의 현존은 그녀의 어머니/치료사와의 건강한 동일시의 시작을, 즉 그들의 실제적인 힘에 대한 보다 긍정적인 인식에 더 많이 기초해 있고, 그것에 대한 왜곡된 버전에는 덜 기초해 있는, 동일시의 시작을 가리킨다고 말할 수 있다. 치료 과정에서, 그녀의 어머니처럼 되고 싶은 로라의 소망, 즉 강하고, 아름다우며, 성취한, 생산력 있는 여성들에 대한 그녀의 초기 꿈들에서 표상되었던 소망은, 그녀의 어머니가 갖고 있다고 느꼈던 특질들을 차지하려는 시기심에 기초한 것이 전혀 아니었음을 깨닫는 것이 가능해졌다. 또한 그것은 단지 그녀의 어머니를 위한 "치료사이기를" 바라는 욕망에 기초해 있지도 않았다. 로라의 소망은 사랑에, 그리고 그녀가 종종 미워했지만 또한 헌신적으로 사랑했던 사람으로 발견했던 어머니를 그녀 자신이 공격했다는 느낌에서 오는 죄책감에 기초해 있었다. 그녀가 그녀의 어머니 안에서 이상화했던 것은 전혀 실제 사람에게 속한 특징들이 아니었다. 그러나 로라가 그녀의 어머니가 그녀에게 실제로 제공했었을 수 있는 좋은 특질들을 아주 피상적인 것들로 감소시킬 수 있었고, 그래서 로라가 사용할 수 있는 것으로 만들어준 것은 그 이상화(증오와 파괴성과 뗄 수 없이 연결되어 있는)였다. 그녀의 치료가 거의 끝나가면서, 그녀는 어머니의 피상적인 특성들과 특징들을 단순히 모방하기보다는, 관계 안에서 진정한 열망을 느낄 수 있는 사람으로서 그녀의 어머니를 경험하고 존경하기 시작할 수 있었다.

이 새로운 경험은 그녀의 어머니의 잔인하고, 우아하며, 멀리 있는 측면들이라고 그녀가 느꼈던 것과 함께, 그녀의 이전의 몰두들과 뚜렷한 대조를 이루는 것이었다. 그것은 또한 세 개의 사마귀와도 대조를 이루었다. 그 사마귀들은 이중적인 의미를 갖고 있었다. 거기에는 여전히 침범해 들어가서-비밀을-엿보는 로라의 측면이 있었다. 왼쪽 젖가슴 위에는 그녀가 그녀의 치료사에게 "남겨주고" 싶었던, 그녀 자신의 해결되지 않은, 독성 있는 부분들이 있었다. 그러나 그 부분들은 또한 "잔재"라고 느꼈던 것이었다—미래의 어떤 아름다움이나 생명력도 해독을 끼치고 망칠 수 있는 여전히 위협적인 검은 버섯들. 로라의 이러한 공포들은, 꿈이 분명히 보여주었듯이, 아직 완전히 사라지지는 않았다.

그러나 거기에는 이제 더 쉽게 볼 수 있는, 따라서 그것에 관해 더 잘 생각할 수 있게 된, 그녀 자신의 손상시키는 측면들에 대한 분명한 인식이 존재했다. 반지들은, 과거에 그랬던 것처럼, 피상적인 장신구들과는 거리가 멀게, 상실과 때 이른 분리의 고통으로부터 획득해낸 모성적 동일시의 특질을 지니고 있었다. 이 경험들은 로라에게 심각한 상처를 주었지만, 그것들은 또한 초기 시절의 유아적 의존과는 대조적으로, 그녀가 성인의 애도 능력을 향해 나아가도록 도왔다. 치료가 진행되는 동안 그녀는 진정한 사랑과 의존의 특질들을 받아들이고 동일시할 수 있었다. 로라는 그녀 자신 안에서 실제적인 힘을 발견하고 있었고, 좀 더 투사적인 혹은 모방적인 종류의 자기애적 동일시들에서 오는 깨지기 쉬운 위조품 탄력성에 덜 의존하고 있었다.

성인기에 대한 그리고 그것의 중심적인 측면인 성 정체성에 대한 정신분석적 접근은, 본질적으로 "신비를 탐구하는" 발달적 양태 안에 있다. "수수께끼를 해결하려는", 혹은 "비밀들을 파헤치려는" 로라의 많은 시도들은 단순히, 궁극적으로 그녀를 실망시켰거나 오도했던 것들인, 더 많은 동일시 대상들을 산출했다. 치료에서 행한 그녀의 고통스런 분투 과정에서, 비밀들에 대한 그녀의 유아적 탐색은 내사적 동일시라는 신비한 과정에 대한 좀 더 성인다운 느낌에 자리를 내주었다. 그녀의 "천로역정" 꿈은 초기 시절에 시작된 그녀의 유사-성숙이 그녀의 "폭풍에-흔들리는" 자기를, 또는 곤궁한 유아로서의 자기를 경험하는 능력에 양보한 방식을 요약해주었다. 이 유아로라의 얼어붙은 발달은 그녀가 삶의 표면을 가로질러 "항해를 계속했을 때", 또는 스케이트를 탔을 때, 마침내 녹기 시작했고, 그녀의 우울적 불안의 고통 속에서 앞날의 성장을 위한 빛과 햇빛 속으로 들어갈 수 있었다.

제 13 장
노년기

"당신이 되었을 수 있는 사람이 되는 데, 너무 늦는 법은 결코 없다."

George Eliot

    죠지 엘리엇의 낙관적인 말은 지금 논의하고자 하는 연령 집단에 특히 적합해 보인다. "... 하기에 너무 늦는 법은 결코 없다." 이 결론적인 장은 이 책의 주요 주제들을 반향하고 반복할 것이다. 하지만 그것의 선율은 본질적으로 같은 것이다; 다만 음조(key)가 다를 뿐이다. 발달은 어느 연령에서든 상상력, 용기 그리고 성실성을 갖고서 경험의 의미에 계속해서 참여하는 능력에 기초해있다. "우리는 모든 경험으로부터 무언가를 배우려고 시도해야 한다"는 프로이트의 권고는, 그것이 늘 그래왔듯이, 삶의 마지막 부분에서도 진실로 남아있다.[1]

    이 책에서 나는 심리적으로 발달하고 성장하는 한 사람의 능력에 영향을 미치는, 또는 창조적 잠재력을 억제하거나, 중지시키거나, 전체로서의 인격 발달을 빗나가게 함으로써 다른 사람의 발달적 능력에 영향을 미치는, 내적 및 외적인 가닥들 또는 힘들이 복잡하게 얽힌 실타래를 추적해 왔다. 이제 노년의 시기에 주목하면서, 나는 같은 가닥들을 좀 더 풀어내고, 그것 자체의 뚜렷한 모양과 색채를 갖게 될 보다 완전한 작품으로 직조해내기를 원한다.

사람이 50세가 되면, 그는 "성인"으로 간주될 것이고, 스스로 그렇다고 여길 것이다. 하지만 마음의 성숙한 상태를 지속하는 능력이 가장 심각하게 시험받는 것은 종종 삶의 이 시기 동안이다. 계속해서 발달하는 것이 가능한지 아닌지의 문제가 그 어느 때만큼이나 힘든 과제로 남아 있다. 그러나 이 시기와 삶의 이전 단계들의 삶 사이에는 본질적인 차이가 있다. 왜냐하면 신체적인 쇠퇴, 그리고 죽음 자체가 임박해지고 있다는 사실과 관련된 정신적이고 정서적인 몰두들이, 이제 그것들 자체의 특별한 중

---

1) 노년기에 대해 정신분석적인 관점에서 연구한 출판된 논문들이 너무도 적다는 점에서, 몇 가지 중요한 논문들을 소개하는 것이 중요해 보인다:

Cohen, N. A.(1982) "On loneliness and the ageing process", International Journal of Psychoanalysis, 63: 149-155.

Davenhill, R.(1989) "Working psychotherapeutically with older people", in Clinical Psychology Forum, 27-30.

Hildebrand, P.(1982) "Psychotherapy with older patients", British Journal of Medical Psychology, 55: 19-28.

King, P. H. M.(1980) "The life cycle as indicated by the nature of the transference in the psychoanalysis of the middled-aged and elderly", International Journal of Psychoanalysis, 61: 153-160.

Limentani, A.(1995) "Creativity and the third age", International Journal of Psychoanalysis, 76:(4) 825-883.

Murray-Parkes, C.(1972) Bereavement, London: Tavistock Press.

Segal, H.(1986) Delusion and Artistic Creativity and Other Psychoanalytic Essays, London: Free Association Books.

Settlage, C.(1996) "Transcending old age: Creativity, development and psychoanalysis in the life of a centenarian", International Journal of Psychoanalysis, 77:(3) 549-564.

요성을 갖기 때문이다. 이러한 추가적이고 주요한 고려사항들이 정서적 성장을 촉진, 위협, 혹은 정지시키는 정도는 이전 단계들의 삶에서 마음의 성인 상태가 얼마나 안정적으로 확립되어왔는지에 크게 의존할 것이다. 그것은 분리와 상실, 그리고 애도, 부재, 죄책감 혹은 실망과 관련된 이전의 분투들의 상대적인 성공 또는 실패에 의존할 것이다. 달리 말해서, 그것은 바로 처음부터 (4장을 보라) 고통을 견디는 개인의 경험에, 그리고 자기의 다른 부분들 사이에서 이미 확립된 통합의 정도에 의존할 것이다.

왜냐하면 삶의 이 시점에서는 직면되어야 할 외적 상실들이 많을 수 있기 때문이다: 나이든 부모들이 아프거나 죽을 수 있고, 친구들도 그럴 것이다. 자녀들은 집을 떠날 것이고, 어쩌면 이미 떠났을 것이다. 어떤 이들은 직장에서 해고될 수 있다는 위협을 느낄 것이다. 다른 이들은 은퇴를 앞두게 될 것이다. 이 모든 것보다 중요하게, 내적인 동시에 외적인 환경들과도 관련된, 근본적인 정신적 변화가 발생하기 시작할 것이다: 자신의 죽음에 대해 숙고하기. 문자적으로도 그렇듯이, 은유적으로 죽음이 가까워진다는 사실은 상실을 받아들이고 경험의 고통을 겪어내는—행동이나 성격의 방어적 수단들을 사용해서 그것을 회피하기보다는—모든 노력들에 대한 궁극적인 시험을 구성한다. 여기에서 우리는 생의 주기를 완전히 한 바퀴 돌아서 유아의 초기 경험으로 되돌아온다. "생각하는" 좋은 젖가슴은 자신이 죽어가고 있다는 유아의 일차적 공포를 조절해줄 수 있다. 유아가 그의 어머니/부모와의 관계에서 자신이 충분히 이해받는다고 느낄 때, 그리고 그 결과로서 감당할 수 있는, 그리고 비온이 말하듯이, "인격의 성장을 자극하는 부분"(1962b, p. 96)을 그 자신 안으로 다시 가져올 수 있을 때, 그 젖가슴은 그러한 일차적 공포를 조절할 수 있다. 경험의 "성장을 자극하는 측면"을 아기가 충분히 자주 즐길 수 있다면, 아기는 좌절과 상실을 견딜 수 있는 자기에 대한 느낌을 갖게 될 것이다. 이런 개인은 정신적으로 전진하는 것, 자기의 불필요한 부분들을 떠나보내는 것, 의존할 뿐 아니라 분리하는 것, 남들과 다를 수 있는 용기를 갖는 것, 그리고 정직하게 그 자신일 수 있는 것을 감당할 수 있다.

삶의 초기에 어머니와의 만족스러운 경험은, 클라인(1935, 1945)에 의해 우울적 자리로서 서술된, 첫 번째 주요한 발달적 장애물을 협상하는 과정에서 아기를 유리한 위치에 서게 해준다. 우리가 살펴보았듯이(1장과 5장), 클라인은 이러한 마음 상태 안에서 좋은-지원을 받은 유아는, 버림받았다는 느낌과 분노의 감정들에도 불구하고, 세상에 대한 분열되고 양극화된 견해를 통합하기 시작할 수 있다고 제안했다. 과도한 사랑과 증오의 경험들은 수정될 수 있다. 양가성에 대한 능력을 성취할 수 있다. 사랑하는 감정들이 느껴지는 사람과 증오하는 감정들이 느껴지는 사람이 더 이상 사악한 마녀와 친절한 요정 같은, 극단적인 측면을 가진 두 명의 다른 사람들로서 경험되지 않고, 때로는 욕구를 충족시켜주고 때로는 좌절시키는 한 사람, 즉 같은 사람으로서 경험된다. 그 사람은 어느 정도 보통 사람으로 보여질 수 있다. 그녀는 적절한 균형상태 안에 있는 것으로서 느껴질 수 있다. 그 후로 관계들, 불안들 그리고 방어들로 이루어진 이 덩어리는 무수히 다양한 방식들을 통해서 만나게 된다. 이 모든 것들은 동일한 기본적 질문을 제기한다: 정서적 경험에 참여할 수 있는가? 아니면 그것은 회피되어야 하는가?

클라인(1940, 1955)은 이 양자택일을 정신적 생명인가 아니면 정신적 죽음인가의 문제로 보았다. 엘리엇 작스(Elliott Jaques, 1965)는 그녀의 입장을 다음과 같이 요약한다:

... 사랑이 지배하는 조건 하에서, 좋은 대상들과 나쁜 대상들은 어느 정도 종합될 수 있고, 자아는 좀 더 통합되며, 좋은 대상을 재-확립할 수 있을 거라는 희망이 경험된다; 이것에 수반되는, 슬픔을 극복하고 안전감을 재획득하는 것은 유아가 삶에 대한 관념을 갖는 것에 해당된다.

박해가 지배하는 조건 하에서, 우울적 자리의 극복은 크고 작은 정도로 방해받을 것이다; 복구와 종합은 실패하고; 내적 세계는 무의식적으로 박해하고, 멸절시키며, 삼켜지고, 파괴된 나쁜 젖가슴을 담고 있다고 느껴질 것이고, 자아 자체는 조각난 상태로 느껴질 것이다. 혼돈스러운 내적 상황을 경험하는 것은 유아가 죽음의 관념을 갖는 것에 해당된다. [p. 507]

발달하는 능력은, 우리가 살펴보았듯이, 좌절과 부재를 견딜 수 있는 능력의 서로 다른 정도들에 크게 달려있다. 개인은 중년기와 노년기를 지나는 동안 내내 힘들게 하는 것들을 회피하거나 부인하고 "행복할 권리"에 매달리기보다는, 자신의 경험의 복잡성을 끌어안고 고통스러운 것과 즐거운 것을 통합해낼 수 있는 한, 그 시기의 도전에 맞서는 삶을 살아낼 수 있을 것이다. "행복할 권리"는 미국의 독립 선언문을 희미하게 반향하는 것이기도 하지만, 그것은 현대 문화의 압력 안에 있는 특정한 요소를 나타내는 것이기도 하다. 그러한 압력들은 인내를 무효화하고, 그 대신에 탐닉을 고무하는 경향이 있으며, 따라서 삶의 이 시기의 도전들과의 분투를 더 어렵게 만드는 경향이 있다.

만약 한 사람이 내면에서 감정을 담아주는 것을, 즉 그의 마음의 평화와 자기에 대한 느낌에 대한 새로운 혹은 새로워진 도전들을 견딜 수 있을 만큼 충분히 튼튼한 내적 그릇을 갖지 못한다면, 그는 고통을 피하는 데 동원되었던 기능의 더 초기 패턴들에 의지해야 할 것이다. 고통은 이제 실제의 사별과 외로움에 대한 것일 수 있고, 그것은 삶의 이 후기 단계에서 정상적인 삶을 그늘지게 할 많은 상실들과 연관될 수 있다: 예컨대, 기회들, 또는 건강과 활력, 정치적 및 전문가적 이상들, 생식 능력, 성적 능력, 결혼, 신체적 무용(武勇)과 외모, 부모들의 존재와 지원, 자녀들의 존재와 지원 등의 상실.

이러한 어려움들에 직면해서 사람들은 그 충격의 직접성으로부터 자신들을 보호하는 방법들을 찾을 것으로 기대된다. 그들은 정신적 및 신체적 불편을 줄이기 위해 방어적 조치들을 취할 것이다. 어떤 사람들은 견딜 수 없는 것으로 느껴지는 내적 스트레스들과 갈등들을 완화하기 위해, 그들의 태도들과 행동들을 바꾸어 전형적으로 유아나 청소년의 것으로 보이는 행동을 할 것이다. 다른 사람들은 더 이상의 분투를 피하기 위해, 성인기보다는 잠재기에 어울리는 마음의 상태로 명백히 되돌아감으로써, 조심스럽게 철수하거나 강박적인 경향성에 빠지는 양태를 채택할 것이다. 노년기 삶의 특별한 문제들이 부과하는 새로운 압력하에서, 개인은 뒤로 물러서고, 이러한 이전 상태들 중의 어느 하나에 안주할 수 있다. 혹은, 그는 그런 상태와 그의 나이에 더 적합한 상태 사이를 왔다 갔다 할 수 있다. 그러나 거기에는 하나의 다른 가능성이 있다. 그는 이러한 기능의 이전 양태들의 인력(引力)에 저항하고, 정서적인 짐을 견딜 수 있는 자신을 발견하며, 따라서 아마도 아직 충분히 경험하지 못한 새로운 성인의 마음 상태로 나아갈 수 있다.

이 단계에서, 이전 시기들에서처럼, 사람들이 직면하는 특별히 실제적이고 정서적인 과제들과 그 과제들을 떠맡는 마음의 상태들 사이에는 밀접한 관계가 존재한다. 비록, 심지어 지금도, 인격의 발달이 어떤 단순한 방식으로 연대기에 매어있지는 않지만, 그럼에도 불구하고 거기에는 특별히 이 시기에 속한, 그리고 다양한 압력들에도 불구하고 세상에 대한 성인의 관점을 유지하는 일관된 능력을 요하는, 책임의 특정 영역들이 존재할 가능성이 높다. 나이든 부모들은 다른 사람들의 돌봄을 받고 있으면서 자녀들의 자리를 차지하기 시작했을 수 있다. 그러나 그 자녀들은 단순히 나이든 "아이들"의 상태일 수 있고, 특히 일자리를 얻지 못하고 살 곳을 마련하지 못할 때, 여전히 돌봄을 필요로 할 수 있다. 또는 이 자녀들은 이제 그들이 돌봐야 할 자신의 자녀들을 갖고 있을 수 있고, 오히려 그들의 자녀들이 조부모들에게서 도움을 받는 것을 기대할 수 있다. 동시에 이러한 노년기에 일하는 책임을 짊어진다는 것은 그 개인에게 특별히 고된 것으로 느껴질 수 있다. 이러한 요구들은 사회적 및 가족의 의무들과 유대들이 더 힘들게 느껴지면서 더 커질 것이다. 이 모든 것이 에너지가 감소하고 열정이 식어가면서, 또는 질병이 위협하기 시작하면서, 부담으로 다가오게 된다.

하지만 지금, 항상 그렇듯이, 배우는 능력을 가진 사람들에게 있어서, 세월의 흐름은 확실히 그들의 삶의 경험들을 좀 더 통합할 수 있는 더 많은 시간을 선사한다. 자신들의 경험에서 배우는 것이 쉽지 않다고 느끼는 사람들은 자신들에게 손짓하는 많은 퇴행적 가능성들에 의해 유혹을 받을 것이다. 워즈워드의 시, "우리는 일곱 살"(We Are Seven)은 어린 아이의 "지혜"를 성인의 어리둥절함과 대비시킨다:

단순한 아이인, 사랑하는 형제 짐(Jim)은
가볍게 그의 숨을 들이쉬고,

모든 팔과 다리에서 그것의 생명을 느낀다,
그가 죽음에 대해 무엇을 알아야 하는가? [II. 1-4]

오두막집에 살고 있는 여덟 살 된 소녀가 가진 지혜의 원천이 이야기의 몇몇 구절들에 담긴 언어와 운율의 단순함에서 감동적으로 드러나고 있다. 그녀는 그녀의 다른 여섯 형제자매들의 죽음에도 불구하고, 어떻게 그녀 자신을 여전히 7남매 중의 하나라고 주장할 수 있는지 이해하지 못하는 상상력이 결여된 화자(話者)와는 전혀 다르다. 그 화자는 이 작은 친구들을, 그녀가 노래 불러주고 대화를 나누는 내적인 현존들로서 그녀의 마음속에 살아있도록 유지하는 그녀의 능력을 이해할 수 없다. 그녀는 상실한 인물들을 힘과 위로의 계속되는 원천들로서 그리고 내면에 살아있는 존재로서 유지하고 있다:

"그러나 그들은 죽었다; 그 둘은 죽었다!
그들의 영혼은 하늘에 있다!"
그것은 내뱉는 말에 지나지 않는다; 왜냐하면 여전히
그 작은 소녀는 의지를 가지고 있고,
말했다, "아니에요, 우리는 일곱 명이에요!" [II. 65-69]

아는 척하고, 수량화하는 마음 상태에 갇힌, 워즈워드라는 인물은 정신적 현실의 본성을 이해할 수도 없었고, 다른 사람의 내적 경험의 친숙하지 않은 본성에 자신을 개방할 수도 없었다: 이 경우, 그에게는 생각할 수조차 없는 상실이었지만, 이 어린 소녀는 이미 견뎌낸 것. 하지만 시를 쓰는 것 자체가 시인/자기가 사용할 수 있게 되는 존재하고 이해하는 방식에 대한 암시들과 열망들에 대한 인식의 표현이다.

이 단계에서, 과거에 채택되었던 고통을 피하는 다양한 개인적인 방식들은 시간이 지남에 따라 성격의 모습을 갖게 된다. 우리는 한 사람을 넓은 의미에서, 예컨대, 피상적인, 또는 포기하는, 또는 굴복하는 사람이라고 서술하고 싶은 유혹을 느낄 수 있다; 노화의 과정을 건너뛰거나 심지어 부인하려고 시도하는 사람. 이러한 반응들 각각은 발달을 촉진하는 세력들에서 배운 것보다 발달을 가로막는 세력들에서 배운 것이 얼마나 더 많은지를 보여주는 슬픈 증언일 수 있다. 그것들은 어떤 사람들 안에 있는 지배적으로 수동적이고 우울한 기분을, 즉 삶이 그들을 낙담시켰거나 실망시켰다는 느낌을 가리키는 것일 수 있다; 환경이 그들을 패배시켰다는 느낌. 하지만 이 동일한 반응들은 또한 다른 어떤 것, 즉 아래에서 제시되는 사례들에서 분명히 드러나게 될 어떤 것을 서술할 수 있다: 즉, 해결되지 않은 초기의 상실 경험들이 인격 발달에 긴 그림자를 던지는 상황. 실패의 느낌, 또는 실패에 대한 두려움은 오랜 세월동안 지속될 수 있지만, 근저의 불안들과 억제들은 용기와 함께 여전히 생각을 위해 사용될 수 있다. 고통 받는 것에 대한 두려움은 고통 그 자체보다 더 나쁜 것일 수 있다. 만약 슬픔과 상실이 압도적이 된다면, 예전의 인격은 그것 자체의 관리 방식들을 찾을 것이다. 그것들은 이전 시기의 그것들과는 다른 방식들일 수 있지만, 그럼에도 불구하고 동일한 정신적 선택, 즉 고통을 피할 것인지 아니면 그것을 수정하거나 조절할 것인지와 관련된 것일 수 있다; 일차적인 충동이 고통을 제거하고, 그것에 참여하는 것을 회피하는 것인지, 아니면 그것을 정신적으로 안아주고, 내적으로 처리하려고 시도하는 것인지.

* * *

두 개의 짧은 사례들이 초기의 어려움들과 그것들이 오랜 시간이 지난 후에 만날 수 있는 매우 다양한 방식들 사이의 연결들을 명료화해줄 것이다. 스미스 씨와 크로포드 부인은 모두 60대가 되어서 심리치료를 받으러 왔다. 그들이 의뢰된 이유는 겉보기에 크게 달랐지만, 그들 모두는 어린 시절의 사별과 관련된 중요한 특징들을 공유하고 있는 것으로 드러났다. 스미스 씨는 사기가 꺾인 채 죄책감에 짓눌려 살고 있었다. 그는 은퇴가 가까워오자 자신이 쉽게 화를 내는 우유부단하고 불안한 사람이며, 더 걱정스럽게도, 젊은 여성들에게 성적 관심을 갖는다는 것을 발견하게 되었다. 처음으로, 그는 자신이 체력과 신체적인 외모에 몰두하고 있는 모습을 발견했다. 그는 직장에서 그다지 성공적이지 못한 중간-관리자로서 일해왔고, 항상 "약간 실패했다"는 느낌을 갖고 있었다. 그는 그가 표현했듯이, "어떤 것을 받아들이는 것"이 항상 어렵다는 것을 발견하면서, 이렇다 할 성취 없이 학교생활을 마쳤다. 그는 "문제아들"의 일원이었고, 비행 행동들 (주로 경미한 방화와 자동차 절도)의 공범자였으며, 공부해야 할 많은 시간들을 슬롯머신에서 낭비했다. 그의 직장 생활 역시 일련의 경미한 속임수들과 "사기들"에 관여했지만, 발각되지는 않았다.

은퇴가 어느 정도의 우울한 불안을 야기하고, 그것과 함께, 마치 외부의 지지구조를 제공해주는 규칙적인 일이 없이는 내적 통합이 위협받기라도 하듯이, 성격이 퇴화할 수 있는 위험이 발생하는 것은 보통 있는 일이다. 창조적이고 상상적인 활동을 위한 자신들의 내적인 원천들을 결여한 사람들에게는, 직업-세계의 패턴이 오랫동안 일종의 갑옷을 제공했을 수 있다. 그러나 확립된 습관들이 깨어져야 할 때, 그리고 동료-직장인들의 동반자 관계가 더 이상 가능하지 않을 때, 어떤 다른 지시나 의미의 부재는 고통스럽게 명백해질 수 있다.

사기저하, 실패, 공허, 방향 없음, 시기심, 혹은 의미 없음 등, 원치 않는 느낌들이 어떤 것이든, 그런 느낌을 피하기 위해 취해진 수단들 역시 친숙한 것들이기 쉽다. 젊고 아름다운 사람들이 높이 평가되고 나이든 사람들은 관심이나 존경을 거의 받지 못하는 오늘의 문화 안에서, 많은 사람들은 스미스 씨처럼 젊고 활기찬 상태로 머무르기 위해 노화하는 신체와 싸워 이기려고 하면서, 시간과의 경주에 참여하고 싶은 충동에 굴복한다.

그러나 이런 일반화 안에는 어느 단일한 경험이 갖는 특수성이 상실되는 위험이 있다. 스미스 씨의 경우, 예컨대, 노화와 관련해서 인식할 수 있는 범위를 넘어서는 고통의 영역이, 즉 도달하기에 아주 힘든 영역이 있는 것으로 보였다. 그의 치료사는 때로 스미스 씨 자신과 그의 삶에 대한 그의 보통의 단조롭고 약간 진부한 표현과는 두드러지게 다른, 강렬함과 열정을 얼핏 보곤 했다. 거기에는, 특히 그의 꿈들 안에는, 마치 삶의 초기에 그가 아마도 그렇지 않았더라면 붕괴적인 것으로 경험했을 수 있는 어떤 것, 즉 그가 알고 있는 자신의 인격 안으로 통합해낼 수 없었던 것을 피하기 위해 안전하지만 다소 무딘 존재방식을 받아들였고, 그로 인해 그의 인격이 "엷은 막으로 둘러싸이게 되었다"는 느낌이 자라나고 있었다.

스미스 씨가 아이였을 때 그의 아버지는 사고로 사망했고, 아들인 그는 아버지에 대해 기억할 수 있는 것이 거의 없었다. 하지만 그는 보상할 수 없는 상실감 같은 것을 치료사에게 전달했다. 시간이 지나면서 스미스 씨가 치료사와 점점 더 신뢰하는 관계를 형성하자, 그는 그의 아동기의 세부사항들을 기억해내기 시작했다. 그의 아버지는 자동차 수리공이었고, 스미스 씨는 7-8세 경에 아버지가 자동차를 수리하는 모습을 자주 보러 갔다. 그는 도구들과 낡은 엔진의 부속품들로 가득한 정원 안에 있는 헛간에 대해서도 이야기했는데, 그곳에서 그는 주말에 아버지와 몇 시간이고 함께 보내곤 했다. 거기에는 두 개의 강렬하게 공유된 즐거움이 있었다: 모닥불을 피우는 것과 아버지의 다락 안에 있던 낡은 슬롯머신을 갖고 노는 것. 더 많은 세부사항들이 출현하고 이야기들이 결(texture)과 색깔 그리고 구체성을 획득하게 되면서, 아버지와 아들 사이의 이 공유된 친밀성이 갖는 열정의 느낌은 매우 생생한 것이 되었다. 스미스 씨의 행동은 바뀌었고, 그가 그것으로부터 영원히 추방되었다고 느꼈던 일종의 에덴동산인, 어린 시절의 행복한 시간들을 더 많이 기억함에 따라 그의 언어는 생기와 활기를 띠게 되었다.

　어느 날 작업 중에 기중기가 고장을 일으켜 그의 아버지를 덮쳤고, 그는 그 자리에서 사망했다. 몇 주 후에 그의 어머니는 아버지와 함께 정비소에서 일하던 사람과 결혼했고, 몇 달 후에 아기 여동생이 태어났다. 그가 자신의 어머니가 아버지의 사망 이전부터 그의 동료와 불륜 관계였을 수 있다는 가능성을 받아들이도록 스스로를 허용하기까지는 많은 시간이 걸렸다. 그 결혼과 함께 모든 것이 변했다. 정원의 헛간은, 다락방이 그랬던 것처럼, 자물쇠가 채워졌고, "출입 금지"라는 팻말이 붙었다. 모닥불을 피우던 자리는 잔디로 뒤덮였다. 스미스 씨는 장례식에 가도록 허용되지 않았고, 그 후로 그의 아버지에 대해 말하는 것이 허용되지 않았다. 그 시점에 그가 학교에서 문제를 일으키기 시작한 것은 놀랄 일이 못 된다. 그 당시에 어머니에 대한 그의 주된 기억은 그의 낮은 성적 때문에 잔소리를 듣는 것과, 그가 전에는 반에서 일등을 하던 영리한 소년이었다는 말을 듣는 것이었다;

왜 그는 더 이상 노력하지 않는 걸까? 왜 그는 그토록 바보가 되었을까?

비록 극단적이지만, 스미스 씨의 고통은, 외견상 사소한 것이든 아니면 명백히 파국적인 것이든, 상실 혹은 사별의 경험들을 적절하게 다룬 적이 없는, 또는 더 나쁘게는, 그것들을 부인하거나 무시한 많은 아이들의 고통과 연속선상에 있다. 자신의 아들의 고통을 돌보지 못하는 그의 어머니의 무능력은 말로 표현되지 않은 그녀 자신의 불행에 뿌리내리고 있었을 가능성이 높다. 그러나 그것은 또한 심지어 그 사고 이전에도 그가 최소한 그의 어머니와의 관계에서 자신의 정서적 삶의 현실을 공유하고, 그 과정에서 그것을 이해하는 기회를 거의 갖지 못했다는 사실을 암시하고 있다.

자신의 아버지의 죽음에 대한 그의 비탄과, 그의 어머니와 새로운 가족에 대한 그의 분노의 강렬함이 그의 느끼고 수용하는 자기를 중지시키고, 건강하고 활기 찬 어린 소년이기를 포기한 채, 삶으로부터 등을 돌리게 했던 것으로 보인다. 그는 그의 어머니가 이웃과 이야기를 나누는 중에, 그녀의 아들이 "그 죽음을 아주 잘 극복했다"고 말하는 것을 들은 적이 있었다. 그 반대였음을 보여주는 명백하고 설득력 있는 실마리들이 그의 비행 행동들의 특수성 안에서 드러났다: 방화, 자동차 절도 그리고 거의 중독에 가까운 슬롯머신에의 집착. 나중에 그는 평생 계속된 상상력 없고, 단조로운 일상적인 삶에 정착했다: 특별한 친밀성, 기쁨 또는 관심도 없이 세월을 보냈다; 그는 대체로 참여하는 일 없이 아내와 자녀들을 부양했지만, 그것이 그에게 진정한 즐거움을 주는 일은 거의 없었던 것으로 보인다. 그것은 가장 공허하고 관습적인 의미에서의 가족의 "삶"이었다.

치료 과정의 어느 시점에서, 그의 죄책감의 정도와 관련된 문

제가 출현했다: 그의 아버지의 실제 죽음에 대한 비합리적인 죄책감("나는 늘 '만약 내가 거기에 있었다면, 아버지를 구했을지도 모른다' 라고 생각하곤 했어요.")과, 그의 아버지에 대한 기억이 가족 이야기에서 그렇게 빨리 그리고 철저하게 제거되도록, 그리고 비록 더 느린 속도이긴 했지만, 그 자신의 마음과 가슴에서 사라지도록 허용한 것에 대한 강렬한 후회. 그는 왜 어머니의 새 결혼이 기초해 있는 것으로 보였던 속임수와 부인과 공모했을까? 그는 심지어 아버지의 끔찍한 "사고"가 겉으로 드러난 것보다 더 사악했던 것은 아닌지 궁금해 하기 시작했다. 그리고 죄책감의 또 다른 원천이 출현했다: 그의 아버지의 시간에 대한 그의 허기가 그의 부모들을 갈라놓았을지도 모르고, 그것이 애초에 "혼외정사"였다는 그의 확신을 초래했다는 생각.

은퇴를 앞두고 있다는 사실과 그것에 수반되는 모든 상실들이 이러한 오래된 해결되지 않은 이슈들을 다시 불러내고 있음이 분명해졌다. 그것은 스미스 씨를 그 자신의 죽음의 현실뿐만 아니라, 지금까지 그가 자신 안에서 거의 인식하지 못했던 증오와 파괴적인 감정들의 일부와 직면시키고 있었다. 이 위기는 그가 결코 발달시킬 수 있는 기회를 갖지 못했던 정서적 능력들을 요구했다. 그는 그가 내면의 분노, 절망 그리고 혼돈을 만나지 않는 것을 확인하는 데 그의 삶을 허비했다. 정신적으로 그리고 정서적으로, 그는 그의 아버지가 사망했던 시기인 잠재기 소년 이상으로는 거의 발달하지 못했다. "기억상실증"이 서서히 걷히고 이러한 감정들의 일부가 회기들 안에서 다루어지면서, 스미스 씨는 엄청난 고통을 감수하면서도 중심적인 그리고 오랫동안 연기되어온 과제를 수행하는 일에 착수했다.

작스(Jaques, 1965)는 그러한 과제를 "과거에 상실한 것과 지나간 것을 증오하고 그것으로 인해 박해받는다고 느끼기보다는,

그것을 사랑하고 애도하는 개인의 능력에 대한 확신을 증가시켜 주는, 유아기 상실과 슬픔의 경험을 다시 작업해내는 것이라고 서술했다. 우리는 우리의 궁극적인 죽음을 애도하기 시작할 수 있다"(p. 512). 그렇게 하는 동안, 우리는 우리 자신의 단점들과 파괴성을 견디는 능력을 진정으로 확립할 것이다. 크로포드 부인은 초기 아동기에, 비록 그녀가 그것을 다루는 매우 다른 방식들을 찾았지만, 별반 다르지 않은 비극을 겪었다. 그녀는 그녀가 여덟 살 때 있었던 오빠의 죽음이 그녀의 삶에 근본적인 영향을 끼쳤다는 것을 항상 알고 있었다. 이 오빠는 워즈워드가 "마이클"(Michael)이라는 시에서 서술한 것과 같은, 명백히 촉망받는 소년이었다.

다른 재능들 이상으로
희망을 가져다주고, 앞을-내다보는 사고들을 가져다주는 아이.
[II. 54-55]

그런 아이가 경미한 수술 과정에서 마취에서 깨어나지 못하고 죽었다. 그의 부모들의 슬픔은 회복될 수 없었다. 아버지는 알콜 중독자가 되었고, 어머니는 깨지기 쉬운 조증 상태가 되어 사소한 상상속의 질병들에 영원히 사로잡힌 채, 끊임없는 편두통으로 고통 받았고, 그녀의 삶을 무의미한 과제들로 채웠다. 유일하게 살아남은 아이인 크로포드 부인은 자신을 실패로 몰아넣는 운명에 맞서서 오빠에 대한 기억에 부응하는 삶을 살도록 노력해야겠다고 느꼈다. 부모들은 집에서 그들의 아들이 남긴 모든 흔적들을 제거했고, 결코 그에 관해 말하지 않았다. 그들이 겪은 경험은, 문자적으로, 견딜 수 없는 것이었다.

자녀가 죽는 일을 겪은 가족들에서 종종 보듯이, 크로포드 부인이 어린 소녀로서 그녀의 부모의 슬픔에 대해 보인 반응은 그녀가 그들의 소망들이라고 여긴 것을 이루어주기 위해 노력하는 것이었다. 그녀는 그녀의 오빠의 "영혼"을 늘 의식하고 있으면서 부모의 마음속에 있는 오빠라고 상상되는 것에 부응하기 위해 헛된 시도를 했다. 그 결과, 성인으로서 그녀는 그녀가 할 수 있는 범위에서 최고로 성공적인 사람이 되었다고 의식적으로 생각하게 되었다. 그녀는 그녀의 남편을 부양했고, 그녀가 표현한 대로, "매우 근사하고 효율적인 가정"을 운영했다. 그녀는 지역의 바쁜 병원에서 간호사로서 일하면서 네 명의 자녀들을 키웠다. 그녀는 항상 "분주하게 움직이는" 삶을 살았고, 그녀의 직업 역할을 훨씬 넘어서는 자선 활동들과 여러 명의 "파산자들"을 위한 문제해결에 몰두하면서, 극도로 충만하고 헌신된 삶을 살았다. 그녀는 성찰을 위한 시간을 거의 갖지 않았고, 그녀의 삶의 곤경에 대해 도전하는 문제에 대해서는 전혀 관심을 갖지 않았다. 그녀의 의사로 하여금 결국 그녀에게 심리치료를 권하도록 촉구한 것은 그녀의 건강 염려증이었다. 그녀에게는 생명을-위협하는 질병(보통 암)에 대한 심각한 공포가 여러 해 동안 반복되고 있었다. 60세에 그녀는 자신이 불행하게 결혼했다고 생각하기 시작했고, 점점 더 불안해하면서 상당히 걱정스러운 몇 가지 증상들로 인해 고통 받는다고 느꼈는데, 그 증상들 중에 유기체적인 기반을 갖고 있는 것은 아무것도 없었다. 지금 그 어느 때보다 더 바쁘게 지내고 있는 그녀에게 심리치료 회기들을 위해 시간을 내는 것을 숙고한다는 것은 그 무엇보다도 어려운 일이었다.

처음에 치료 회기들에서, 그녀의 태도는 매우 사실적이고, 무뚝뚝하며, 약간 경직되고, 피상적이었다. 그러나 시간이 흐르면서 예기치 않은 사나움과 함께 출현한 것은 자신의 아들의 죽음에 대처할 수 없었던 어머니에 대한 그녀의 분노의 수준이었다. 그 재앙과 함께, 크로포드 부인은 자신이 그녀의 오빠뿐만 아니라 그녀의 부모들도 잃었다고 느꼈다. 그녀는 죽음에서 회복하지 못하는 어머니의 무능력이 드러나지 않게 어린 소녀로서의 그녀에게 얼마나 심각한 영향을 끼쳤는지를, 그리고 실제로 그녀의 삶 전체를 어떻게 황폐화시켰는지를 서술했다. 건강 염려증 역시 그녀의 문제가 되어 있었다. 당시에 그 실제 죽음이 무엇을 의미했었는지에 참여할 수 있는 기회를 갖지 못한 채, 그녀는 내면에서 수행해야 하는 불가능한 과제에 참여하는 것을 피하기 위해, 다른 곳에서 질병과 죽음을 "관리하는 일"로 스스로를 바쁘게 만들었다.

한 회기에서 그녀는 킹콩이라는 제목의 영화를 보았던 때인 8세경에 시작된, 아동기 공포에 대해 말했다. 그녀는 그 후로 오랫동안 킹콩이 와서 자신을 잡아갈까봐 두려워했다. 한 수준에서 이 기억은 부모의 이해에 의해서 수정되지 않은, 그녀가 자신의 오빠처럼 "어디론가 끌려가는 것"에 대한 불안을 서술하는 것으로 보일 수 있다. 그리고 회기 안에서 그것은 즉시 최근의 꿈을 생각나게 했다:

> 그녀는 병원에서 일하고 있었는데, 간호사로서가 아니라 가스누출을 관리하는 일종의 기술자로서 일하고 있었다. 어느 날 무서운 폭발이 일어날 수 있는 위험이 있는 것으로 보였다. 그녀는 그러한 폭발이 페인트칠을 한 것을 망칠까봐 매우 걱정했다.

그 꿈에 대한 논의에서 크로포드 부인은 그녀의 "평생에 걸친 직업"이 "누출을 관리하는 것", 즉 어떤 실제적인(잠재적으로 파괴적인) 정서가 새어나가거나, 그것이 실제로 무엇인지 인식되지 않도록 모든 것에 뚜껑을 닫아두는 것이었다는 사실이 분명해졌다. 그것은 마치 그녀 자신의 폭군적이고 통제적인 부분이 그녀의 보다 취약한 "희생자" 자기(킹콩의 아름다운 처녀)를 사로잡은 채 사라짐으로써, 그녀의 인격을, 슬픔, 공포, 분노를 받아들이고, 그것들의 크기와 원천들을 이해하는 모든 능력을 빼앗긴 상태로 남겨둔 것과도 같았다. 꿈에서 그녀는 무자비한 폭력이나 다른 사람들을 절단하는 실제적인 위험에도 관심을 보이지 않았다. 그녀는 피상적인 것들에 대한 염려에 몰두해 있었다—"페인트 칠." 그 결과는 삶의 상실(꿈에서든 현실에서든)이라는 파국의 실제적인 충격이 신진대사될 수 없는 것이었다. 대신에, 표면적인 것—"잘 지내기", 존경할 만함, 착함—에 대한 주의와 관심이 우세했다.

자신이 완벽한 아내, 직장인 그리고 어머니의 역할을 떠맡는 것을 통해서 세상에 실제로 참여하는 것으로부터 얼마나 철저하게 스스로를 배제했었는지를 받아들이기 시작하면서, 크로포드 부인은 그녀 자신의 삶과 그녀의 어머니의 삶 모두와 관련해서 깊은 고통을 느끼기 시작했다. 그녀는 그녀의 어머니의 초기 어려움들을 더 잘 이해하도록, 그리고 자신이 어머니를 미워할 뿐만 아니라 사랑할 수도 있었다는 것을 깨닫도록 스스로를 허용하기 시작했다; 어머니가 해낼 수 없었던 것에 대해 항상 속상해하기보다는, 어머니가 해낼 수 있었던 것에 대해 감사하는 것. 그녀가 어머니 안에서 견딜 수 없었던 것은 정확하게 그녀가 인식하지 않으려고 그토록 열심히 노력해왔던 그녀 자신의 측면들이었다: 끊임없는 신체적 불평들, 불필요한 분주함, 착한 일들을 하기, 진정한 정서적 접촉에 대한 일반적인 회피. 이러한 특징들을 그녀 자신의 인격의 일부로서 인식하는 것을 통해서, 크로포드 부인은 그녀의 어머니에 대한 연민과 따뜻한 감정들을, 그리고 그들의 관계를 복구하려는 강렬한 소망을, 즉 전에는 그것이 가능하리라고 상상할 수 없었던 소망을 발달시킬 수 있었다.

이 두 사례들 모두에서 실제 사별이 발생했는데, 그것은 당시에 정서적으로 소화되지 않음으로 해서, 해당 개인들의 삶 전반에 걸쳐서 어두운 유산을 남기게 되었다. 이 사실이 암시하는 것은 치료가 항상 필수적으로 그러한 숨겨지고 말해지지 않았던 생각들과 감정들을 끌어 모으도록 요구받지 않는다는 사실이다; 오히려 이 사례들이 보여주는 것은 인생의 아무리 늦은 시기에서라도 인격 발달이 정서적으로 담아주는 환경 안에서 계속되거나 혹은 심지어 시작할 수 있다는 사실이다. 나이가 들어가면서, 단단해지는 것들과 부드러워지는 것들이 뚜렷해질 수 있지만, 이 사례들이 보여주듯이, 그것들은 반드시 돌이킬 수 없는 것은 아니다.

60세 된 남성의 단 한 번의 회기에서 가져온 세 번째 사례는, 늦은 나이에도 보다 의미 있고 상상력 있는 방식들로 자기 자신과 자신의 삶을 경험하는 것을 시작할 수 있는 가능성에 대한 좀 더 상세한 이야기를 제공해준다. 오랫동안 성공적인 법조인으로서 살아온 윌리엄슨 씨는 삶의 늦은 시기에 분석을 찾았다. 그는 신중한 분위기를 풍겼고, 처음부터 사고와 행동거지에서 약간 공식적인 모습을 보였다. 그는 항상 자신이 무엇을 느꼈는지를 아는 데 어려움을 겪었다. 그는 정서적으로 박탈된 아동기를 서술했다. 거기에는 진정한 가족의 접촉이나 따뜻함이 거의 없었고, 일곱 살에 기숙학교로 갈 때까지 여러 명의 유모들에게서 돌봄을 받았다. 이 불행한 시절에 대해서는 산발적인 기억들밖에 없었다. 그의 어머니에 대한 느낌은 매우 모호했다. 아동기 동안에 그가 어머니와 가졌던 관계나, 그녀의 이른 쇠약과 죽음에 대해서는 기억나는 게 거의 없었다. "나는 그녀가 단지 사라졌다고 생각해요." 아무것도 연결되는 것 같지 않았다. 사고들은 보통 그렇듯이 문들을 열어주지 않았다. 해석들은 어디로도 이끌지 못했다. 탐구의 흐름들은 토막 나곤 했다. 모든 것이 그 지점에서 꼼짝 못하는 것처럼 느껴졌다.

분석 초기에 윌리엄슨 씨는 접촉 지점을 찾으려고 애썼다. 그는 오랫동안 꿈을 전혀 기억할 수 없었다. 그러나 마침내 그는 "조각난" 꿈들이라고 불리는 첫 번째 꿈들을 가져왔다. 그것들은 시각적으로 생생하고, 때로는 분명한 "느낌"이나 "음조"를 가진 단일한 이미지들로 이루어졌다. 하지만 그것들은 연상들이나 성찰들을 거의 산출하지 않았기에, 당황스럽고 좌절스러웠다.

그러한 많은 꿈들이 있은 후에, 그는 특징적으로 매우 단순한 시각적 진술로 구성된 하나의 특별한 "꿈 조각"을 가져왔다.

거기에는 약 4피트 높이로 아주 매끈하게 쌓아올린, 여러 개의 벽돌 기둥들이 있었다.

그것을 쌓은 기술의 정확성이 그 꿈에서 유일한 초점 혹은 강조점이었다. 벽돌들은 특별한 용도가 없이, 거기에 있었다—그것들은 매우 규칙적으로, 분리된 더미들로 배열되어 있었다; 주의 깊게 그리고 완벽하게 쌓여 있었다. 그는 당시에 그의 집에서 정원을 조성하는 공사가 진행 중이고, 집의 "틀을 위해" 디자인된 벽들을 세우기 위해 정원 주변에 벽돌을 쌓아두었다는 사실을 언급했다. 그것의 목적은 실제적이기 보다는 미적인 것이었다고 그는 말했다.

이러한 연상 내용들은, 비록 양은 매우 적었지만, 다음과 같은 방식으로 그 "파편적인" 꿈에 대해 성찰하는 것을 가능하게 했다. 벽돌 더미는, 그런 형태로는, 어떤 활기찬 정서적 혹은 실천적인 목적에도 이용이 가능하지 않은 정신적 과정들의 과도하게-경직된 측면들로서 생각될 수 있었다. 그것이 쌓여 있는 방식은 명백히 무의미한 정확성을 나타내는 것이었다. 벽돌이 어떤 유용한 혹은 미적인 기능으로부터도 멀리 있다는 것은, 꿈의 형태가 의미 있는 사고와의 어떤 연결로부터도 멀리 있는 것에서 재생되었다. 무언가가 빠져 있었다—벽돌들은, 그것들의 현재의 모양과 위치로는 건설에, 즉 의미의 건설에 유용하게 사용될 수 없다.

그 꿈의 상황은 당시에 윌리엄슨 씨의 개인적인 곤경을 완벽하게 서술해주었다. 벽돌/사고(思考)들은 적절한 과제를 위해 사용될 수 있도록 예비적인 윤곽을 만들기 위해 분리되고 파편화된 형태로 분석가에게 가져와야만 했다: 집/마음이 더 훌륭하게 "보이도록" 그것의 틀을 만들기. 그러한 벽들을 건설하는 것이 지닌 미적이고 기능적인 측면들은 집 자체가 틀지어지고, 관찰되며, 그럼으로써 분석적으로 사고되어지기 전에, 다른 종류의 창조적 과정으로서 확립될 필요가 있다는 느낌이 거기에 있었다.

그 꿈의 파편성 그 자체는 그것이 전체 과정의 일부를 이루고 있음을 서술해주었다. 그것은 윌리엄슨 씨의 인격의 분열된 부분들 사이를 창조적으로 연결시키는 데 지금까지 쓸모없던 다소 경직되고 "정확한" 사고/기둥들을 해체하기 시작했다. 이러한 종류의 해체는 실제적인 어려움들을 좀 더 사고할 수 있는 것으로 만들어주었다. 상징적 표상들(집/마음의 그것들)의 의미에 참여하기 위해서는, 그것에 앞선 과정이 수행되어야만 했다. 즉, 조각들을 끌어 모으고, 그것들을 지지해주고, 그것들에 관해 벽돌들이 더 이상 그것들의 기존 구조들에 정적으로 붙어있지 않는 방식으로 생각할 수 있는 마음 편에서(그의 분석가의), 훨씬 더 초보적인 질서세우기가 필요했다. 이런 방식으로 내적 처리과정을 거친 결과, 벽돌들은 유용한 어떤 것을, 즉 의미를 담아줄 수 있는 것을 세우는 데 사용될 수 있었다; 그의 발달하는 인격의 구조로 세워질 수 있는 것.

  분석 과정을 윌리엄슨 씨가 이용할 수 있는 것으로 만들어준 담아주기의 질적 요소가, 그의 파편적이고 공식적인 의사소통들을 이해하는 분석가의 능력 근저에 있는 무의식적 과정들로부터 발생했다. 그러한 과정들을 개념적 언어로 서술하는 것은 어려운 일이지만, 그것을 표현하는 하나의 방식은 치료적 관계 안에서 꿈이, 그리고 꿈의 해석이 발생했고, 그 결과, 지금까지는 생각할 수 없었던 윌리엄슨 씨의 경험들의 측면들이 모양새를 갖기 시작했다는 것이 될 것이다. 이 회기 안에서, 그의 무의식적 경험이 분석가의 마음속에서 작업되어진 결과, 그는 먼저는 꿈 사고들의 무의식적 상징들 안에서, 그 다음에는 그 사고들의 좀 더 의식적인 언어화 안에서, 그 경험에 "대해 생각하는" 수단들을 제공받을 수 있었다. 시간이 지나면서 그의 공식적인 태도는 느슨해지고, 그의 딱딱한 정서적 표면들은 부드러워지기 시작했고, 진정한 관심, 유머 그리고 따뜻함이 회기들과 그의 삶 안으로 들어오기 시작했다.

  동일한 방식으로, 이처럼 적극적으로 아기의 감정들을 담아주는 내적 자원들을 가진 어머니를 충분히 오랫동안 경험했던 아기는 통합되고 이해받는 느낌을 가질 뿐만 아니라, 그 자신의 정신적 상태를, 비록 처음에는 일시적이지만, 지탱해주는 능력을 서서히 획득한다. 윌리엄슨 씨와 그의 분석가 사이에서 있었던 상호작용에 대한 서술은 비온이 "담는 것/담기는 것"이라고 부른 것이 분석 공간 안에서 일어났음을 보여준다. 그것은 상징-형성, 혹은 알파-기능의 신비한 과정을 보여주고 있고, 그것이 환자와 분석가 사이에서 발생한 것이라는 점에서, 연대기적인 나이와 상관없이 그 과정이 다시 환기될 수 있는 방식임을 보여준다. 그 과정들은 가장 초기의 어머니/아기 만남들 안에서 발생했던 것들과 동일한 것이다.

한 사람이 삶의 노년기로 들어서면서, 그는 더 부드럽고, 더 너그러우며, 덜 시기하고, 더 많이 감사하며, 삶, 자녀들, 직업 등과 관련해서 그것들이 "어떠해야 했다든지"(should), "어떠할 수 있었다든지"(could), 혹은 심지어 "어떠했을지도 모른다"(might have been)보다는, 있는 그대로의 그것들을 더 잘 받아들일 수 있게 될 수 있다. 그는 "만약 ...일 수 있었다면"이라는 생각들을 떠나보낼 수 있다. 그러나 반대로, 그는 점점 더 강요적이고, 거만하며, 무자비하고, 침해적이며, 지적으로 부정직한 사람이 될 수도 있다. 이러한 특징들은 모두 어쩌면 시기심의 찌르는 고통, 혹은 상실의 공포에 대한 방어적인 수단들로서 시작되었을 수 있다. 그것들은 또한 점점 더 수정될 수 없는, 깊이 새겨진 마음의 습관들로서, 즉 어떤 추후의 성장을 위한 가능성도 제한하거나 방해하는 것들로서 스스로를 제시할 수도 있다. 마음의 이러한 각각의 상태들을 지속시키는 기제들은 이 책 전체에서 논의되어 온 것들인, 투사와 내사로 남아있다. 이 두 경향성들 사이의 균형에 따라, 초기 시절에 그 각각의 경향성이 가졌던 힘과 강도에 따라, 그리고 과거와 현재의 압력들의 본성에 따라, 각 개인은 이 인생의 마지막 부분에서 불가피한 상실들을 견뎌내야 한다는 사실과 죽음에 가까이 다가가는 세팅에서 삶을 살아야 한다는 사실 모두와 직면하는 데 있어서, 매우 다른 준비를 갖추게 될 것이다, 어떤 사람들은 사물들을 보는 익숙하지 않은 방식들로부터 스스로를 닫는 경향을 드러낼 것이고, 다른 사람들은 계속해서 배우려는 마음을 갖고서 새로운 경험들을 겪안을 것이다.

어느 한 할머니는 형제자매의 상실을 애도할 수 있도록 도움

받는 것이 아이들에게 얼마나 중요한 것인지에 대해 긴 대화를 나눈 후에, 최근에 형제자매를 잃은 어린 손녀를 위해, "글쎄, 나는 여전히 그 애가 장례식에 참석해야 한다고는 생각하지 않는다"고 말했다. 다른 할머니는 이에 대해 "그것이 최선이라고 생각하세요? 좀 더 말해주세요"라고 반응했다. 이 후자의 언급은, 비록 단순한 것일 수 있지만, 계속되는 호기심을, 그리고 앎과 이해에 대한 계속되는 추구를 나타낸다. 그러한 특질들은 예이츠(W. B. Yeats)가 중년기와 노년기에 쓴 시들에서 명료하게 드러나고 있다. 그의 마지막 시집인 「나선형 계단」(The Winding Stair)에 실린 "자극"(The Spur)라는 시는 시인으로서의 그 자신의 영원한 에너지의 원천을 진술한다.

> 욕정과 분노가 나의 노년기에 춤을 춘다면
> 당신은 그것을 끔찍스럽게 생각하겠지만,
> 나의 젊은 시절에 그것들은 그토록 재앙이 아니었죠:
> 지금도 그밖에 다른 무엇이 내 안에서 노래하도록 자극할
> 수 있을까요?

어떤 사람들에게는 젊은 시절의 "욕정과 분노"가, 마치 중년의 "잠재기"가 시작된 것처럼, 조용해진다. 그러나 다른 사람들은, 예이츠처럼, 그들의 인격의 계속되는 생명력이, 아무리 그것의 음조가 다르더라도, 정직성과 흥미를 갖고서, 좀 더 기본적인 열정들을 유지하고, 인정하고, 말할 수 있는 모습 안에서 계속해서 작용하는 것을 알 수 있다. 어떤 사람들에게는, 그것이 유아적인 것으로 느껴지든, 성인의 것으로 느껴지든, 필수적인 것으로 느껴지든, 어울리지 않는 것으로 느껴지든 상관없이, 그러한 정서들과 충동들에 참여할 수 있는 잠재력이 사용될 수 있는 것으

로 남아있으면서, 여전히 발달하는 자기의 느낌을 지원하는 데 기여한다.

엘리엇(T. S. Eliot)은 노년시절에 시와 시인 사이의 관계에 대해 글을 쓰면서, "경험을 할 수 있는 사람"과, 그런 사람일 수 있거나 그런 사람이 될 수 있는 특별한 "정직성과 용기"를 결여한 사람 사이의 보다 일반적인 구별을 명료하게 서술하기 위해 "자극"(The Spur)을 인용한다. 그는 그 구별의 결과를, 한 사람이 창조적인 노년을 지속할 수 있는지 없는지를 결정하는 요소로서 주목한다. 그는 젊은 시절과 노년시절 사이의 연속성이 갖는 중요성을 강조한다: 성장이 계속되기 위해서는, 젊은 시절의 경험들이 살아있어야 한다. "나선형 계단"에 실린 다른 시들에 대해 엘리엇은 다음과 같이 말한다.

> 그 시들에서 사람들은 젊은 시절의 가장 활기차고 바람직한 정서들이 회상 안에서 그것들의 충만하고 마땅한 표현을 위해 보존되어있다고 느낀다. 노년기의 흥미로운 감정들은 그저 다른 감정들이 아니기 때문이다; 그것들은 젊은 시절의 감정들이 그 안에 통합되어 있는 감정들이다. [pp. 258-259]

엘리엇은 창조적인 개인에게 나이를 먹는 것이 가져다줄 수 있는 위험에 대해 매우 민감했다. 그가 묘사한 그림은 삭막한 것이다. 그러나 그가 서술하는 위험, 즉 진실성에서 미끄러져서 단순히 존경스런 겉모습으로, 혹은 더 나쁘게는, 부정직으로 떨어지는 것은 많은 사람들에게, 그리고 정말로 자신의 일상적인 창조적 자기를 보존하기 위해 분투하고 있는 사람이라면 누구에게나 인식될 수 있는 것이다:

경험을 할 수 있는 사람은 그의 삶의 모든 단계에서 다른 세상 안에 있는 자신을 발견한다; 그가 세상을 다른 눈으로 보기 때문에, 그의 예술작품을 위한 재료는 계속해서 신선하다. 그러나 세월에 적응하는 이런 능력을 보여준 시인들은 그리 많지 않다. 그것은 실로 변화를 직면하는 비범한 정직과 용기를 필요로 한다. 대부분의 사람들은 젊은 시절의 경험에 매달리는 바람에 자신들의 저술을 그들의 이전 작품에 대한 진실하지 않은 모조품으로 만들거나, 혹은 자신들의 열정을 뒤에 남겨 둔 채, 공허하고 쓸모없는 유식함을 갖고서 머리로만 글을 쓰기 쉽다. 여기에는 또 다른 훨씬 더 나쁜 유혹이 있다: 위엄 있는 사람이 되는 것, 단지 공적인 존재감만을 갖는 공적 인물이 되는 것이 그것이다—장식들과 훈장들이 달려 있는 옷 인양, 대중이 그들에게 기대하는 것이라고 믿는 것을 행하고, 말하며, 심지어 생각하고 느끼는 사람. 예이츠는 그런 류의 시인이 아니었다 ... 왜냐하면 젊은 사람들은 그를 그의 작품 안에서 최상의 의미에서 항상 젊은이로 남아있던 시인으로서, 그리고 심지어 그가 나이가 들어서도 어떤 의미에서 항상 젊은 사람이 되었던 시인으로서 그를 볼 수 있기 때문이다. 그러나 늙은 사람들은, 그들이 시 안에서 표현된 그 자신과의 정직성에 의해 자극을 받지 않는 한, 사람이 실제로 무엇이고 무엇으로 남는지가 드러날 때, 충격을 받을 것이다. 그들은 자신들이 그와 같다는 것을 믿기를 거부할 것이다. [p. 257]

여기에서, 이 책에서 항상 그렇듯이, 강조점은 자기 자신에게 정직할 수 있는 능력과 기회에 있다. 노년기에 대한 정신분석적 사고에서, 초점은 한 사람이 외적인 사실로서의 죽음과 내적인 사실로서의 파괴성을 직면할 수 있는지에 두어왔다. 실제 죽음의 현실은 누군가가 "실제로" 성숙했을 수도 있고, 혹은 그런 것처럼 보일 수도 있는 다른 방식들을 꿰뚫어볼 수 있는 예리한 관점을 준다. 왜냐하면 죽음은 또한 삶에서의 모든 다른 상실들, 즉 너무도 최종적이고 파국적인 것으로 보이기 때문에 두려움의 대상이 되어왔을 수 있고, 그 결과 집요하게 회피되어왔을 수 있는 상실들에 대한 은유이기 때문이다. (프로이트는 게임에서의 최고의 상금인, 생명 자체가 위험하지 않을 때 삶이 흥미를 잃는 것에 대해 말했다.[2]) 삶에 적절하게 참여하는 것은 죽음 자체뿐만 아니라, 죽음과 관련된 타격들의 현실, 즉 자기에게 내적인 위협들과, 키이츠가 서술한(Letters, p. 95) 외적 "환경들의 세계", "비참과 상심, 고통, 질병과 억압"에서 오는 위협들 모두를 직면할 준비가 되어있음을 말한다. 한 사람이 "경험을 할 수 있는" 인격이 되는 데 기여하는 생각의 종류는, 마음을 성찰하는 것이다. 그 과정은 생명과 희망을 촉진하는 자기 안에 있는 힘들, 즉 인격으로 하여금 자신의 모습을 발견하고 그것이 발달하고 성장하는 것을 가능하게 하는 힘들과, 고통과 알지 못하는 것에 대한 두려움 때문에 자기를 뒤로 끌어당기는 힘들 사이에서 분투하는 것을 포함한다. 어떤 사람들은 삶의 늦은 시기에서도 새로운 경험으로 나아가는 문들을 더 활짝 열도록 밀어붙일 것이고; 다른 사람들은 그 문들을 닫는 것이 편하다고 느낄 것이다.

  한 사람의 내적 삶과 외적 삶의 상호 맞물림이 빚어내는 놀라움과 무한한 복잡성은 키이츠의 거미줄 이미지에서, 즉 거미가 줄을 뽑아내는 탁월한 평범함의 이미지에서 훌륭하게 포착되고 있다:

---

[2] Elliott Jaques(1965), p. 512.

이제 나에게는 거의 어떤 사람도 마치 거미처럼 그 자신의 내면으로부터 하늘 높이 솟은 자신의 성채를 짜고 있는 것으로 보인다—거미가 자신의 작업을 시작하는 나뭇잎들이나 가지들의 지점들은 소수이지만, 거미는 공간을 아름다운 회로들로 채운다: 인간은 그의 영혼의 섬세한 그물망의 끝부분을 부착시킬 얼마 되지 않는 지점들에 만족한 채, 천상의 직물을 짜야만 한다. [Letters, p. 66]

키이츠의 이미지는 여러 개의 사고들을 위한 은유적 표현을 제공한다—이 책을 관통하고 있는 아이디어들의 근저에 놓여있는 사고들. 그 이미지는 사물들의 "자잘한 지점들"에 묶여 있지 않고, 내적 자원들로부터 자유와 열린 마음 위에 삶을 세우는 능력에 대한 느낌을 불러낸다. 왜냐하면 각 사람은 풍부하고 깊이 있는 인격을 발달시킬 수 있는 잠재력을, 자신의 경험으로부터 계속되는 성장을 위한 본질적인 요소들을 이끌어내는 가능성을 내면에 갖고 있기 때문이다. 그 누구라도 그의 진정한 자기에서 이탈할 수 있다. 그 누구라도 매우 아름다운 고유한 인격의 구조를 세울 수 있다.

이 책은 자신의 경험의 의미를 이해하는 것이 가져다주는 보상과, 그렇게 하는 데서 만나는 어려움들에 관한 것이다; 자신의 마음을 발달시키는 것, 자기 자신이 되는 것의 어려움. 세상 안에서 자기 자신의 자리를 발견하는 과정은, 한 세대로부터 다음 세대에 이르기까지, 태아의 가장 초기의 분투로부터 삶의 마지막 시기의 분투에 이르기까지, 끊임없는 정신적 및 정서적인 작업을 필요로 한다. 그것은 단순히 다른 사람들처럼 되는 것이 아니라 그들로부터 배우는 것을, 그리고 그들을 묶어두려고 시도하지 않고 그들에게 나누어 주는 것을 포함한다. 그것은 갈등을 포함하지만, 또한 무한한 가능성을 열어준다. 왜냐하면 삶은 눈물의 골짜기일 필요가 없으며, 그보다는 영혼을 직조하는 골짜기이고, 마음의 성장과 인격의 발달은 그 과정 위에서 발생하기 때문이다.

제14장
마지막 시기

"우리는 탐구를 그치지 않을 것이다
그리고 우리의 모든 탐구의 끝은
우리가 출발했던 곳에 도착하는 것,
그리고 처음으로 그 장소를 알게 되는 것일 것이다."

T. S. Eliot

이 이상한 사건들로 가득한 역사를 끝내는,
모든 것의 마지막 장면은
두 번째 아이 같음과 단순한 망각이다,
이빨도, 눈도, 맛도, 그리고 모든 것도 없이. [II, vii, 163-166]

위의 글은 「당신 뜻대로」(As You Like It)에 실린 "인간의 일곱 시절"에 대한 작스(Jacques)의 논문 마지막 구절이다. 그의 성찰들은 터치스톤(Touchstone; Duke Senior의 광대인)과의 만남(무대-밖에서의), 즉 똑 같은 장면을 시작하면서 서술된 만남에 의해 시작되었다. 작스는 터치스톤에게 엄청나게 매료된다. 그는 듀크 시니어(Duke Senior)와 궁정 무법자(outlawed court)에게 세상 돌아가는 것에 대한 광대의 선언들을 즐겁게 보고한다.

그래서, 시시각각, 우리는 익어가고 익어간다,
그 다음에는, 시시각각, 우리는 썩어가고 썩어간다;
그래서 거기에 재미있는 이야기가 있다. [II, vii, 26-28]

그 "이야기"는 모든 이야기들 중에 가장 중요한 이야기이다―그것은 인간 조건에 대한 이야기이다. 이 희곡의 중심적 주제는, 많은 희극들에서처럼, 끝(즉, 상실, 포기 그리고 궁극적으로 죽음)의 현실을, 그것을 시작할 때의 정신 안으로 그리고 시작에 잠재된 현실을 끝의 의미 안으로 통합해야 할 필요성과 관련되어 있다.

셰익스피어가 그토록 자주, 명시적으로 그리고 암시적으로, 반복해서 말한 "이야기"는, 그것의 가장 적나라한 모습에서, 모든 재생에 관한 이야기 안에 쇠약과 죽음을 포함하는 것이 중요하다는 것이었다. 솔직한 진술은, 만약 어떤 진정한 발달이나 이해가 일어나려면, "두 번째 아이다움과 단순한 망각"이 인생의 단계나 나이와 상관없이 격리되고 부인될 것이 아니라, 인식되고 이해되어야 한다는 것이다.

시작과 끝 사이의 뗄 수 없는 관계는 정신분석적 이론들, 임상적 경험 그리고 초기시절의 "아이다움"에 대한 관찰연구 등이 "두 번째의 아이다움"을 이해하는 것과 손상입고 약해진 마음의 상태들에 참여하는 법 모두에 매우 직접적으로, 심지어 실질적으로 기여하는 방식들을 종합적으로 보여주고자 하는 것이며, 내가 지금 거의 문자적으로 추구하고 있는 것이다.「당신 뜻대로」(As You Like It)가 분명히 보여주듯이, 익어가고 썩어가는 것은 어떤 의미에서 연대기적인 시간의 직접적인 문제이다. 그리고 비록 시간은 절대적인 것이지만―다음 시간은 마지막 시간을 뒤따른다(작스가 매료된 터치스톤의 주장)—아덴의 숲(Forest of Arden)에서의 삶이 드러내듯이, 중요한 이슈는 그 시간들을 가지고 무엇을 했는가이다. 발달의 측면에서, 앞의 장들이 보여주었듯이, 우리는 인생의 모든 단계에서 가장 중요한 것은 정신적 성장을 촉진시키고 지속시키거나 그것을 제한하고 방해하는 가능성과 관련해서, 시간들이 무엇을 의미하는지 그리고 그것들을 어떻게 사용할 것인지에 관한 것임을 명심할 필요가 있다. 이런 의미에서 시간은 절대적이지 않다. 왜냐하면 우리가 단지 "썩고 썩기 위해" "익고 익는" 수준은 생리학적/신경학적 요소와 심리적 요소들—신체/두뇌와 마음—사이의 해소될 수 없는 관계에 의존하기 때문이다. 한 사람이 신체적으로 퇴화할 때, 초기의 문제 있는 심리적 문제들은, 만약 해소되지 않았다면, 다시 나타날 가능성이 높다; 유아기 방어들은, 만약 근저의 불안들이 수정되지 않은 채로 남아있다면, 다시-세워지는 경향이 있고; 아이 같은 욕구들은, 만약 충족되지 않았다면, 다시-표면으로 떠오르는 경향이 있다. 이러한 어려움들은 대처능력들이 감소하고 날것 그대로의 것이나 심지어 비참한 의존이 자기주장을 시작할 때, 더 심해지는 경향이 있다.

  프로이트가 사람은 단지 유기체적인 이유들 때문만이 아니라 정서적인 이유로도 정신적으로 심지어 신체적으로도 병들 수 있다는 사실을 확립한 이후로—의료 제도로부터 격렬한 분노 반응을 촉발했던 아이디어—"그 후로 나는 내가 잠들어 있는 세상을 방해한 사람이었다는 것을 깨달았다"라는 프로이트의 유명한 진술을 만나기까지는 꼬박 한 세기가 걸렸다.

  백년이 지난 지금, 정신의학적, 발달적 그리고 행동적 장애들의 유기체적 기원들이라고 간주되는 것 안에 있는 정서적 요소를 이해하는 것에 관한 한, 우리는 그때보다 더 나아진 게 별로 없다. 많은 영역들에서 그러한 상태들에 대한 유기체적, 의료적 설명에 의존하는 관습은 여전히 강하게 남아있다. 물론, 매우 연로한 노인들의 경우, 실제적인 퇴화는 현실이고 중심적인 문제로서 고려되어야만 한다. 그러나 최근에 신경과학은 그것 자체가, 인지적 결핍과 정서적 결핍 사이, 유기체적 손상과 정동적 장애들, 뇌의 기능과 마음의 기능 사이의 연결들이 지닌 복잡한 밀접성을 오래 전부터 인식해온 정신분석가들을 지칭하는, 소위 "민간 심리학자들"의 연구와 직관들을 강력하게 지지하는 증거들을 제시하고 있다. 이슈는 뇌가 마음에 영향을 미칠 뿐만 아니라, 마음이 뇌에 영향을 미친다는 사실에 있다.

일부 중요한 예외들이 있기는 하지만, 많이 연로한 노인들의 곤경을 더 잘 이해하기 위해 수행된 정신분석적인 연구는 많지 않다―성장하고 발달하는 마음의 능력과, 갇히게 되고, 손상되거나 파편화되기 쉬운 마음의 경향성을 이해하는 데 있어서 가장 숙련된 사람들의 통찰들을 수확할 수 있는 연구. 심각한 장애를 지닌 성인 환자의 치료에 참여하거나, 어린 아동들의 장애와 정지된 발달 문제의 해결에 참여해온 임상가들은 당면한 문제들을 다루는 데 있어서 정신분석의 핵심적인 임상적 기술과 관찰적 기술에 의존하게 될 것이다.

중년기와 노년기의 삶에 대한 정신분석적 서술은 모든 종류의 상실들, 궁극적으로는 죽음을 직면하는 개인의 능력이 정신적 현실을 견디는 아주 초기 능력에 뿌리내리고 있다는 점을 강조한다(13장을 보라). 이 단계에서는 "당신이 되었을 수도 있는 사람이 되는 데는 너무 늦은 법이 결코 없다"는 죠지 엘리엇의 말처럼, 여전히 희망이 있다. 이 장은 명백히 삶에서의 너무 늦은 시간, 하지만 정신적 및 정서적 삶의 특질이, 비록 매우 일시적일 뿐이지만, 종종 알려진 것보다 훨씬 더 견딜 수 있고, 의미 있으며, 심지어 즐길 수 있는 시간 동안의 삶을 다룬다. "노년기"를 이해하는 데 기여해온 초기 유아기와 아이 같은 상태들에 대해 생각하는 동일한 방식들이 마지막 시기인, "두 번째 아이다움"의 시기에 특별히 적합하다—특히 피질 혈관의 외상(뇌졸중), 또는 알츠하이머(Alzheimer), 또는 보다 일반적인 노인성 치매로 인한 혼동 상태 중 어떤 것으로 인한 것이든(이런 다른 상태들을 구별하는 것은 매우 어렵다), 유기체적 손상을 포함한 문제들과 관련해서.

  이 책의 1장에서, 나는 89세 된 브라운 여사와 그녀의 남편인 에릭 사이의 상호작용에 대해 다루었다. 그들의 가족이 상세하게 서술한 내용에 대한 나의 사고들에 기초해서, 나는 그 후 2년에 걸쳐 브라운 여사가 알츠하이머로 인해 파괴되기까지 그녀의 활기차고, 창조적이며, 탐구하는 마음을 꾸준히 상실해가는 과정을 여기에서 추적할 것이다. 이 이야기에서의 강조점은 브라운 여사가, 그녀의 남편의 오랜 세월에 걸친 신실한 헌신에도 불구하고, 그토록 빠르게 그에 의해 배신당하고 버려졌다는 박해 환상에 사로잡히게 되었다는 사실에 있다. 이 지점에서, 브라운 여사의 불안의 원천은 그 어떤 예민하고 주의 깊은 관찰자에게도 분명한 것이었다. 그녀는 여전히 위안을 얻을 수 있었고, 마음의 평화를 되찾을 수 있었다. 심지어 그때까지도, 비록 선택적이기는 했지만, "세상 돌아가는 방식"에 관심을 갖는 그녀의 능력은 상당한 정도로 남아있었다. 때때로 그녀는 죽음에 대해 이야기했고, 그녀의 자녀들에게 그녀가 "너무 익은 시기"(그녀가 노년기의 정도와 관련해서 합리적으로 긍정적인 "익음"이라고 분명히 간주한 것과의 흥미로운 대조를 암시하는)라고 부른 상태에 들어가지 말고, 그녀 자신보다는 좀 더 일찍 썩도록 허용하는 것을 추천하곤 했는데, 그것은 그녀가 "조금씩 죽어가는 것"

이라고 부른 것을 증오했기 때문이었다.

하지만 2년 후에, 브라운 여사는 일상적인 의사소통이 어렵게 되었고, 중심적인 이슈는 우울적 자리의 사고의 특징들이 훨씬 더 편집-분열적 자리의 사고의 특징들로 되돌아가는 항상-재발하는 붕괴와의 분투가 되었다. 브라운 여사가 박해적인 상태로부터 빠르게 벗어날 수 있었던 이전 시기들과는 달리, 그녀는 노년기 말년의 겉보기에는 해결이 불가능해 보이는 장애물들에 의해 그녀 주변의 사람들로부터 단절된 상태에 남게 되는 위험에 처해 있었다―기억, 인식 또는 공유된 의미에 대한 장애물들. 그녀는 다른 사람들로부터 뿐만 아니라 그녀 자신으로부터도 단절되어가고 있었다.

이것은 통렬한 아픔을 주는 서술이지만, 심지어 이러한 상태들조차도 겉으로 보이는 것보다는 훨씬 더 접촉이 가능한 것일 수 있다. 심지어 마지막 시기의 불안들과 정신적인 장애조차도 종종 초기의 정서적 분투들의 본성과 아주 구체적으로 연결되어 있다는 증가하는 증거들이 있다. 브라운 여사의 경우, 앞에서 제시된 사례보고가 제안하듯이, 수십 년에 걸친 결혼과 가족에의 헌신에도 불구하고, 결코 해결된 적이 없는 근저의 오이디푸스적 어려움들이 있어왔던 것으로 보인다. 비온, 시걸(Segal), 브릿튼(Britton) 그리고 다른 이들을 따라, 정신분석적 사고를 하는 사람들은 상징들을 형성하는(그럼으로써 독립적으로 생각하는) 능력이 분리를 견디고, 돌보는 사람에 대한 독점권이라는 환상의 상실에 대처하며, 때로는 일차적 커플로부터 배제되는 것을 견디는 능력에 뿌리내리고 있다는 것을 잘 알고 있다. 이것들은 초기 유아기와 아동기의 과제들이다. "삼각관계"를 위한 그런 능력들―생애의 첫 해에 발달하기 시작하는―은, 다시금, 유아와 돌보는 사람―일반적으로 어머니―사이의 일차적인 양자관계의 상대적인 안정성과 상호적인 이해에 달려있다.

초기에 삼각관계를 다루었던 방식은, 어떤 종류의 것이든, 오이디푸스 콤플렉스와 협상하는 이후의 방식들과 많은 관련성을 갖는다(5장을 보라). 만약 이 가장 초기의 상호작용들이 과도하게 방해를 받는다면, 정서적 및 사회적 능력들뿐만 아니라 사고의 발달 그 자체도 손상을 입을 수 있고, 그 개인은 그 후로 끊임없이 사랑과 상실의 고통들, 거절당하고 배제되는 것에 대한 공포들과 씨름해야 할 수 있다.

소위 "노인성 치매"라고 불리는 것의 많은 측면들은 사고, 관계 그리고 의사소통과 관련된 초기 장애들과 밀접한 유사성을 갖는다. 우리가 앞의 장들에서 살펴보았듯이, 1세 혹은 91세, 또는 그 사이의 어느 나이에서도, 개인의 인지적이고 정서적인 성장은 자기와 타자 사이의 정서적 상호교류의 특질에 달려있다. 극도로 젊었을 때이든 극도로 늙었을 때이든, 사람은 자기로부터 타인 안으로 감정들을 투사하고자 하는 충동을, 혹은 필요성을 갖고 있다—정서들을 소통하기 위해서든, 아니면 그것들을 제거하기 위해서든. 많은 것들이, "담는 것"의 역할을 하는 사람이 힘들게 하는 투사물을 견딜 수 있고, 그 경험의 의미에 대해 여전히 생각할 수 있는가에 달려있다.

경험에 대한 날것으로서의 데이터나 사고들을 의미 있는 것으로 만드는 돌보는 사람이 갖고 있는 능력이 "익음"과 "썩음" 사이의 차이를 결정할 수 있는 것은, 한편으로, 언어적 의사소통 능력이 아직 발달되지 않거나, 다른 한편으로, 그 능력이 모두 상실되거나 정신적 파국에 의해 그것이 중지될 때이다. 비온의 모델을 따르면, 유아로 하여금 정신적으로 그리고 정서적으로 발달할 수 있게 해주는 것은 유아의 신체적이고 감정적인 날것으로서의 요소들을 다룰 수 있고, 견딜 수 있으며, 따라서 유아가 이해할 수 있는 것으로 만들어주는 어머니의 정신적 및 정서적 능력이다(7장을 보라). 아기가 자신의 힘으로 생각해낼 수 없는 정서적 강렬함은 젖을 먹여주고, 양육하며, 돌보는 어머니의 측면—"젖가슴"—으로 투사된다. 어머니에 의해서 이제 무의식적으로 이해되고, 의미 있는 것으로 만들어진, 아기가 투사한 힘들게 하는 열정적인 정서를 아기가 되돌려 받는 것은 정서적 상태들이 모양과 형태를 갖는다는 의미에서 뿐만 아니라—어떤 길고, 전적으로 당혹스러우며, 공포스러운 내적 및 외적 비명이 아니라—그러한 기능(그러한 변형을 가져오는 어머니의 본래의 기능) 자체가 발달하는 인격의 일부가 될 수 있다는 의미에서, 인격의 기초를 형성한다. 우리가 살펴보았듯이, 나중에 성인 환자를 돌보는 사람 역시 환자를 생각하고 담아주는 현존으로서 사용할 수 있게 해주는 세팅과 정신적 주의 깊음을 제공할 수 있으며, 이때 그의 기능들이 환자에 의해 내재화될 수 있다.

브라운 여사에게로 되돌아가 생각해보자: 그녀의 가족이 그녀의 아동기에 대해서 충분히 알지 못했던 것은 그녀가 영국의 식민지 통치 시절에 인도에서 태어나, 비록 처음에는 그녀의 유모에 의해 사랑으로 양육되었지만, 다른 사람들에 의해 양육되어야만 했고, 상상할 수 없을 정도로 먼 곳인 "영국"의 학교로 보내졌어야 했던 일로 인해 정서적 박탈(비온 자신처럼)을 겪었다는 사실이었다. 그녀는 정신적으로 장애 입은 그녀의 가학적인 어머니를(그녀는 그렇게 서술되었다) 거의 알지 못했고, 그녀의 숭배 받았던 그러나 멀리 있었고 종종 부재했던 아버지도 거의 알지 못했다. 그녀의 아동기 운명은 끊임없이 뿌리 뽑히고, 옮겨지며, 다시-붕괴되고, 어떤 일관성 있는 돌봄이나 관심도 거부된 것이었다. 청년기와 성인기 동안에, 그녀는 기대되는 것에 사회적으로 적응하는 방법들을 발견하기 위해, 학급과 교육의 자원들에 의존했다. 하지만 그녀는 결코 개인적으로 안전하다고 느끼지 못했다.

　브라운 여사는 언젠가 한번 그녀의 딸들 중의 하나에게 자신의 어린 시절 매우 일찍부터 그녀의 어머니가 그녀의 남편과 딸 사이의 가까운 관계에 대해 맹렬하고, 거의 망상적인, 질투와 경쟁심을 느꼈다는 고통스런 사실을 털어놓은 적이 있었다. 그녀의 남편의 이른 죽음 후에 곧 그녀는 그녀의 딸의 젊은 연인을 유혹했다. 브라운 여사는 이 배신에 의해, 그리고 그녀가 당시에 그토록 깊이 헌신했던 남성의 상실에 의해 영원히 상처받았다고 느꼈다. 그녀는 그녀 자신을 배제에 대한 공포와, 그녀가 표현하듯이, "힘을 행사하는" 사람이 아니라 힘 있는 사람을 "섬기는" 사람들의 계층으로 "좌천되는" 그녀의 경향성에 대한 공포를 숨기기 위해 끊임없이 투쟁해온 사람으로 서술했다.

　버림받는 것에 대한 공포와 분리를 견디지 못하는 무능력이 치매로 고통 받는 사람들의 특징이라는 것과, 이러한 마음의 박해적인 상태들이 유기체적인 손상을 증가시킨다는 것은 확실한 사실이다. 그럼에도 불구하고 브라운 여사의 경우, 그녀의 특별한 고통을 야기했던 것이 정확히 삼각관계의 복잡성, 즉 질투에 찬 분노와 불안에 의한 공격들이었다는 것은 놀랍다. 밀려나고 대체되는 것에 대한 공포는 초기 아동기 이후로 그녀의 확신을 무너뜨려왔고, 그 확신은 결코 안전하게 자리를 잡지 못했다. 나이가 들어 그녀가 자신이 획득한 사회적 기술들을 상실했을 때, 거의 상상할 수 없는 강도로 재출현한 것이 바로 이 옛 유아기 불안전감들이었다. 거기에는 그녀의 친척들의 담아주는 능력들이 그녀의 의사소통의 초보적인, 또는 명백히 무작위적인 조각들을 의미 있는 것으로 만들어주고, 접촉을 유지하는 것과 심지어 옛 연결들을 재-형성하는 것을 명백히 지원해줌으로써 이전의 자기의 타다 남은 불씨에 일시적으로나마 다시-불을 붙여주었던 단순한 상황들에 대한 짧은 서술들이 뒤따랐는데, 그 상황들이 지금 91세인 브라운 여사에게서 재연되고 있었다. 그녀는 어떤 지속적인 혹은 명백히 인식할 수 있는 방식으로 기억하거나 생각하는 능력을 잃어버렸다. 그녀는 새로운 어떤 것도 그리고 종종 삶 자체도 싫어하는 사람이 되고 있었다. 그녀는 학습된, 습관적인 그리고 가장 공식적인 반응들을 제외하고는, 오래 전에 말을 잃어 버렸다. 이것들이 그녀가 마지막으로 떠나보낼 것이었다—적절한 탐구와 관심에 대한 비교적 생각 없는 주의: "무척 피곤하시겠어요." "여기에 오는 데 오래 걸렸나요?"—"정말 친절하세요"와 같은 평생 사용해온 말—정중한 사회적 관습. 그녀는 다행스럽게도 손상되지 않은 채로 남아있는 그녀의 예외적인 시각과 청각에 기초해서, 그녀의 동료들의 표현과 억양의 세부사항들로부터 반응을 위한 그녀의 실마리들을 여전히 취할 수 있었다. 그녀의 이러한 능력은 종종 그녀가 사실상 얼마나 적게 이해하고 있는지를 모호하게 만들곤 했다.

유아들과 아동들에 대한 연구에서 이미 오래 전에 확립되었듯이, 환경 혹은 돌보는 사람의 변화들은 브라운 여사에게 심각한 불안을 야기하기 시작했다. 사랑하는 그리고 의지할 수 있는 사람이나 친숙한 환경에서 분리되는 문제들과 관련해서 매우 어린 아이들에게서 획득한 통찰과 이해는, 아직은 매우 연로한 사람들을 돌보는 일에 거의 영향을 미치지 못하고 있다. 그들 역시 정신적으로 안전한 장소에 대한, 시들게 하고 불안정하게 하는 "향수병"은 상황이 변경되자마자 곧 바로 시작될 수 있다. 한 번은 브라운 여사가 무척 사랑하는 딸들 중의 하나가 예기치 않게 주말에 함께 보내기 위해 찾아왔다. 그녀의 환경은 곧 바로 다른 것이 되었다. 브라운 여사는 그녀의 남편 에릭을 심각하게 불안한 눈으로 바라보았다: "우리는 여전히 집에 있는 건가요, 에릭?"
 잠시 후에 에릭은 방에서 나가려고 일어섰다. 이번에는 그 자신의 증가하는 건망증 때문에, 그는 문으로 가다가 중간에 멈추었고, 그의 등 뒤로 손깍지를 끼웠다. 이것은 좌절뿐만 아니라 자기-모순을 암시하는 것으로서, 그가 본래 목적의 흐름을 잃어버렸을 때 보이는 특징적인 자세였다. 브라운 여사는 그의 손들을 가리켰고, "거의 청년 같은 즐거움"이라고 나중에 서술된 눈빛으로 그녀의 딸을 응시했다. 그녀는 집요하게 다시 에릭의 자세를 가리켰고, 강조하기 위해 그녀의 손가락을 구부렸다. 그녀의 딸은 미소 지으며 말했다. "맞아요, 우리 좋은 아빠가 무언가를 잊으셨네요." 브라운 여사는 웃었다. 에릭은 다시 정신을 차렸고, 방을 나서면서 문을 닫았다. 브라운 여사는 갑자기 겁에 질린 것처럼 보였다: "그는 언제 돌아오지? 어디에 갔을까?" "내 생각에 그는 부엌에서 원하는 무언가를 기억했던 게야. 그는 곧 돌아올 거야." 브라운 여사는 불안한 상태에 머물렀다. 그녀의 딸은 큰 소리로 물었다, "만약 아빠가 무엇을 하고 있고, 어디로 가고 있는지를 어머니에게 말했다면, 그래서 어머니가 그것을 알고 있다면, 도움이 되었을까요?" 그녀의 어머니는 고개를 끄덕였다.
 이 단순한 상호작용들에서, 우리는 유아나 어린 아동에게서 매우 특징적인 마음의 상태들에서 발생하는 거의 매 순간의 변화들을 추적할 수 있다. 에릭의 불확실한 몸짓의 의미에 대한 어머니와 딸 사이의 익살스러운 공유된 이해는 사용될 수 있고 소통될 수 있는 의미에 대한 확실한 느낌 안에서 발생했다. 딸은 곧 바로 그녀의 어머니의 기분, 몸짓 그리고 시선을 바르게 해석하고, 그것을 분명하게 말할 수 있었다—민감한 치료사가 말이 없는 아이에게 말해주는 것이나, 부모가 아기에게 말해주는 것과 마찬가지로. 그러나 문이 닫혔을 때, 설명되지 않은 에릭의 부재는 그의 아내를 그녀 자신의 토대로부터 완전히 단절되었다고 느끼게 만들었고, 필요로 하는 존재의 상실을 겪는 유아처럼, 그리고 그 결과, 버림받았다고 느끼는 유아처럼 공포에 질리게 만들었음이 분명했다—"그는 가버렸어"; "그는 결코 돌아오지 않을 거야"; "나는 세상에서 혼자야." 필요했던 것은, 그리고 그녀의 딸이 관찰했듯이, 나중에 집 안에서 습관이 된 것은 어머니가 어린 아이에게 주었을 법한 종류의 단순한 설명이었다: "나는 단순히 X를 하려고 해요, 나는 곧 돌아올 거예요." 브라운 여사의 정서적 상태는 한 순간에는 공유된 삼각관계 정신 구조(남편-딸-자기) 안에서 안전하게 안겨져 있다가, 다음 순간에 그녀의 안전감의 원천으로부터 단절되고, 그 결과 일종의 정서적 자유낙하를 겪게 되는 혼란스런 방식으로, 우울적인 것에서 편집-분열적인 것으로 그리고 다시 우울적인 것으로 되돌아가는 변동을 보이는 것으로 서술될 수 있다.

  브라운 여사의 해결되지 않은 오이디푸스 불안들과 연관된 죄책감, 공포 그리고 갈망은 그녀의 인상적인 사회적 적응에도 불구하고 그녀의 성인으로서의 삶 내내 지속되었다. 그녀의 사회적 방어들이, 더 중요하게는, 그녀의 기억들이 떨어져나가고, 실제적인 정신적 손상이 근저의 정서적 어려움들을 증가시킴에 따라, 그녀는 질투의 희생자가 되었고, 한 사람보다 더 많은 사람들과 관계하는 위험들을 다루는 것이 점점 더 힘들어지게 되었다.

  그녀의 아들은 그의 어머니가 점심식사 바로 전에 매일 한 번씩 피우는 담배는 없이 그녀의 와인 잔을 옆에 두고 불가에 앉아있던 일에 대해 이야기했다. 아들과 남편은 활기찬 대화를 하고 있었다. 보통처럼, 그들은 그녀를 포함시켰지만, 오직 시선 접촉을 통해서만 그렇게 했다. 그녀의 아들은 그의 어머니가 흥분해서 성냥갑을 집는 것을 관찰했다. 그녀가 오른 손으로 연속해서 성냥갑을 그었을 때, 그녀의 왼손은 거의 눈에 띄지 않게 그녀의 입을 향해 움직였다. 그녀는 명백한 노여움과 함께 그 "커플"을 흘끗 보고는 불을 끄기 위해 성냥개비를 흔들고, 그것을 불 속으로 던졌다. 이것이 여러 차례 반복해서 일어났다. 그의 아버지와 대화하는 중에도 이러한 세세한 것들을 관찰하고 있던 아들은 미소 지으며 그녀에게 다가갔다: "어머니는 성냥을 켜면 어머니가 바라는 담배가 어떻게든 나타날 것이라고 생각하세요?" 브라운 여사는 처음에는 불확실해 보였지만, 이어서 미소 지었으며, 그러고는 마치 긍정하듯이 고개를 끄덕였다. (그가 인식하지 못했던 것은 그 행동이 그녀의 경쟁자들의 하나 혹은 다른 이를 없애거나 불태우고 싶은 어머니의 무의식적 소망을 나타낼 수도 있다는 사실이었다.)

이러한 예들은 "공동으로 주의를 기울이는 기술"과 "시선 모니터링"의 중요성을 부각시킨 최근의 연구를 생각나게 하는데, 이것은 사실상 브라운 여사와 그녀의 딸과 아들 사이에서 진행되고 있었던 것이다. 아동 심리치료사인 안나 버르하우스(Anna Burhouse, 1999)는 인지심리학, 아동발달연구 그리고 정신분석에서 가져온 개념들을 어린 유아들에 대한 그녀 자신의 관찰들과 연결시킨다. 그녀는 특히 자폐 스펙트럼에서 특징적인 문제로 드러나는, 관계 맺는 일에서의 심각한 어려움에 특별한 관심을 갖고서, 삼각관계의 정신적 공간을 형성하는 과정에서 발생한 손상들에 초점을 맞춘다. 이 연구의 많은 측면들은 아래에 제시되는 예들이 보여주듯이, 매우 나이든 노인들과 연관된 문제들을 이해하는 데 중요한 의미를 갖는다.

브라운 여사는 단어들을 잃어버린 상태에서 특징적으로 자극과 관심의 초점을 손가락으로 가리키면서, 마치 공유된 반응을 예상하듯이, 안전한 동반자를 바라보곤 했다. 다른 때에는, 좀 더 불안하게, 확인이나 설명을 기대하면서 바라보곤 했다. 그녀가 자신의 의사소통의 실체를 이해하고 참여할 수 있는, 혹은 그녀에게는 아직 아무런 의미가 없는 것에서 의미를 발견할 수 있는 마음의 정서적 현존을 만날 때, 그녀는 그것으로부터 무언가를 만들어낼 수 있었다―무언가가 이해되었다는 사실을 즐기는 것. 이것은 그녀가 아름다움에 대한 느낌을 분명히 표현하고 싶어 하는 것으로 보일 때, 특히 사실이었다―하늘, 새들 그리고 꽃들은 그녀의 몇 안 되는 남아있는 관심과 즐거움의 원천들이었다. 마치 요술지팡이를 손에 쥐고 있기라도 하듯이, 그녀는 그녀의 관심을 끄는 대상을 향해 부드럽게 그리고 말없이 손을 흔들곤 했다. 그런 다음에는 그녀의 동반자에게 종종 강렬하고 미묘한 시선을 보냈고, 새, 혹은 꽃으로 시선을 돌렸다가, 다시금 그녀의 동반자를 바라보곤 했다. 그녀의 몸짓들의 의미를 단순한 용어로 표현해보자면, 그것은 이런 것일 수 있다―"저 저녁 하늘은 정말로 사랑스럽지 않나요?"―브라운 여사는 고요한 즐거움의 미소를 짓곤 했다.

 이것들은 정말로 그녀 자신과 다른 사람 사이의 강렬한 의사소통의 순간들이었다. 그러나 세 번째 요인이 관련될 때, 상황은 달라졌다. 다음의 사건은 배제되는 것에 대한 브라운 여사의 질투와 불안이 이미 자극되어 있던 날에 일어났다. 사건의 발단은, 한 나이든 과부가 최근에 의료적인 문제를 겪었던 에릭에게 빠른 회복을 기원하는 내용을 담아서 카드를 보낸 일이었다. 브라운 여사는 카드를 뚫어지게 바라보고는, 상당히 긴 시간 동안 그것을 열었다가 닫기를 반복하면서, 그 카드 끝부분에 씌어있는 "릴리로부터 사랑으로"라는 말을 반복해서 중얼거리는 것으로 관찰되었다. 그녀는 에릭이 일시적으로 갑자기 쇠약해진 것으로 인해 초조해진 것으로 보였고, 보통 때보다 신체적으로 더 많이 의존적으로 보였다. 어느 한 시점에, 그녀는 그녀의 보행보조기에 기댄 채 절뚝거리며 방을 건너갔다. 에릭은 그녀를 관찰하고 있었다. 그는 충격을 받고 슬픈 것으로 보였지만, 도울 수가 없었다. 그가 그녀에게 "카펫 조심해요"("넘어지지 말아요"를 의미하는)라고 말했을 때, 그녀는 그녀의 아들에게 거칠게 말했다: "그가 생각할 수 있는 것은 카펫뿐이란다." 그녀는 반은 조롱하고 반은 놀리듯이, 몇 발작마다 남편의 얼굴을 빤히 돌아보면서 계속해서 걸었다. 이러한 기분의 변화는, 그녀의 불안에 대항한 방어로서, 평소와 달리 연약한 그녀의 남편에 맞서서 그녀의 아들과 한 편이 되려는 그녀의 시도와 관련된 것일까? 그녀는 에릭이 쓸모없는 존재라고 느끼게 만들기 위해("그는 도울 수 없다"), 그의 무력함에 대해 의기양양한 느낌을 추구하고 있었을까?

다음 날, 그들 세 사람은 부엌에 있었다. 브라운 여사는 노란색 체크무늬가 있는 행주를 손에 쥐고 앉아 있었다. 그녀 앞에 있는 탁자 위에는 약간의 쓰레기가 놓여 있었다. 그녀는 마치 "이것은 어디로 치워야지?"라고 묻고 싶은 듯이, 그것을 가리키고는 에릭을 바라보았다. 그녀의 "질문"을 쓰레기를 가리키는 것으로 잘못 이해한 에릭은 쓰레기통을 향해 고개를 돌리면서, 약간 조급하게 "저쪽으로"라고 대답했다. 그의 아내는 이해할 수 없다는 눈으로 그를 응시했다—뭔가가 잘못되었다는 것은 알지만, 그것이 무엇인지 알 수 없는 것처럼 보이는 시선. 그녀는 이의를 제기했다. 순간적으로 그녀는 천을, 그리고 그녀 자신을 내려다보았다: "그것은 말하기에 끔찍한 거야"라고 그녀는 중얼거렸다. 이 말을 무시한 채(브라운 여사는 분명히 그가 그녀 자신을 쓰레기 조각으로 보고 있다는 의미로 생각하고 있었다) 에릭은 "저 안에, 적합한 장소에"라고 짜증스럽게 주장했다. 그녀는 불행해보였고, 계속해서 당황해보였으며, 그것은 그녀의 남편을 더 많이 짜증나게 했고, 그 결과 그는 아주 갑자기 방에서 나갔다. 그녀의 아들은 쓰레기를 쓰레기통에 넣었고, 이번에는 잠시 멈춰서 실제로 무엇이 문제였는지를 이해하려고 시도하는 정서적 자원들 없이, 방에서 나갔다. 나중에 에릭은 노란 체크무늬 천이 잘 개어진 채 쓰레기통 위에 놓여있는 것을 발견했다. 그 사건을 회상하면서 그는 자신이 심한 죄책감을 느끼는 것으로 서술했다: 그의 아내는 순종하고 옳은 일을 하기를 그토록 원했지만, 쓰레기, 그녀 자신 그리고 천 사이에서 뒤엉켜 있는 혼동을 정리해낼 수 없었다. 그녀는 지시들을 따르려고 시도했지만, 노란색 체크무늬 천은 쓰레기통에 들어갈 것이 아니라는 느낌, 그리고 정말로 그녀 자신도 마찬가지라는 남아 있는 느낌에 의해 어리둥절한 상태가 되었다—비록 자신이 쓰레기처럼 느껴지는 그녀의 평생 지속된 경향성이 그녀를 위해 일시적으로 혼란스럽지만 너무나 구체적인 현실의 모습을 취했지만.

다음 날 아침, 에릭은 추가 검사를 받기 위해 병원에 가야 했다. 그의 출발을 위해 주의 깊게 준비를 했음에도 불구하고, 브라운 여사는 심하게 불안해졌고 화가 나서 다음과 같이 반복해서 말했다: "그는 어디를 가는지 말하지 않았어. 그는 나에게 말하지 않았다니까." 그 날은 유난히 강한 바람이 불었고, 브라운 여사는 가까이 있는 나무의 가지들이 흔들리고 부러지는 소리에 산란해진 마음의 상태로 정원을 응시했다. 그녀는 겁에 질린 아이처럼 자신의 딸을 찾았고, 더듬거리면서 다음과 같이 간청했다: "집 [긴 멈춤] ... 집이 어디에 있지? [다시 멈춤]. 나를 제발 집에 데려다 줘." 그녀의 딸은 재빨리 그녀를 안심시키는 대신에("어머니, 어머니는 집에 있어요. 보세요, 여기에 내가 오늘 아침에 가져온 꽃들이 있잖아요"), 그녀의 어머니의 공포 상태를 이해하려고 시도했다. 그녀는 자신의 어머니에게 요란한 소리에 대해 조용히 설명해주었다. 그녀는 1989년에 강력한 태풍이 몰아치던 밤에도 그녀의 어머니가 두려워했던 것을 기억하고는, 나중에 그것에 대해 어머니가 다시 전쟁이 난 줄 알았다고 생각했었다는 이야기를 들려주었다. 그녀는 지금 그녀의 어머니가 다시 런던에 있고, 전쟁이 일어나고 있으며, 그녀의 "집"은 올드 봄톤가(Old Bompton Road)에 있는 아파트를 뜻하는 것일 수 있다고 제안했다. 브라운 여사는 순간적으로 어리둥절해보였고, "맞아. [멈춤] 저 밖에 총을 가진 사람은 아무도 없어"라고 중얼거렸다. 그녀의 딸이 커튼을 열고 강한 바람에 나무가 흔들리는 소리가 어째서 그렇게 힘들게 하는지에 대해 그녀의 어머니에게 말해주자, 그녀의 어머니의 불안은 가라앉기 시작했다. 그것은 마치 그녀의 방이 좌초되고 황폐한 낯선 장소가 아니라, 다시 본래의 방으로 되돌아온 것 같았다.

다른 방식으로, 이 예들은 손상되고 혼란된 상태들의 본성에 어떻게 어렴풋한 빛이 비춰질 수 있는지를 보여준다. 이 희미한 빛이 드러내는 그림의 한 면은, 유아기에서든 혹은 노년기에서든, 발달은 고르지 않게 일어난다는 사실이다; 상황은 터치스톤이 서술했던 것, 즉 꾸준하게 익어가는 과정 뒤에 따라오는 꾸준하게 썩어가는 과정과는 달랐다.

위에서 서술된 사건들로부터 아동기의 모호한 정신적 및 정서적 상태들에 대해 작업하는 사람들의 기술들이 마찬가지로 모호한 노년기의 정신적 상태들을 이해하는 데 얼마나 유용한지를 보는 것이 가능하다. 그런 전문가들은 유아기 전이가 가진 힘에 대해 매우 특별한 경험을 갖고 있다; 어머니의 무의식적인 인식, 성찰 그리고 사고가 유아의 세계에 의미를 주는 방식—어머니의 반응적 돌봄 안에서 소통되는 의미; 또는 발달심리학의 언어로, "시선 모니터링"이 유아의 욕구들과 의도들에 대한 통찰을 낳는 방식. 투사적 동일시 기제의 작용으로 인해 자신의 파편적인, 혹은 파편화시키는 경험에 대해 이해하거나, 생각하거나, 이야기할 수 없는 아기/아동/노인은 그럼에도 불구하고 자신을 돌보는 사람 안에서 그 기본적인 경험의 어떤 버전을 발생시킬 수 있다. 만약, 우리가 살펴보았듯이, 돌보는 사람이, 의식적이든 무의식적이든, 정신적으로 수용적인 마음의 상태를 제공할 수 있다면, 그 소통은 수용될 수 있을 것이고, 만약 그것이 고통과 분노에 대한 것이라면, 그것은 완화될 수 있을 것이고, 만약 그것이 사랑과 즐거움에 대한 것이라면, 그것은 이해되고 보다 감당할 수 있거나 상호적인 양태로 재-소통될 수 있을 것이다. 돌보는 사람의 마음은 투사된 정서적 파편들을 담는 자, 그리고 분류하는 자로서 기능하며, 그 결과 그것들은 "담긴 것"이 된다. 아주 자주 말하는 능력이 없는, 그러면서도 극단적인 정서적 상태들에 의해 강렬한 고통을 겪고 있는 매우 연로한 노인들을 돌보는 일은 담는 것/담기는 것의 본래 패턴을 고통스럽게 역전시킬 것을 요구한다(이제는 젊은 사람이 노인에게 몽상 상태를 제공하기 위해 애쓰는).

우리는 아기의 행동이 아기가 사랑과 돌봄의 일차적 원천들과 갖는 관계에 의해 촉진되는 방식을 관찰하는 데 친숙해 있지만, 앞에서 진술된 내용은 유아기 정서적 경험이 갖는 것과 동일한 종류의 가치가 노인에게도 적용된다는 사실을 말해준다. 감정의 격랑은, 기쁨, 좌절, 무력함, 분노, 공포, 즐거움, 박해 감정 등 그 어떤 것이든, 젊은 사람들만큼이나 노인들에게서도 강렬한 것이고, 똑같이 극단적인 방식으로 돌보는 사람을 시험한다. 이런 상황에서 돌보는 사람들 역시 배워야 할 것이 많을 수 있고, 그 과정에서 그들 자신들도 풍부해질 수 있다. 마가렛 러스틴(Margaret Rustin, 1991)이 말하듯이, "정서적으로 강력한 정신적 현상들을 담아주고 관찰하는 능력은 자기 자신에 대한 지식을 위한 초석이고, 진정한 인격의 핵심에 있는 정신적인 현실과의 접촉을 위한 토대이다"(p. 244).

브라운 여사는 그의 아내의 마음의 상태들을 견뎌주는 비상한 "타고난" 능력을 가진, 사랑이 있고, 민감하며, 인내심이 깊은, 에릭을 남편으로 갖는 행운을 가졌다. 그녀는 또한 각자 다른 방식으로 소위 "돌보는" 직업에서 경험이 있는 자녀들을 두는 행운을 가졌다. 그들은 그녀가 하나의 대상을 끈질기게 가리킬 때, 그것이 설명에 대한 요청인지, 아니면 간청인지, 혹은 요구에 대한 주장인지, 아니면, 대조적으로, 친밀성을 공유한 상황에서의 감정의 소통인지를 아는 과제와 관련해서 "충분히 좋은" 자녀들이었다. 그녀가 자신의 특정한 마음의 상태를 갖고서 내면으로 향하는 순간들에, 브라운 여사의 매우 제한된 범위의 인지능력들이 뚜렷하게 재생되는 것을 관찰하는 것이 가능했다. 즉, 모든 것들이 명백하게 "썩어가고 있음"에도 불구하고, 브라운 여사는 짧게나마 여전히 "익어갈" 수 있었다—때로는 심지어 뒤늦은 개화(開花)처럼 느껴질 정도로.

이런 일이 발생할 때마다, 그것은 완전히 무성한 풀들로 덮인 것처럼 보이는, 또는 한 때 단 하나의 길만이 있었던 곳이 신비하게 두 개의 길로 갈라진 것처럼 보이는 정신적인 통로들이 잠시 동안 탁 트이거나, 혹은 기적적으로 다시-합쳐지는 장면을 보는 것과도 같았다. 그녀에게 있어서, 우리가 보아왔듯이, 가장 심각한 불안의 시간들은 오이디푸스 삼각관계에서, 다른 두 사람이 결탁해서 한 사람을, 보통 그녀 자신을, 배제시킬 거라고 두려워하면서, 외로운 위치에 처했다고 느끼는 순간들이었다. 그러한 순간들에 분명하게 말하거나 생각할 수 없는 브라운 여사는, 담배 사건에서처럼, 원시적 위안(젖가슴이나 인형에서 위안을 구하듯이)을 추구했다. 다른 때들에 그녀는 화를 냈고, 때로는 주변 사람들을 못살게 굴었다. 이 후자의 상태들을 정신적으로 안아주는 것은 그녀를 돌보는 사람들에게서 엄청난 정서적인 자원들을 필요로 했다. 그들은 그들 자신들의 인내심 부족, 분노 그리고 때로는 그들의 사랑의 일부로서의 증오를 견뎌야만 했다.

위에서 서술된 상호작용의 종류들은 브라운 여사의 알츠하이머가 그녀의 정신적 능력들에 더 많은 파괴적인 영향을 미치게 되면서, 점점 더 드물게 되었다. 그녀는 신체적으로 퇴화했고, 전적으로 의존적이 되었으며, 더 말이 없게 되었다. 결국 이 연장된 "두 번째 아이다움"은 "단순한 망각"에 자리를 양보했다. 그 지점에 도달했을 즈음에, 작스(Jacques)가 말하는 "단순한"(mere)이라는 표현은 처음 읽었을 때보다 덜 삭막하고 덜 도전적이며 더 적절한 것으로 보였다. 그토록 오랜 동안 삶에서의 투쟁을 마친 후에, 브라운 여사의 죽음은 그녀가 사랑했던 사람들에게 그리고 거의 확실히 그녀 자신에게 덜 중요한 문제로, 비교적 쉬운 일로 보였기 때문이다. 그녀는 충분히 살았다. 그녀는 작스가 말하는 "모든 것의 마지막 장면"을 살아냈다.

이 책은 한 사람의 경험의 의미를 이해하는 것이 주는 보상과, 그렇게 하는 데 따른 어려움들에 관한 것이다; 자기 자신의 마음을 발달시키는 데, 즉 자기 자신이 되는 데 수반되는 어려움들. 한 세대에서 다음 세대로 이어지는 동안 세상 안에서 자기 자신의 자리를 발견하는 과정은 태아의 가장 초기의 분투로부터 삶의 마지막 시기의 분투에 이르기까지 끊임없는 정신적 및 정서적 작업을 필요로 한다. 그것은 단순히 다른 사람들처럼 되지 않고 그들로부터 배우는 것을, 그리고 그들을 묶어두려고 시도하지 않고 그들에게 나누어주는 것을 포함한다. 그것은 갈등을 포함하지만, 또한 제한 없는 가능성들을 열어준다. 왜냐하면 삶은 눈물의 골짜기일 필요가 없고, 오히려 영혼을-형성하는 골짜기요, 마음의 성장, 즉 인격의 발달이 그 위에 기초해 있는 과정이기 때문이다.

부록

나이나 단계와 상관없이 발달에 관한 이야기에는 근본적으로 중요한 복잡한 아이디어들이 존재한다. 그것들은 이미 그것들에 친숙한 사람들에게조차도 다소 불투명한 것이고, 정신분석 이론에 친숙하지 않은 사람들에게는 이해하기 힘든 것이다. 그것들 중에 특별히 중요한 것은 투사적 동일시 및 내사적 동일시라는 기제들과, 오이디푸스 콤플렉스(Oedipus Complex)라는 개념이다. 이 개념들은 많은 논의를 계속해왔음에도 불구하고, 정의하기가 여전히 쉽지 않다. 이 책 전체에서, 그것들의 다른 버전들이 출현하고 재출현하는 것을 통해서, 그것들은 점차 더 상세한 모양과 의미를 획득하고 있다. 그러나 그것들은 그것들의 가장 단순한 형태 안에서 서술될 필요가 있다.

투사와 내사라는 심리적 기제들은 내보냄과 받아들임의 물리적인 과정들에서 그것들에 대한 유비를 찾을 수 있다. 그것들은 관계들을 확립하고 집행하는 기본적인 양태들이다; 영양섭취와 배설만큼이나 기본적인. 투사와 내사는 자기와 타자 사이에서 의식적이고 무의식적인 느낌들이 오고가는 통로들이다. 인격 발달에서, 많은 것들이 이 기제들의 힘, 특질, 강도, 유동성 혹은 비타협성에 달려있다.

아기는 처음에 그의 어머니에 대한 경험을 통해 세상과 관계하고, 그것을 받아들인다. 어머니가 그의 전체 세상이기 때문에, 아기는 그녀의 기분에 지극히 예민하다. 어머니의 웃음은 아기를 미소 짓게 만들 것이고; 어머니의 슬픔은 아기를 시무룩하게 만들 것이다. 아기가 분노할 때, 그 분노는 전적인 것이다. 그는 그의 고통과 분노의 원천으로서의 어머니를 그의 전체 존재를 통해서 지각한다. 그는 나쁘다는 느낌을 가지며, 이 느낌을 제거하길 원한다. 그는 그것을 그것의 원천이라고 가정되는 것, 즉 그의 어머니에게로 다시 밀어 넣는다. 그때 그의 눈에는 그의 어머니 자체가 나쁜 존재가 된다. 그래서 아기는 나쁜 어머니를 갖고 있다는 느낌을 안으로 들이게 된다. 그렇게 해서 아기는 그의 내면에 나쁜 어머니를 갖게 된다. 어머니가 아기를 위로해주고 먹여줄 때, 아기는 좋은 느낌을 갖게 되고, 그의 어머니는 다시 좋은 존재가 된다. 아기는 그의 나쁜 감정을 "투사"하고, 그것을 어머니와 동일시한다. 아기는 고요하고, 만족스러우며, 좋은 존재로서의 어머니에 대한 그의 경험을 "내사"하고, 그렇게 해서 자신의 내면에 좋은 느낌을 갖는다. 그는 자신을 "좋은 존재"라고 느낀다.

만약, 다른 한편, 아기가 그의 소통들을 거절하는, 그리고 아기의 느낌들에 대해 정서적인 "텅 빈 벽"으로서 반복적으로 반응하면서 그의 느낌들에 무감각해 보이는 어머니를 계속해서 경험한다면, 그때 아기는 감정의 소통에 반응하지 않는 무언가를 내사하게 되고, 그 자신 또한 그렇게 될 수 있다. 즉, 그는 그 자신이 어떤 특질들과 특징들의 버전이 되는 것을 느끼는데, 그것들은 처음에는 그의 어머니에게 속한 것으로 그리고 그 다음에는 그 자신에게 속한 것으로 여겨진다.

한 사람의 경험의 천은 이러한 투사적 및 내사적 기제들의 끊임없는 상호작용으로 직조되어 있다. 각각의 용어는 정신분석적

이론이 너무 많은 다른 아이디어들과 기능들을 이해하는 데 이 기제들을 사용하는 바람에 혼동스럽다. 사실상, "투사"와 "내사"는 함께 한 인간이 타자와 갖는 의사소통의 본성과 의미를 특징 짓는다. 그 용어들은 자기(self) 편에서의 동기들의 일정범위(욕구, 불안 혹은 안전감의 서로 다른 정도에서 오는)와, 타자 편에서의 반응들의 일정범위를 포함한다.

클라인이 처음에 투사적 동일시 기제를 공식화했을 때, 그녀는 그것을 다양한 강조점들과 강도들을 갖고 있는 것으로서 서술했다. 그녀는 좋은 감정들의 투사가 공감을 위한 기초라고 지적했다. 그녀는 또한 유아가 자신의 나쁜 감정들을 견디는 것이 너무 벅차기 때문에 그것들을 제거하거나 부인할 필요가 있다고 제안했다. 나중에, 다른 정신분석가들은 그 외에도 동기들이 존재한다고 가정했: 예를 들면, 아기는 자신의 어머니와 떨어질 수 없이 연결된 것으로 느끼거나, 혹은 그녀와 똑같은 존재가 되거나, 혹은 그녀를 통제하거나, 혹은 단순히 그녀와 소통하는 상태에 있기를 추구할 수도 있다는 것이다. 이 마지막 동기와 관련해서, 비온은 이러한 투사적 과정들은 심지어 나쁜 감정들의 배출을 주된 목적으로 갖고 있는 것으로 보이는 것들조차도, 거의 항상 의사소통의 씨앗을 간직하고 있다는 사실에 우리의 주의를 끌어냈다. 유아가 그의 울음이 특별한 반응을 촉발시킨다는 것을 깨닫기 시작하면서, 점점 더 그 울음은 소통을 위한 시도가 된다—그가 아프거나 고통스럽다는 사실을 어머니에게 의사소통하기 위한.

어머니 편에서의 반응에 관심을 갖는 한, "투사적 동일시"라는 용어는 아기가 어머니 쪽으로 향하게 하려고 하는 것 혹은 그녀 "안으로 집어넣으려고 하는 것"이 무엇이든, 그것을 어머니 자신이 느낀다는 아기 편에서의 환상(phantasy)을 서술한다. 그는 그의 어머니가 바로 그 느낌들이 구체화된 존재라고 느낀다. 그때 그의 어머니는 미움 받는 그리고 미워하는 자기가 된다. 그러나 만약 최초의 정서나 충동이 특별히 강한 것이라면, 그리고 그 배후의 세력이 강력하고 무자비한 것이라면, 그 용어는 또한 실제로 영향을 받고 있는 그녀의 현실을 서술하는 것일 수 있다. 공포에 질린 아기는 그의 어머니에게 공포를 주입할 수 있기 때문이다. 그녀는 현실에서 아기의 공포의 느낌을 느끼기 시작할 수 있다. 그녀는 심지어 이러한 느낌들에 기초해서 행동할 수도 있다. 여기에서 "투사적 동일시"는 다른 누군가 안에 어떤 것을 두는 것, 혹은 밀어 넣는 것을 포함한다. 정신분석적 이론은 왜 그것이 그렇게 두어지는지 혹은 밀어 넣어지는지에, 그리고 그 때 그것에게 무슨 일이 일어나는지에 관심을 갖는다.

유아의 울음이나 미소가 어머니 안에서 어떤 응답하는 메아리를 만나지 못할 때, 아기는 상황을 견딜 만한 것으로 만들어줄 수 있는 능력과 돌보는 마음을 갖고 있는 것으로 느껴지는, 마음 또는 정서적인 현존에 의해 자신의 고통스런 느낌들이 이해받고 담겨지는 경험을 할 수도 없고, 그런 경험을 다시 자기 자신 안으로 들이거나 내사하는 기회를 갖지 못한다. 그 대신 나쁜 "어떤 것"이라고 느껴진 것이 다시 받아들여질 것이다; 그것은 자신에게 맞지 않는 어떤 것으로서, 혹은 "이물질"로서, 혹은 내면의 박해적인 느낌으로서 경험되는 "어떤 것"이다. 아기가 마음의 평화를 성취하거나 유지하기 위해서, 이 "어떤 것"은 다시 제거되고, 다시-투사되어져야 한다.

이 책에서, 주된 초점이 병리보다는 발달에 있기 때문에, 내사적 과정에 대한 우리의 주된 관심은 그것의 긍정적인 측면에 있다. 우리는 즉각적인 투사-내사-그리고-재투사가 이루어지는 연쇄들에 대해서는 오래 다루지 않았다. 또한 아기가 내사 과정을 통해서 자신을 반응이-없이 차갑거나 산만한 어머니와 같은 사람이라고 느끼거나, 그런 어머니에 의해 삼켜지는 존재라고 느끼는, 그리고 자신이 바로 그런 사람이라고 느끼게 되는, 장기적인 과정에 대해서도 길게 다루지 않았다. 우리는 비록 그런 연쇄들이 보고 된 사례들의 일부에서 나타나고 있음에도 불구하고, 그것들을 오랫동안 다루지는 않았다.

내사의 좀 더 단순한 사례로 되돌아와서, 민감하고, 반응하는 어머니를 경험하는 것은 아기로 하여금 차츰 그 자신 또한 민감하고 반응하는 존재로 느끼도록 허용한다. 그는 자신이 내면에 저장하는 경험(젖을 먹거나 생각하는 마음에 의해 돌봄을 받는 즐거움)—사랑이 담긴 눈빛의 모습, 혹은 신체적으로 그리고 정서적으로 담겨지는 인상—을 받아들인다. 이것은 어머니의 능력들(안아주고 사랑해주는)을 실제로 받아들이는 것처럼 느껴지는데, 그것은 그것들이 구체적인 대상들로서 여겨지기 때문이다. 이 과정을 반복함으로써, 유아는 담아주고, 사랑해주는 어머니를 그 자신 안에 뚜렷하게 현존하는 존재로서, 그 자신의 일부로서 느끼기 시작한다. 따라서 그 자신 또한 차츰 담아주고 사랑하는 능력을 발달시킨다.

이러한 보다 긍정적인 종류의 내사적 동일시는 아기가 서서히 좋은 경험들을, 즉 유아기 공포들과 불안들을 수정받는 경험들을 흡수할 수 있는 한, 인격의 강화로 이끈다. 초기의 박해적 상태들을 특징짓는 다소 절박한 종류의 집요하거나 강제적인 투사-내사-재투사의 필요성은 점점 더 적어진다. 단순한 내사는 분리된 존재가 될 수 있는 능력을 고무하고, 분리된 존재가 되는 것은 자신을 위해 생각할 수 있는 능력과 자기 자신이 되는 능력을 증가시킨다.

투사와 내사는 그것들의 가장 단순한 형태들을 통해서, 이런 방식으로 서술될 수 있다. 그것들에 관한 아이디어들로 무장한 관찰자는 온갖 종류의 인간 상호관계들을 이런 방식으로 설명할 수 있다. 더 자세한 관찰과 가설을 통해서, 우리는 그것들에 관해 더 많은 것을 배운다. 그것들은 손쉬운 정의들을 거부한다. 말사 해리스(Martha Harris, 1978)는 이렇게 말한다:

> 내사는 신비한 과정으로 남는다: 감각들에 의해 포착되는 (그리고 Wilfred Bion이 지적하였듯이, 외적인 현실을 다루도록 진화된 언어를 통해 서술되는) 외부 세계 안의 대상들과 관여하고 의존하는 것이 어떻게 마음속에서 인격의 성장에 기여할 수 있는 "정신분석적 대상"이라고 비온이 부른 것 안으로 동화되는가?; 우리가 배울 수 있는 모든 것은 바로 이 과정에 관한 것이다. [p. 168]

투사와 내사는, 다른 많은 과정들과 마찬가지로, 본질적으로 문제가 많은 개념들이다. 그것들은 이 책의 전체 과정에서 끊임없이 사용되어왔고 더욱 정교화 되어왔다. 이 부록은 독자로 하여금 이것들에 대한 우리의 설명이 시작되는 원점에서 이해의 여정을 출발할 수 있게 하기 위해 제공되고 있다.

오이디푸스 콤플렉스는 발달의 다른 연령대들과 단계들과 관련해서 우리가 종종 되돌아가는 어떤 것이다. 프로이트 자신이 신화에 기초한 소포클레스의 드라마를 텍스트로 삼았지만, 옥스퍼드 고전문학전집(The Oxford Companion to Classical Literature, 1937, ed. Harvey)에 실려 있는 그 신화 자체에 대한 짧은 이야기는 많은 흥미와 반향의 원천을 제공한다. 그것은 한 세대로부터 다음 세대로 이어지면서, 의식과 무의식 모두 안에서, 발달적인 측면에서 가족의 유산에 엄청나게 중요한 영향을 미치는 것으로서 기억될 수 있을 것이다.

그리스 신화에서 오이디푸스(OIDIPOUS)는 테베(Thebes)의 왕인 라이우스(Laius)의 아들이다. 암피온(Amphion)과 제터스(Zethus)가 테베를 점령했을 때, 라이우스는 펠롭스(Pelops)와 함께 피신했지만, 그의 아들 크리시퍼스(Chrysippus)를 납치함으로써 그의 친절을 악으로 갚았고, 그로 인해 그 자신의 가족에 저주를 초래했다. 라이우스는 암피온과 제터스의 죽음 이후에 그의 왕국을 되찾았고, 조카스타(Jocasta)와 결혼했지만, 아폴로(Apollo)로부터 그들의 아들이 그를 죽일 것이라는 경고를 받았다. 따라서 오이디푸스가 태어났을 때, 그의 양발에 대못이 박혀졌고, 그는 시타레온 산(Mount Cithaeron)에 버려졌다. 그런데 그곳에서 목동이 그를 발견했고, 그를 코린스(Corinth)의 왕인 폴리버스(Polybus)에게 데려갔으며, 그의 왕비인 메로페(Merope)가 그를 자신의 아들로 키웠다. 그 후에 폴리버스의 진짜 아들이 아니라고 조롱을 받은, 오이디푸스가 그의 부모에 대해 델피의 신탁(Delphic Oracle)에게 물었지만, 그가 그의 아버지를 죽이고 그의 어머니와 결혼할 것이라는 말만 들었다. 이것이 폴리부스와 메로페를 가리킨다고 생각한 그는 코린트를 떠나 다시는 결코 돌아오지 않기로 결심했다. 세 갈래 길이 만나는 곳에서, 그는 라이우스(라이우스를 알지 못한 채)를 마주쳤고, 길을 비키라는 명령을 받았다. 싸움이 이어졌고 오이디푸스가 라이우스를 죽였다. 그는 테베로 갔는데, 테베는 당시에 스핑크스(Sphinx)에 의해 전염병으로 고통 받고 있었다. 스핑크스는 사람들에게 수수께끼를 묻고는 그 답을 모르는 사람들을 죽이는 괴물이었다. 조카스타의 남동생이고, 테베의 섭정이자, 통치자인 크레온(Creon)은 그 나라에서 이 역병을 없애는 사람이면 누구든지 테베의 왕국을 주겠다고 선언했다. 오이디푸스는 스핑크스의 수수께끼를 풀었고, 그 결과 그 자신을 죽음에로 이끌었다. [오이디푸스는] 테베의 왕이 되었고, 조카스타와 결혼했다. 그들은 두 아들, 에테오클레스(Eteocles)와 폴리니세즈(Polynices), 그리고 두 딸인 이스메네(Ismene)와 안티고네(Antigone)를 낳았다. 마침내, 죽음과 전염병의 시기에, 신탁은 라이우스를 살해한 자가 나라에서 추방된다면, 이 재앙들이 사라질 것이라고 선언했다. 오이디푸스는 그 후 즉시 누가 라이우스를 죽였는지를 찾는 일을 착수했다. 그 결과 그는 자신이 라이우스의 아들이었고, 그의 살인자임을 확인하게 되었다. 이 발견으로 조카스타는 스스로 목을 매었고, 오이디푸스는 스스로 눈을 멀게 했다. 오이디푸스는 왕좌에서 쫓겨났고 그 나라에서 추방되었다. 그는 안티고네의 돌봄을 받으며 방랑했고, 아티카(Attica)의 콜로누스(Colonus)로 갔으며, 그곳에서 테세우스(Theseus)에 의해 보호받았고, 죽었다. [p. 292]

참고문헌

Abrams, M. H.(1953). Changing metaphors of the mind. In: *The Mirror and the Lamp: Romantic Theory and the Critical Tradition*. Oxford: O.U.P.

Anderson, R., & Dartington, A.(Eds 1998). *Facing it Out: Clinical Perspectives on Adolescent Disturbance*. London: Duckworth.

Austen, J.(1816). *Emma*. Harmondsworth: Penguin [reprint Blythe, R., 1973].

Barrie, J. M.(1911). *Peter Pan*. London: Everyman.

Bick, E.(1968). The experience of the skin in early object relations. *International Journal of Psycho-Analysis, 49*: 484-486 [reprint in: Harris, M., & Bick, E. (1987). *Collected Papers of Martha Harris and Esther Bick*, Strath Tay, Perthshire: Clunie press].

Bion, W. R.(1959). Attacks on Linking. *International Journal of Psycho-Analysis, 40*: 308-305 [reprint in: Bion, W. R.(1967). Second Thoughts. London: Heinemann].

Bion, W. R.(1961). *Experiences in Groups*. London: Tavistock Publications [reprint London: Routledge].

Bion, W. R.(1962a). A theory of thinking. *International Journal of Psycho-Analysis, 43*: 306-310 [reprint in: Bion, W. R.(1967) Second Thoughts, London: Heinemann].

Bion, W. R.(1962b). *Learning from Experience*. London: Heinemann.

Bion, W. R.(1963). *Elements of Psycho-Analysis*. London: Heinemann.

Bion, W. R.(1970). *Attention and Interpretation*. London: Tavistock Publications.

Blythe, R.(1966). *Emma* [Introduction], Austen, J. Harmondsworth: Penguin.

Bowlby, J., & Winnicott, D. W.(1939). Letter: "Evacuation of small children." *British Medical Journal*, 16th December: 1202-1203.

Britton, R.(1992). The oedipus situation and the depressive position. In: R. Anderson(Ed.), *Clinical Lectures on Klein and Bion*. London: Routledge.

Britton, R.(1998). Subjectivity, objectivity and triangular space. In: *Belief and Imagination*. London: Routledge.

Bronte, E. *Jane Eyre*. Harmondsworth: Penguin.

Burhouse, A.(1999). *Me, You and It*: Conversations about the significance of joint attention skills from cognitive psychology, child development research and psychoanalysis. MA Diss(unpubl.).

Coote, S.(1995). *John Keats: A Life*. London: Hodder and Stoughton.

Copley, B.(1993). *The World of Adolescence: Literature, Society and Psychoanalytic Psychotherapy*. London: Free Association Books.

Deutsch, H.(1934). Ueber einen typus der pseudoaftektivitaet("als ob"). *Zeitschrift fuer Psychoanalyse*, 20:323-335.

Eliot, G.(1859). *Adam Bede*, reprint Harmondsworth: Penguin, 1985.

Eliot, G.(1872). *Middlemarch*, reprint Harmondsworth: Penguin, 1985.

Eliot, G.(1876). *Daniel Deronda*, reprint Harmondsworth: Penguin, 1986.

Eliot, T. S,(1957). *On Poetry and Poets*. London: Faber and Faber.

Fox, P.(1989). *A Likely Place*. New York: Houghton Mifflin Co.

Freud, A.(1958). Adolescence. *Psychoanalytic Study of the Child*, 13:255-278.

Freud, S.(1905). Three Essays on the Theory of Sexuality. In: *The Standard Edition of the Complete Psychological Works of Sigmund Freud*, Vol. 20.

London: Hogarth Press, 1955.
Freud, S.(1911). Formulations on the Two Principles of Mental Functioning. *S.E.*, 12.
Freud, S.(1925). Inhibitions, Symptoms and Anxiety. *S.E.*, 20.
Freud, S.(1933). The dissection of the Psychical Personality. *S.E.*, 22.
Freud, S.(1933). Femininity. *S.E.*, 22.
Harris, M.(1970). Some notes on maternal containment in 'good-enough' mothering. In: *The Collected Papers of Martha Harris and Esther Bick*. Strath Tay, Perthshire: Clunie Press, 1987.
Harris, M.(1975). *Thinking About Infants and Young Children*. Strath Tay, Perthshire: Clunie Press.
Harris, M., & Meltzer, D.(1977). Family patterns and educability. In: D. Meltzer (Ed.), *Studies in Extended Metapsychology*. Strath Tay, Perthshire: Clunie Press, 1986.
Harris, M.(1978). Towards learning from experience in infancy and childhood. In: *The Collected Papers of Martha Harris and Esther Bick*. Strath Tay, Perthshire: Clunie Press, 1987.
Harris, M.(1981). The individual in the group: on learning to work with the psychoanalytical method. In: *The Collected Papers of Martha Harris and Esther Bick*. Strath Tay, Perthshire: Clunie Press, 1987.
Heaney, S.(1966). *Death of a Naturalist*. London: Faber and Faber.
Hinshelwood, R. D.(1989). *A Dictionary of Kleinian Thought*. London: Free Association Books.
Hodgson Burnett, F.(1905). *The Little Princess*. Harmondsworth: Puffin.
Hodgson Burnett, F.(1911). *The Secret Garden*. Harmondsworth: Puffin.
Isaacs, S.(1948). *Childhood and After*. London: Routledge and Kegan Paul.
Jacques, E.(1965). Death and the mid-life crisis. *International Journal of*

Psycho-Analysis, 46: 502-514.

Jones, E.(1922). *Some problems of adolescence.* British Journal of Psychology, 13: 31-47.

Joseph, B.(1997). *Psychic Structure and Psychic Change: Therapeutic Factors in Psychoanalysis.* Paper given at University College London, February, 1997.

Keats, J. *Letters of John Keats*, R. Gittings(Ed.). Oxford: O.U.P., 1987.

Keats, J. John Keats, *The Complete Poems.* Harmondsworth: Penguin Classics, 1988.

Klein, M.(1921). The development of a child. *International Journal of Psycho-Analysis, 4*: 419-474.

Klein, M.(1923). The role of the school in the libidinal development of the child. In: M. Klein(Ed.), *Love, Guilt and Reparation and Other Works, 1921-1945.* London: Hogarth, 1985.

Klein, M.(1923b). The role of the school in the libidinal development of the child. *International Journal of Psycho-Analysis, 5*:312-331.

Klein, M.(1928). Early stages of the oedipus complex. In: M. Klein(Ed.), *Love, Guilt and Reparation and Other Works, 1921-1945.* London: Hogarth, 1985.

Klein, M.(1929). Personification in the play of children. *International Journal of Psycho-Analysis 9*:193-204.

Klein, M.(1931). A contribution to the theory of intellectual inhibition. In: M. Klein (Ed.), *Love, Guilt and Reparation and Other Works, 1921-1945.* London: Hogarth, 1985.

Klein, M.(1935). A contribution to the psychogenesis of manic-depressive states. *International Journal of Psycho-Analysis 16*:145-174 [reprint in Contributions to Psychoanalysis 1921-1945. London: Hogarth, 1973].

Klein, M.(1940). Mourning and its relation to manic-depressive states. In: *International Journal of Psycho-Analysis 1921-1945*. London: Hogarth, 1973.

Klein, M.(1940). Mourning and its relation to manic-depressive states. In: M. Klein (Ed.), *Love, Guilt and Reparation and Other Works, 1921-1945*. London: Hogarth, 1985.

Klein, M.(1946). Notes on some schizoid mechanisms. In: M. Klein(Ed.), *Envy, Gratitude and Other Works, 1946-1963*. London: Hogarth, 1975.

Klein, M.(1952). Some theoretical conclusions regarding the emotional life of the infant. In: M. Klein(Ed.), *Envy, Gratitude and Other Works, 1946-1963*. London: Hogarth, 1975.

Klein, M.(1955). On identification. In: M. Klein(Ed.), *Envy, Gratitude and Other Works, 1946-1963*. London: Hogarth, 1975.

Klein, M.(1957). Envy and gratitude. In: M. Klein(Ed.), *Envy and Gratitude and Other Works, 1946-1963*. London: Hogarth, 1987.

Klein, M.(1958). On the development of mental functioning. In: M. Klein(Ed.), *Envy, Gratitude and Other Works, 1946-1963*. London: Hogarth, 1975.

Klein, M.(1959). Our adult world and its roots in infancy. In: M. Klein(Ed.), *Envy, Gratitude and Other Works, 1946-1963*. London: Hogarth, 1975.

Meltzer, D.(1967). *The Psycho-Analytic Process*. London: Heinemann.

Meltzer, D.(1973). *Sexual States of Mind*. Strath Tay, Perthshire: Clunie Press.

Meltzer, D.(1978). A note on introjective processes. In: A. Hahn(Ed.),(1994) *Sincerity and Other Works: Collected Papers of Donald Meltzer*. London: Karnac, 1994.

Meltzer, D.(1988). *The Apprehension of Beauty*. Strath Tay, Perthshire: Clunie Press.

O' Shaughnessy, E.(1964), The absent object. *Journal of Child Psychotherapy, 1(2)*: 134-143.

Piontelli, A.(1992). *From Foetus to Child: An Observational and Psychoanalytic Study*. London: Routledge.

Parker, R.(1995). *Torn in Two: The Experience of Maternal Ambivalence*. London: Virago.

Riviere, J.(1937). Hate, greed and aggression. In: J. Riviere(Ed.), *Love, Hate and Reparation*. New York: Norton.

Riviere, J.(1952). The unconscious phantasy of an inner world reflected in examples from English literature. *International Journal of Psycho-Analysis, 33*:160-172 [reprint in: M. Klein, P. Heimann & R. Money-Kyrle(Eds),(1955) *New Directions in Psycho-Analysis*(pp. 346-369). London: Tavistock Publications].

Rustin, M., & Rustin, M.(1987). *Narratives of Love and Loss. Studies in Modern Children's Fiction*. London: Verso.

Rusin, M., & Trowell, J.(1991). Developing the internal observer in professionals in training. *Infant Mental Health Journal, 12*(3).

Segal, H.(1957). Notes on symbol formation. *International Journal of Psycho-Analysis, 38*: 391-397 [reprint in: E. P. Spillius(Ed.),(1988) *Melanie Klein Today, Vol. I: Mainly Theory*. London: Routledge].

Segal, H.(1994). Salman Rushdie and the sea of stories: a not-so-simple fable about creativity. *International Journal of Psycho-Analysis, 75*: 611-618 [reprint in: J. Steiner(Ed.),(1997) Psychoanalysis, Literature and War. London: Routledge].

Shakespeare, W. *A Midsummer Night's Dream*. The Arden Shakespeare ed. London: Routledge, 1991; *As You Like It*. The Arden Shakespeare ed. London: Routledge, 19??.

Shuttleworth, J.(1989). Psychoanalytic theory and infant development. In: L. Miller et at.(Eds), *Closely Observed Infants*(pp. 22-51). London: Duckworth.

Spillius, E.(1992). [Preface to Piontelli, A.(1992)] *From Fetus to Child: An Observational and Psychoanalytical Study*. London: Routledge.

Spillius, E. B.(1994). Developments in Kleinian Thought: overview and personal view. *Psycho-Analytic Inquiry, 14*:(13), 324-364.

Steiner, J.(1996). The aim of psychoanalysis in theory and in practice. *International Journal of Psycho-Analysis*, 77:(6) 1073-1083.

Tanner, T.(1986). *Jane Austen*. London: Macmillan.

Thomson, M.(1989). *On Art and Therapy: an exploration*. London: Virago [reprint London: Free Association Books, 1997].

Wilde, O.(1892). *Lady Windermere's Fan*. London: Ernest Benn.

Williams, G.(1997). Some reflections on some dynamics of eating disorders: 'No Entry' defences and foreign bodies. *International Journal of Psycho-Analysis, 78*:(5) 927-941.

Williams, G.(1998). *Internal Landscapes and Foreign Bodies: Eating Disorders and Other Pathologies*. London: Duckworth.

Williams, M. H.(1986). *Knowing the mystery: against reductionism. Encounter, 67*(1).

Williams, M. H., & Waddell, M.(1991). *The Chamber of Maiden Thought: Literary Origins of the Psychoanalytic Model of the Mind*. London: Routledge.

Winnicott, D. W.(1958). *Through Paediatrics to Psycho-Analysis*. London: Hogarth.

Winnicott, D. W.(1965). *The Maturational Process and the Facilitating Environment*. London: Hogarth.

Wordsworth, W. *William Wordsworth*, S. Gill(Ed.). Oxford: O.U.P., 1984.

Yeats, W. B.(1933). *Collected Poems*. London: Macmillan.

색인

ㄱ

가학증 175
강박성 122, 134-6, 215
꿈들 33, 37, 38, 251

ㄴ

낯선 신체들 75, 362
내면세계 31, 99, 131-3, 147, 151, 216, 247, 262-4, 275, 297-300
내사적 동일시 157, 240, 273, 289, 296, 308, 359, 362
노인성 치매 344
니콜슨, B. 16

ㄷ

다팅턴, A. 189

담는 것/담기는 것 57, 64, 169, 263, 330
대상관계들 20, 144
데이븐힐, R. 309
도이치, H. 79
두 번째 아이다움 339-43, 357

ㄹ

러스틴, M. 144-6, 355
루시디, S. 66
리멘타니, A. 309
리비에르, J. 13
릴리, A. W. 32

ㅁ

마음의 상태들 17-30, 31-6, 71-3, 114, 122, 168, 182-4, 188, 201-3,

209-11, 242, 247, 251, 277-81, 286,
289, 314, 330, 348, 354
머레이, L. 32
멜처, D. 71, 142, 147, 181-3, 199, 203,
274
몽상 55, 60, 118, 168, 171, 195, 355
몽상 능력 60, 117, 168, 171, 195
무력함 185
무의식적 환상 95-8, 110-3, 115-8,
173-5, 178-80, 183-5, 204-7, 362
밀러, E. 124

ㅂ

바우어, T. G. R. 32
박해적 50, 71, 84, 101, 115, 137, 149,
183, 192, 240, 291, 304, 343, 362
배리, J. A. 58
백설 공주 97
버르하우스, A. 350
베타 요소들 65
벽 같은 어머니 194
볼비, J. 124
브라젤톤, T. B. 32
브론테, C. 254, 269-72
브릿튼, R. 75, 343

비온, W. R. 18-22, 50-62, 64-66, 69
74-8, 118, 175, 229-233, 250, 262,
273-5, 277, 311, 330, 343-6, 362, 363
비하 253
빅, E. 75-80, 79, 159

ㅅ

사고 이론 167, 232, 311
사춘기 26, 122, 131-3, 153, 201-25,
227
상징 44-6, 63-5, 112, 343
상징-형성 61-6, 120, 276, 330
생각 없음 161-3
생각하는 젖가슴 51, 53-5, 59, 73,
115
섭식장애 76, 215
성인됨 17, 22, 124, 249, 250-3, 272,
277-308, 315
세틀리지, C. 309
셔틀워스, J. 18, 54
셰익스피어, 338-40
소극적 능력 233
소포클레스 24, 364
스타이너, J. 66
스턴, D. 32
스필리어스, E. 19

시걸, H. 232, 343
시밍턴, J. 78
심리신체적 질병 298

ㅇ

아이작스, S. 166
알바레즈, A. 32
알츠하이머 341-58
알파(요소들) 62, 65, 67, 74, 330
앤더슨, R. 24, 61
양가적인 20, 39
에이브럼스, M. H. 61
엘리엇, G. 20-3, 70, 80, 173, 179, 251, 272, 277, 309, 341
엘리엇, T. S. 17, 318-20, 332
연결하기 31-3, 116, 169, 309
예이츠, W. B. 60, 92, 156, 165-9
오스텐, J. 253-70
오이디푸스 콤플렉스 24, 96-9, 114-6, 119, 122, 130-2, 142, 206-9, 221, 234, 242, 244-7, 289, 343, 349, 356, 359, 365-6
와델, M. 194
외골격 78
우울적 자리 19-23, 97, 275, 278 285, 313

우울한 70-3, 77, 81, 228, 232-5, 317
워즈워드, W. 49, 57, 316, 323
위니캇 D. 69, 90
윌리엄스, G. 75
윌리엄스, M. H. 292
유사-성인 118, 136, 160, 202, 230 258, 264, 284, 291-4
유아기 18-23, 31, 47-8, 49-69, 70-91, 206, 207
은유 23-5, 28, 38, 51, 60, 71, 149, 151
이름 없는 공포 74, 81
이상화 104, 264, 307
인격의 성장 90, 149, 156-8, 169-73, 179, 182, 194-6, 200, 203, 228, 274, 289, 301, 309-11, 329-32
인식선호 본능 165-7, 175
임신 34-42, 44-6, 107, 180-7, 300

ㅈ

자기애 20, 104, 212, 257, 260-2, 286, 295, 300, 308
자해 215
잠재기 18, 22, 29, 121-55, 156, 166, 201-8, 216, 277-9, 314, 323, 332
전능성 93, 245, 270
전지성 170

점착성 동일시 86, 156-60, 162, 174, 294
정신적 고통 146, 193, 211, 215, 225
젖떼기 92-120
제2의 피부 75-81, 159, 239, 283
존스, E. 206, 247
좌절 49-52, 61, 89, 98, 162, 169-73, 176, 227, 230, 287-9, 313
죽음 339-41, 357
진실 50, 60, 67-9, 147, 175, 199, 202, 266-9, 285
질투 95, 184, 221, 235, 266, 300, 344-51
집단들 173, 209-11, 217-9, 298

ㅊ

청소년기 17, 18, 22, 124, 156, 158, 166, 165, 170, 185, 201-25, 226-49
충분히 좋은 어머니 68, 114, 298

ㅋ

카플리, B. 213
캐롤, L. 31
코헨, N. A. 309
콜러릿지, S. T. 284

쿠트, S. 233
클라인, M. 18-22, 95-8, 114, 131, 141, 149, 165-7, 175, 203, 226, 232, 274-6, 278-80, 285, 293, 312-4, 361
키이츠, J. 232-35, 248, 275, 279, 334-7
킹, P. H. M. 309

ㅌ

탄생 26, 31-48, 70-73, 93, 113, 147, 183-7, 229, 235, 275, 295, 302
탠너, T. 256
톰슨, M. 16
통제 29, 46, 87, 95, 100-3, 110, 117, 123, 128-30, 139, 141, 144, 152, 166, 177, 192, 215, 233, 237, 287, 326, 360
통합 49, 55, 60, 92-5, 130, 150, 178, 204, 280, 294, 311, 319
투사적 동일시 74, 105, 191, 240-5, 262, 282-5, 292, 308, 355, 361
트레바덴, C 32.

ㅍ

파국적 변화 66, 264, 289, 321, 326, 335

파커, R. 46, 68, 287
패거리 212, 218
편집-분열적 자리 18-22, 97, 118
 213, 216, 285, 343, 349
폭스, P. 145-7
프로이트, A. 204
프로이트, S. 32, 50, 94-9, 114,
 129-32, 141, 166, 203, 227, 275, 278,
 289, 293, 303, 335, 340, 364
피온텔리, A. 33-6, 40

힐데브란트, P. 309
K 그리고 －K, 166-73, 232, 236
Ps↔D 22

ㅎ

학습 67, 69, 90, 121-4, 128-30, 134,
 154-5, 195, 226, 237, 240, 262, 266,
 273, 277-9, 285, 296, 331, 336
해리스, M. 183, 199, 281, 364
해체 43, 49, 71, 77-81, 87-90, 300
행동화 185
험티 덤티 81
헨젤과 그레텔 97
호기심 141, 165-7, 177, 233, 331
홋슨 버넷, F. 147
환상 231, 260
훔치기 220-4
히니, S. 121, 141
힌쉘우드, R. 19

한국심리치료연구소 총서

순수 심리치료 분야

놀이와 현실
Playing and Reality
by D. W. Winnicott / 이재훈

울타리와 공간
Boundary & Space
by D. Wallbridge
& M. Davis / 이재훈

유아의 심리적 탄생
Psychological Birth
of the Human Infant
by M. Mahler & F. Pine / 이재훈

꿈상징 사전
Dictionary of Dream Symbols
by Eric Ackroyd / 김병준

그림놀이를 통한 어린이 심리치료
Therapeutic Consultation
in Child Psychiatry
by D. W. Winnicott / 이재훈

자기의 분석
The Analysis of the Self
by Heinz Kohut / 이재훈

편집증과 심리치료
Psychotherapy
& the Paranoid Process
by W. W. Meissner / 이재훈

멜라니 클라인
Melanie Klein
by Hanna Segal / 이재훈

정신분석학적 대상관계이론
Object Relations
in Psychoanalytic Theories
by J. Greenberg & S. Mitchell / 이재훈

프로이트 이후
Freud & Beyond
by S. Mitchell & M. Black
/ 이재훈 · 이해리 공역

성숙과정과 촉진적 환경
Maturational Processes
& Facilitating Environment
by D. W. Winnicott / 이재훈

참자기
The Search for the Real Self
by J.F. Masterson / 임혜련

내면세계와 외부현실
Internal World & External Reality
by Otto Kernberg / 이재훈

자폐아동을 위한 심리치료
The Protective Shell in Children and
Adult by Frances Tustin / 이재훈 외

박탈과 비행
Deprivation & Delinquency
by D. W. Winnicott / 이재훈 외

교육, 허무주의, 생존
Education, Nihilism, Survival
by D. Holbrook / 이재훈 외

대상관계 개인치료 I · II
Object Relations Individual Therapy
by Jill Savege Scharff & David E.
Scharff / 이재훈 · 김석도 공역

정신분석 용어사전
Psychoanalytic Terms and Concepts
Ed. by Moore and Fine / 이재훈 외

하인즈 코헛과 자기심리학
H. Kohut and the Psychology of the
Self
by Allen M. Siegel / 권명수

성격에 관한 정신분석학적 연구
Psychoanalytic Studies of the
Personality by Ronald Fairbairn / 이재훈

대상관계 이론과 임상적 정신분석
Object Relations
& Clinical Psychoanalysis
by Otto Kernberg / 이재훈

나의 이성, 나의 감성
My Head and My Heart by De
Gregorio, Jorge / 김미겸

환자에게서 배우기
Learning from the Patient by Patrick
J. Casement / 김석도

의례의 과정
The Ritual Process
by Victor Turner / 박근원

순수 심리치료 분야

대상관계이론과 정신병리학
Object Relations Theories and Psychopathology by Frank Summers /이재훈

정신분석학 주요개념
Psychoanalysis : The Major Concepts, by Moore & Fine/이재훈

대상관계 단기치료
Object Relations Brief Therapy by Michael Stadter/이재훈 • 김도애

임상적 클라인
Clinical Klein by R. D. Hinshelwood/ 이재훈

살아있는 동반자
Live Company by Anne Alvalez /이재훈 외

대상관계 가족치료
Object Relations Family Therapy by Jill Savege Scharff & David E. Scharff/이재훈

대상관계 집단치료
Object Relations, the Self and the Group by Charles Ashbach & Victor L. Shermer/이재훈

스토리텔링을 통한 어린이 심리치료
Using Storytelling as a Therapeutic Tool with Children by Sunderland Margot/이재훈 외

아동 자폐증과 정신분석
Autismes De L'enfance by Roger Perron & Denys Ribas/권정아 • 안석

하인즈 코헛의 자기심리학 이야기 1/홍이화

초보자를 위한 대상관계 심리치료
The Primer of Object Relations Therapy by Jill & David Scharff/오규훈 • 이재훈

인격장애와 성도착에서 의공격성
Aggression and Perversions in Personality Disorders/이재훈 • 박동원

대상관계 단기부부치료
Short Term Object Relations Couple Therapy by James Donovan /이재훈 • 임영철

왜 정신분석인가?
Une Psychanalyse Pourquoi? by Roger Perron/표원경

애도
Mourning, Spirituality and Psychic Change by Susan Kavaler-Adler/이재훈

독이 든 양분
Toxic Nourishment by Michael Eigen/이재훈

무의식으로부터의 불꽃
Flames from the Unknown by Michael Eigen/이준호

정신분석학 주요개념 II
Psychoanalysis : The Major Concepts, by Moore & Fine/이재훈

대상의 그림자
The Shadow of the Object by Christopher Bollas/이재훈 외

환기적 대상
The Evocative Object by Christopher Bollas/이재훈

끝없는 질문
The Infinite Question by Christopher Bollas/이재훈

순수 심리치료 분야

소아의학을 거쳐 정신분석학으로
Through Paediatrics to Psycho-Analysis by D. W. Winnicott/이재훈

감정이 중요해
Feeling Matters by Michael Eigen/이재훈

흑암의 빛줄기
A Beam of Intense Darkness by Grotstein/이재훈

C.G. 융과 후기 융학파
Jung and the post-Jungians by Andrew Samuels/김성민

깊이와의 접촉
Contact With the Depth by Michael Eigen/이재훈

심연의 화염
Flames From the Unconscious by Michael Eigen/이재훈

정신증의 핵
The Psychotic Core by Michael Eigen/이재훈

난 멀쩡해 도움 따윈 필요없어
I am not sick I Don't Need Help by Xavier Amador/최주언

분석적 장
The Analytic Field ed. Antonino Ferro & Roberto Basile/이재훈

신앙과 변형-마이클 아이건 서울 세미나 II-
Faith & Transformation by Michael Eigen Seoul Seminar II/이재훈

아스퍼거 아동으로 산다는 것은?
What is it like to be me? by Alenka Klemenc 외/이재훈

아기에게 말하기
Talking to Babies by Myriam Szejer, M.D./김유진 • 이재훈

자폐아동의 부모를 위한 101개의 도움말
101 Tips for Parents of Children with Autism by Arnold Miller and Theresa C. Smith/최주언

"그러나 동시에 또 다른 수준에서 I"
"But at the Same Time and on Another Level I" by James S. Grotstein/이재훈 외

C.G.융
C.G. Jung by Elie G. Humbert/김유빈

자폐적 변형
Autistic Transformations by Celia Fix Korbivcher/최윤숙/이재훈

상상을 위한 틀
A Framework for the Imaginary by Judith Mitrani/이재훈

정신분열증 치료와 모던정신분석
Modern Psychoanalysis of the Schizophrenic Patient by Hyman Spotnitz/이준호

100% 위니캇
100% Winnicott by Anne Lefèvre/김유빈

순수 심리치료 분야

"그러나 동시에 또 다른 수준에서"
"But at the Same Time and on Another Level II" by James S. Grotstein/박동원 • 이재훈 외

정신분석과 이야기하기
Psychoanalysis as Therapy and Storytelling by Antonino Ferro/김유진 • 이재훈

비온 정신분석 사전
The Dictionary of the Work of Bion by Rafael E. Lopez-Corvo/이재훈

전이담기
Taking Transeference by Judth Mitrani/이재훈 • 최명균

가정, 우리 정신의 근원
Home is Where We Start From by Donald W. Winnicott/김유빈

정신분석 아카데미 씨리즈

성애적 사랑에서 나타나는 자기애와 대상애/ 문현아

싸이코패스는 누구인가?/ 박문현

영조, 사도세자, 정조, 그들은 왜/ 서정미

정신분석에서의 종결/ 윤종민

정신분열증, 그 환상의 세계로 가다/ 박순아

자폐적 대상에 대한 정신분석적 연구/ 이경숙

정신분석과 은유/ 문은정

기독교 신앙과 관련된 심리치료 분야

종교와 무의식
Religion & Unconscious
by Ann & Barry Ulanov / 이재훈

희망의 목회상담
Hope in the Pastoral Care
& Counseling
by Andrew Lester / 신현복

살아있는 인간문서
The Living Human Document
by Charles Gerkin / 안석모

인간의 관계경험과 하나님경험
Human Relationship
& the Experience of God
by Michael St. Clair / 이재훈

신데렐라와 그 자매들
Cinderella and Her Sisters
by Ann & Barry Ulanov / 이재훈

현대정신분석학과 종교
Contemporary Psychoanalysis
& Religion
by James Jones / 유영권

살아있는 신의 탄생
The Birth of the Living God
by Ana-Maria Rizzuto / 이재훈

인간의 욕망과 기독교 복음
Les Evangiles au risque
de la Psychanalyse
by Françoise Dolto / 김성민

신학과 목회상담
Theology & Pastoral Counseling
by Debohra Hunsinger
/ 이재훈 · 신현복

성서와 정신
The Bible and the Psyche
by E. Edinger / 이재훈

목회와 성
Ministry and Sexuality
by G. L. Rediger / 유희동

상한 마음의 치유
Healing Wounded Emotions
by M. H. Padovani 외 / 김성민 외

예수님의 마음으로 생활하기
Living from the Heart Jesus Gave You
by James. G. Friesen 외 / 정동섭

신경증의 치료와 기독교 신앙
Les Maladies Nerveuses et leur
Guérison
by A. Lechler / 김성민

전환기의 종교와 심리학
Religion and Psychology in
Transition
by James Johns / 이재훈

영성과 심리치료
Spirituality and Psychotherapy
by Ann Belford Ulanov / 이재훈

치유의 상상력
The Healing Imagination
by Ann Belford Ulanov / 이재훈

외상, 심리치료 그리고 목회신학
/ 김정선

그리스도인의 원형
The Christian Archetype
by Edward F. Edinger / 이재훈

융의 심리학과 기독교 영성
De l'inconscient à Dieu: Ascèse
Chrètienne et psychologie de C.G.
Jung by Erna van de Winckel / 김성민

정신분석과 기독교 신앙
les évangiles et la foi au risque de la
psychanalyse
by Françoise Dolto / 김성민